2020年版

がん疼痛の薬物療法に関するガイドライン

編集　特定非営利活動法人 日本緩和医療学会　*JSPM*
　　　ガイドライン統括委員会

金原出版株式会社

Clinical Guidelines for
Cancer Pain Management

Third Edition

edited by

Japanese Society for Palliative Medicine

©2020

All rights reserved.

KANEHARA & Co., Ltd., Tokyo Japan

Printed in Japan

ガイドライン統括委員会
委員長　小川　朝生　　国立がん研究センター東病院精神腫瘍科
担当委員　余宮きのみ　埼玉県立がんセンター緩和ケア科

がん疼痛薬物療法ガイドライン改訂 WPG（Working Practitioner Group）
WPG員長　余宮きのみ　埼玉県立がんセンター緩和ケア科〔緩和医療〕
WPG員　小原　弘之　川崎医科大学総合医療センター内科〔緩和医療，内科〕
　　　　新城　拓也　しんじょう医院〔緩和医療〕
　　　　中山　健夫　京都大学大学院医学研究科社会健康医学系専攻健康情報学分野
　　　　　　　　　　〔外部委員：疫学，エビデンスに基づく医療〕

　　　　森田　達也　聖隷三方原病院緩和支持治療科〔緩和医療〕
WG員　荒井　幸子　横浜市立大学附属病院薬剤部〔臨床薬学〕
　　　　五十嵐隆志　国立がん研究センター東病院薬剤部〔臨床薬学〕
　　　　伊勢　雄也　日本医科大学付属病院薬剤部〔臨床薬学〕
　　　　上島健太郎　日本大学医学部附属板橋病院薬剤部〔臨床薬学〕
　　　　宇波奈央子　日本医科大学付属病院薬剤部〔臨床薬学〕
　　　　釆野　優　京都大学医学部附属病院腫瘍内科〔がん薬物療法，緩和医療〕
　　　　大坂　巖　社会医療法人石川記念会 HITO 病院緩和ケア内科〔緩和医療〕
　　　　大屋　清文　飯塚病院連携医療・緩和ケア科〔緩和医療，内科〕
　　　　岡本　禎晃　市立芦屋病院薬剤科〔緩和医療，臨床薬学〕
　　　　沖崎　歩　国立がん研究センター中央病院支持療法開発部門〔緩和医療，臨床薬学〕
　　　　奥山慎一郎　訪問診療クリニックやまがた〔緩和医療〕
　　　　笠原　庸子　県立広島病院薬剤科
　　　　金子　健　慶應義塾大学病院薬剤部，緩和ケアセンター〔臨床薬学〕
　　　　神谷　浩平　山形県立中央病院緩和医療科〔緩和医療〕
　　　　熊野　晶文　岩本診療所こうべ往診クリニック〔緩和医療，泌尿器科〕
　　　　国分　秀也　東京薬科大学薬学部薬学実務実習教育センター〔臨床薬学〕
　　　　小杉　和博　国立がん研究センター東病院緩和医療科〔緩和医療，内科〕
　　　　薩摩由香里　神戸市立医療センター中央市民病院薬剤部〔緩和薬物療法〕
　　　　佐藤　淳也　国際医療福祉大学病院薬剤部〔緩和薬物療法〕
　　　　佐野　元彦　星薬科大学実務教育研究部門〔緩和薬物療法，がん薬物療法〕
　　　　　　　　　　前 埼玉医科大学総合医療センター薬剤部
　　　　末永　亘　国立がん研究センター東病院薬剤部〔臨床薬学〕
　　　　関本　剛　関本クリニック〔緩和医療，消化器肝臓内科〕
　　　　田上　恵太　東北大学大学院医学系研究科緩和医療講座〔緩和医療〕
　　　　武井　大輔　埼玉県立がんセンター薬剤部〔臨床薬学〕
　　　　谷口　典子　ごごう薬局〔臨床薬学〕
　　　　津村　明美　静岡県立静岡がんセンター看護部〔がん看護〕
　　　　鳥越　一宏　星薬科大学実務教育研究部門〔臨床薬学〕
　　　　中西　京子　埼玉県立がんセンター緩和ケア科〔緩和医療〕
　　　　仁木　一順　大阪大学大学院薬学研究科医療薬学分野〔臨床薬学〕
　　　　林　ゑり子　藤沢湘南台病院看護部〔がん看護〕

	久原　　幸	株式会社メディカルシステムネットワーク地域薬局事業部医療連携セクション〔臨床薬学〕	
	平野　達也	神戸市立医療センター中央市民病院薬剤部〔臨床薬学〕	
	平本　秀二	三菱京都病院腫瘍内科，緩和ケア内科〔緩和医療，がん薬物療法〕	
	平山　泰生	東札幌病院内科〔腫瘍血液〕	
	堀木　優志	市立伊丹病院消化器内科，がん相談支援室，緩和ケアセンター〔消化器内科，緩和医療〕	
	松尾　直樹	外旭川病院ホスピス科〔緩和医療〕	
	松坂　和正	埼玉県立がんセンター薬剤部〔臨床薬学〕	
	馬渡　弘典	横浜南共済病院緩和支持療法科〔緩和医療〕	
	三木　博史	かもめ薬局〔臨床薬学〕	
	宮崎　雅之	名古屋大学医学部附属病院薬剤部〔臨床薬学〕	
	矢島　　領	日本医科大学付属病院薬剤部〔臨床薬学〕	
	山崎むつみ	静岡県立静岡がんセンター医学図書館〔外部委員：文献検索〕	
	龍　　恵美	長崎大学病院薬剤部〔臨床薬学〕	
WPG員（評価委員）	岩崎　創史	札幌医科大学麻酔科学講座〔日本がんサポーティブケア学会：医師〕	
	梅田　節子	神戸市立医療センター中央市民病院緩和ケアセンター〔日本緩和医療学会：看護師〕	
	川村三希子	札幌市立大学看護学部〔日本緩和医療学会：看護師〕	
	髙瀨　久光	日本医科大学多摩永山病院薬剤部〔日本緩和医療学会：薬剤師〕	
	瀧川奈義夫	川崎医科大学総合医療センター内科〔外部委員，日本臨床腫瘍学会：医師〕	
	西本　哲郎	神戸市立医療センター中央市民病院緩和ケア内科〔日本緩和医療学会：医師〕	
	久永　貴之	筑波メディカルセンター病院緩和医療科〔日本緩和医療学会：医師〕	
	平川奈緒美	佐賀大学医学部附属病院ペインクリニック・緩和ケア科〔日本ペインクリニック学会：医師〕	
WG員（評価委員）	天野　慎介	一般社団法人グループ・ネクサス・ジャパン〔外部委員，患者会〕	

（五十音順）

発刊にあたって

　日本緩和医療学会は1996年に設立され，がんの緩和医療をその活動の中核において発展してきました。会員数は2020年3月で12,000名余を数えるまでに至りました。創立時の設立趣意書には学会の目的が以下のように書かれています。「本学会は，がんやその他の治癒困難な病気の全過程において，人々のQOLの向上を目指し，緩和医療を発展させるための学際的かつ学術的研究を促進し，その実践と教育を通して社会に貢献することを目的とする」。本学会は一貫して教育，研究，臨床の質の向上，啓発普及に取り組んできており，その1つの大きな柱になる活動がガイドラインの作成であります。

　学会の初めてのガイドラインは，2000年に出版された，第2代の理事長である平賀一陽先生が委員長を務められて作成された『Evidence-Based Medicine に則ったがん疼痛治療ガイドライン』であり，その後がん疼痛治療のガイドラインは，2010年，2014年に改訂され今回が通算4冊目のガイドラインとなります。『がん疼痛の薬物療法に関するガイドライン2014年版』が発売されてから現在に至るまで，がん疼痛治療，特にオピオイドについては大きな動きがみられました。1つ目は，ヒドロモルフォン，トラマドール徐放製剤などの新しい薬剤が上市され，われわれの疼痛治療の選択肢が増えたことです。2つ目は，いわゆるオピオイドクライシスであります。米国を中心にオピオイドの乱用が広がり，米国では2017年に約47,000名のオピオイド関連死がみられ，がん以外の疾患に対してのオピオイドの使用について警笛が鳴らされました。3つ目には，分子標的薬ならびに免疫チェックポイント阻害薬を始めとするがん薬物療法の大きな進歩が挙げられます。「がん」がコントロールできる病気となり，その罹病期間が長くなっていることから，がん患者だからといって，漫然とオピオイドを投与することの危険性――つまり「がん患者」の痛みは「がん」による痛みだけではないため，がん患者の痛みだからといってオピオイドを何も考えずに処方し続けると，依存が形成されることがある――をみかけることが珍しくなくなってきました。痛みのアセスメントをもう一度見直して，がん疼痛治療に当たることの大切さを改めて感じています。

　そのような中で，6年の年月をおいて，小川朝生ガイドライン統括委員会委員長，余宮きのみがん疼痛薬物療法ガイドライン改訂WPG員長のもと，WPG員を中心に多くの執筆者，レビューワーがMinds診療ガイドライン作成マニュアル2017の手順に基づいて努力を重ね，総力を挙げて本書が作成されました。本ガイドラインがわが国の緩和医療・ケアを支える医療従事者にとっての海図としての役割を果たし，患者のQOL向上の一助となることを切に願い，巻頭の言葉とさせていただきます。

2020年4月

特定非営利活動法人　日本緩和医療学会
理事長　木澤義之

目 次

Ⅲ章　推　奨

臨床疑問（CQ）一覧

CQ 番号	CQ
CQ1	がん疼痛のある患者に対して，アセトアミノフェンの投与は推奨されるか？
CQ2	がん疼痛のある患者に対して，NSAIDs の投与は推奨されるか？
CQ3	がん疼痛のある患者に対して，モルヒネの投与は推奨されるか？
CQ4	がん疼痛のある患者に対して，ヒドロモルフォンの投与は推奨されるか？
CQ5	がん疼痛のある患者に対して，オキシコドンの投与は推奨されるか？
CQ6	がん疼痛のある患者に対して，フェンタニルの投与は推奨されるか？
CQ7	がん疼痛のある患者に対して，タペンタドールの投与は推奨されるか？
CQ8	がん疼痛のある患者に対して，コデインの投与は推奨されるか？
CQ9	がん疼痛のある患者に対して，トラマドールの投与は推奨されるか？
CQ10	中等度から高度のがん疼痛のあるがん患者に対して，メサドンの投与は推奨されるか？
CQ11	がん疼痛のある患者に対して，ブプレノルフィンの投与は推奨されるか？
CQ12	がん疼痛のある患者に対して，オピオイドに加えて，抗うつ薬の投与は推奨されるか？
CQ13	がん疼痛のある患者に対して，オピオイドに加えて，抗痙攣薬，ガバペンチノイドの投与は推奨されるか？
CQ14	がん疼痛のある患者に対して，オピオイドに加えて，抗不整脈薬の投与は推奨されるか？

推奨	推奨の強さと エビデンスレベル	頁
がん疼痛（軽度）のある患者に対して，アセトアミノフェンの投与（初回投与）を推奨する。	1C	100
オピオイドが投与されているにもかかわらず，適切な鎮痛効果が得られていない，がん疼痛のある患者に対して，オピオイドとアセトアミノフェンの併用を条件付きで推奨する。 ［条件］　オピオイドが投与されているにもかかわらず，十分な鎮痛効果が得られない，または有害作用のため，オピオイドを増量できないとき。	2C	
がん疼痛（軽度）のある患者に対して，NSAIDs の投与（初回投与）を推奨する。	1B	102
オピオイドが投与されているにもかかわらず，適切な鎮痛効果が得られていない，がん疼痛のある患者に対して，オピオイドと NSAIDs の併用を条件付きで推奨する。 ［条件］　オピオイドが投与されているにもかかわらず，十分な鎮痛効果が得られない，または有害作用のため，オピオイドを増量できないとき。	2C	
がん疼痛（中等度から高度）のある患者に対して，モルヒネの投与を推奨する。	1A	107
がん疼痛（中等度から高度）のある患者に対して，ヒドロモルフォンの投与を推奨する。	1B	113
がん疼痛（中等度から高度）のある患者に対して，オキシコドンの投与を推奨する。	1B	115
がん疼痛（中等度から高度）のある患者に対して，フェンタニルの投与を推奨する。	1B	118
がん疼痛（中等度から高度）のある患者に対して，初回投与薬として，フェンタニル貼付剤の投与を条件付きで推奨する。 ［条件］　投与後に，傾眠，呼吸抑制の重篤な有害作用の有無を継続して観察できるとき。	2C	
がん疼痛（中等度から高度）のある患者に対して，タペンタドールの投与を推奨する。	1B	121
がん疼痛（中等度）のある患者に対して，コデインの投与を条件付きで推奨する。 ［条件］　患者の選好，医療者の判断，医療現場の状況で，強オピオイドが投与できないとき。	2C	123
がん疼痛（中等度）のある患者に対して，トラマドールの投与を条件付きで推奨する。 ［条件］　患者の選好，医療者の判断，医療現場の状況で，強オピオイドが投与できないとき。	2B	125
強オピオイドが投与されているにもかかわらず，適切な鎮痛効果が得られない，中等度から高度のがん疼痛のある患者に対して，メサドンの投与を推奨する。	1B	127
安定したがん疼痛（中等度から高度）のある患者に対して，ブプレノルフィンの投与を条件付きで推奨する。 ［条件］　高度の腎機能障害があるとき。他の強オピオイドが投与できないとき。	2B	129
オピオイドが投与されているにもかかわらず，適切な鎮痛効果が得られていない，がん疼痛（神経障害性疼痛，骨転移による痛み）のある患者に対して，鎮痛補助薬として抗うつ薬の併用を条件付きで推奨する。 ［条件］　オピオイドを増量しても，十分な鎮痛効果が得られない，または有害作用のため，オピオイドを増量できないとき。	2C	132
オピオイドが投与されているにもかかわらず，適切な鎮痛効果が得られていない，がん疼痛（神経障害性疼痛，骨転移による痛み）のある患者に対して，鎮痛補助薬として抗痙攣薬，ガバペンチノイドの併用を条件付きで推奨する。 ［条件］　オピオイドを増量しても，十分な鎮痛効果が得られない，または有害作用のため，オピオイドを増量できないとき。	2C	134
オピオイドが投与されているにもかかわらず，適切な鎮痛効果が得られていない，がん疼痛（神経障害性疼痛）のある患者に対して，オピオイドに加えて，鎮痛補助薬として抗不整脈薬の併用を条件付きで推奨する。 ［条件］　オピオイドを増量しても，十分な鎮痛効果が得られない，または有害作用のため，オピオイドを増量できないとき。	2C	136

（つづく）

CQ 番号	CQ
CQ15	がん疼痛のある患者に対して，オピオイドに加えて，ケタミンの投与は推奨されるか？
CQ16	がん疼痛のある患者に対して，ステロイドの投与は推奨されるか？
CQ17	オピオイドが原因で，便秘のあるがん患者に対して，下剤，その他の便秘治療薬の投与は推奨されるか？
CQ18	オピオイドが原因で，悪心・嘔吐のあるがん患者に対して，制吐薬の投与は推奨されるか？
CQ19	オピオイドが原因で，悪心・嘔吐のあるがん患者に対して，他のオピオイドへの変更，投与経路の変更は推奨されるか？
CQ20	オピオイドが原因で，眠気のあるがん患者に対して，精神刺激薬の投与は推奨されるか？
CQ21	がん疼痛のある患者に対して，病態（原発臓器，痛みの部位・種類）により特定のオピオイドを投与することは推奨されるか？
CQ22	がん疼痛のある，高度の腎機能障害患者に対して，特定のオピオイドの投与は推奨されるか？
CQ23	がん疼痛のある患者に対して，初回投与のオピオイドは，強オピオイドと弱オピオイドのどちらが推奨されるか？
CQ24	がん疼痛のある患者に対して，より早く鎮痛するために，オピオイドを持続静注または持続皮下注で投与することは推奨されるか？
CQ25	がん疼痛の突出痛のある患者に対して，どの強オピオイドの投与が推奨されるか？
CQ26	オピオイドが投与されているにもかかわらず，適切な鎮痛効果が得られない，がん疼痛のある患者に対して，オピオイドの変更は推奨されるか？
CQ27	オピオイドによる許容できない有害作用のある，がん疼痛のある患者に対して，オピオイドの変更は推奨されるか？
CQ28	がん疼痛の突出痛のある患者に対して，医師や看護師がオピオイド注射剤をボーラス投与することや，患者自身がボーラス投与（PCA：自己調節鎮痛法）することは推奨されるか？

推奨	推奨の強さとエビデンスレベル	頁
強オピオイドや鎮痛補助薬が投与されても，適切な鎮痛効果が得られていない，難治性のがん疼痛のある患者に対して，オピオイドに加えて，ケタミンの併用を条件付きで推奨する。 ［条件］ 強オピオイドや鎮痛補助薬を増量しても，十分な鎮痛効果が得られない，または有害作用のため，強オピオイドや鎮痛補助薬を増量できないとき。	2C	138
がん疼痛のある患者に対して，鎮痛補助薬としてステロイドの投与を条件付きで推奨する。 ［条件］ 脊髄圧迫症候群を含む，神経圧迫に伴う痛み，放射線治療による一過性の痛みの悪化，脳転移やがん性髄膜炎による頭蓋内圧亢進症状に伴う頭痛があるとき。	2C	140
オピオイドが原因で，便秘のあるがん患者に対して，オピオイドの投与と同時に，または投与後に，下剤を定期投与することを推奨する。	1C	143
オピオイドが原因で，便秘のあるがん患者に対して，末梢性μオピオイド受容体拮抗薬の投与を条件付きで推奨する。 ［条件］ 複数の下剤が投与されていても緩和されないとき。	2B	
オピオイドが原因で便秘のあるがん患者に対する，その他の便秘治療薬（ルビプロストンなど）の投与について，明確な推奨はできない。	—	
オピオイドが原因で，悪心・嘔吐のあるがん患者に対して，制吐薬の投与を推奨する。	1C	146
オピオイドが原因で，悪心・嘔吐のあるがん患者に対して，オピオイドの変更，投与経路の変更を条件付きで推奨する。 ［条件］ 制吐薬を投与しても，悪心・嘔吐が緩和しないとき。	2C	146
オピオイドが原因で眠気のあるがん患者に対する，精神刺激薬（メチルフェニデート，カフェイン，ペモリン）の投与について，明確な推奨はできない。	—	149
がん疼痛のある患者に対して，病態（原発臓器，痛みの部位・種類）により，特定のオピオイドを投与することについて明確な推奨はできない。	—	151
がん疼痛（中等度から高度）のある，高度の腎機能障害（eGFR 30 mL/min 未満）患者に対して，初回投与のオピオイドとして，フェンタニル，ブプレノルフィンの注射剤を投与することを推奨する。	1C	153
がん疼痛（中等度から高度）のある患者に対して，強オピオイドの投与を推奨する。	1B	156
がん疼痛（中等度）のある患者に対して，弱オピオイドの投与を条件付きで推奨する。 ［条件］ 患者の選好，医療者の判断，医療現場の状況で，強オピオイドが投与できないとき。	2C	
がん疼痛（高度）のある患者に対して，より早く鎮痛する目的で，オピオイドを持続静注または持続皮下注で開始することを推奨する。	1C	158
がん疼痛の突出痛のある患者に対して，レスキュー薬の投与を推奨する。	1B	160
がん疼痛の突出痛のある患者に対して，経粘膜性フェンタニルの投与を条件付きで推奨する。 ［条件］ オピオイドが定時投与されており，経口投与のレスキュー薬を投与しても，鎮痛効果が得られるまで時間を要し，患者が満足できる鎮痛ができないとき。	2A	
オピオイドが投与されているにもかかわらず，適切な鎮痛効果が得られない，がん疼痛のある患者に対して，オピオイドの変更を条件付きで推奨する。 ［条件］ 投与されているオピオイドを増量しても，予測される鎮痛効果が得られないとき。	2C	163
オピオイドによる許容できない有害作用のある，がん疼痛のある患者に対して，オピオイドの変更を条件付きで推奨する。 ［条件］ 対処しうる有害作用の治療を行っても，十分な治療効果が得られないとき。	2C	163
がん疼痛のある患者に対して，通常は医師や看護師がオピオイド注射剤をボーラス投与することを推奨する。一部の患者には，PCA によるオピオイドの持続皮下投与または持続静脈内投与を条件付きで推奨する。 ［条件］ 病院では，迅速な突出痛の対処が必要で，患者が装置の使用方法を十分に理解しているとき。また，病院以外（施設，居宅）では，患者や家族の求めに応じて，医師や看護師がすぐボーラス投与を行うことができないとき。	2D	166

I 章
はじめに

1 本ガイドライン作成の目的と経緯

1 本ガイドラインの目的

　『がん疼痛の薬物療法に関するガイドライン 2020 年版』（以下，本ガイドラインとする）の主たる目的は，がん疼痛のある患者の鎮痛ならびに生活の質の向上を目指して，診療に関わる医療者の臨床疑問に答え，治療の推奨を明らかにすることである。

　また，推奨の実践に必要な基本的ながん治療に関する知見を，背景知識に示した。

2 2020 年版作成までの経緯

　日本緩和医療学会は，2000 年 7 月に『Evidence-Based Medicine に則ったがん疼痛治療ガイドライン』を出版した。その後，2003 年から 2005 年にかけて厚生労働科学研究費補助金「がん疼痛治療におけるオピオイド鎮痛薬の適正使用に関する研究」において，次いで 2006 年から 2008 年にかけて厚生労働科学研究費補助金「緩和ケアのガイドライン作成に関するシステム構築に関する研究」において，ガイドラインの作成が試みられた。さらにその後，Minds による「診療ガイドライン作成の手引き」に準じて『がん疼痛の薬物療法に関するガイドライン 2010 年版』が作成，出版され，さらに新規薬剤および新たな研究知見を追加した『がん疼痛の薬物療法に関するガイドライン 2014 年版』に改訂された。がん疼痛の薬物療法に関しては，新規薬剤の導入と，新たなエビデンスの公表が続いており，実地臨床の進歩に即した指針の提供のためには，数年単位でのガイドライン改訂が必要である。そのため，今回も 2018 年 8 月から作成を開始し，約 2 年の作成期間を経て 2020 年版の公表に至った。

3 2020 年版作成の経緯

　本ガイドラインの作成にあたっては，「Minds 診療ガイドライン作成マニュアル 2017」に準じた。

　作成組織として，がん疼痛薬物療法ガイドライン改訂 Working Practitioner Group（WPG）（医師 4 名）が統括し，Working Group（WG）として，システマティックレビューチーム（以下，SR-WG。29 名；医師 9 名，薬剤師 20 名）とガイドライン作成グループ（以下，ガイドライン作成-WG。19 名；医師 15 名，看護師 2 名，薬剤師 2 名）の 2 つのグループを設けた。

　2018 年 8 月に第 1 回改訂 WPG 会議を開催し，作成方法論の外部委員の協力も得て作成の準備を行った。以降，7 回の改訂委員会，外部評価およびパブリックコメントを経て作成された。作業内容と知識の統一化のため，「疼痛ガイドライン改訂作業ホームページ」を作成して作業の管理を行った。

　臨床疑問は WPG で設定し，患者代表による外部評価を受け決定した。その後，WG 員を組織し，同年 12 月に京都大学大学院医学研究科社会健康医学系専攻健康情報学分野の協力を得て，SR-WG 員に対してシステマティックレビュー講習会を開催した。2019 年 1 月に SR-WG 員により文献検索を行い，システマティックレビューを行った。今回，文献検索式の作成にあたっては，専門家の監修を得た。またシステマティックレビューにあたっては，2019 年 2 月に 2 回の会議を開催し，議論と修正を重ねてエビデンス評価を行った。その後 WPG 員が推奨文を作成し，ガイドライン作成-WG 員による 2 回のインターネット上でのデルファイと会議を行い，さらに少人数の WPG，WG 員での会議により最終稿を作成した。

4　ガイドライン普及と活用促進のための工夫

(1) 書籍として出版するとともに，インターネット上でも掲載する予定である。
- 日本緩和医療学会ホームページ
- Minds ホームページ
(2) ガイドライン作成過程で作られた各種のテンプレートを掲載した詳細資料を作成し，本ガイドライン作成の経過やより詳細な内容を知りたい読者がインターネット上で閲覧できるようにする予定である。
- 日本緩和医療学会ホームページ
(3) CQ，ステートメントを英文化し，国際誌に掲載する予定である。
(4) 日本緩和医療学会より，一般市民向けに「患者さんと家族のためのがんの痛み治療ガイド　増補版」が 2017 年に出版されている。当学会より改訂が必要とされれば，速やかに改訂を行うこととする。

2 ガイドラインの使用上の注意

1 ガイドラインの使用上の注意

(1) ガイドラインの対象とした診療行為

本ガイドラインでは，がん疼痛の治療法のうち，最も使用頻度が高いと考えられる薬物療法を中心に扱っている。がん患者の痛みは身体的苦痛としてのみではなく，精神的，社会的，スピリチュアルな苦痛，いわゆるトータルペインとしての理解が必要である。外科治療，放射線治療，化学療法，神経ブロック，IVR（インターベンショナルラジオロジー），マッサージなどの非薬物療法は本ガイドラインでは中心としては扱っていないが，これらの方法が重要でないという理由ではなく，今後，日本緩和医療学会以外の関連学会とも合同で検討する必要があるため，本ガイドラインでは詳細な検討を見合わせたためである。また，疼痛治療が十分に効果のない痛みに対して苦痛緩和のための鎮静を検討する場合には，『がん患者の治療抵抗性の苦痛と鎮静に関する基本的な考え方の手引き 2018 年版』（日本緩和医療学会編）を参照されたい。

(2) 対象患者

がん疼痛のあるすべてのがん患者を対象とする。

(3) 効果の指標

本ガイドラインにおいては，痛みと生命の質（quality of life）を効果の指標とする。何が生命の質を決定するかは，患者・家族の価値観によって異なるため，画一的には決定できない。痛みの治療を行う場合でも，痛み以外の患者にとって重要なこと（例えば，眠気が少ないこと，食欲があること，生活に不便でない疼痛治療であることなど）が満たされるような方法を考えることが重要である。

(4) 使用者

対象患者を診療する医師，看護師，薬剤師などを含む医療チームを使用者とする。

(5) 個別性の尊重

本ガイドラインは，ガイドラインに従った画一的なケアを勧めるものではない。

ガイドラインは臨床的，科学的に満たすべき一般的な水準を示しているが，個々の患者への適用は，対象となる患者の個別性に十分配慮し，医療チームが責任をもって決定するべきものである。

(6) 定期的な再検討の必要性

2024 年末までに内容の再検討をする（改訂責任者：日本緩和医療学会理事長）。

(7) 責　任

本ガイドラインの内容については日本緩和医療学会が責任をもつが，個々の患者への適用に関しては患者を直接担当する医師が責任をもつ。

(8) 利害関係

本ガイドラインの作成にかかる費用は日本緩和医療学会より拠出された。本ガイドライン作成のどの段階においても，ガイドラインで扱われている内容から利害関

係を生じうる団体からの資金提供は受けていない。また，ガイドラインに参加した委員の状況を確認したところ，一部の委員について企業間との研究・講演活動などに通じた利益相反は存在していたが（P14，I 章-4-7 ガイドライン作成者と利益相反の項参照），本ガイドラインの推奨内容は，エビデンスに基づくものであり，特定の団体や製品・技術との利害関係により影響を受けたものではない。利益相反を最小化する目的で，システマティックレビューを行った委員が担当する臨床疑問は，ランダムに割り当てた。また，特定の委員の意向が反映しないよう，委員会内での合意形成を経て完成された。

2　ガイドラインの構成とインストラクション

　本ガイドラインの構成は以下のとおりである。「I 章　はじめに」では，「本ガイドライン作成の目的と経緯」でガイドラインを作成した目的を記載し，「ガイドラインの使用上の注意」でガイドラインの対象としている状況や使用上の注意を説明した。「推奨の強さとエビデンスレベル」では，本ガイドラインで使用されている推奨の強さとエビデンスレベルを決定する過程が記載されている。「作成過程」ではガイドラインを作成した経緯を記載し，さらに各臨床疑問で使用した「文献検索式」を掲載した。

　「II 章　背景知識」では，「がん疼痛の分類・機序・症候群」「痛みの包括的評価」「がん疼痛治療の概要」「薬理学的知識」「非オピオイド鎮痛薬」「鎮痛補助薬」「患者のオピオイドについての認識」について，がん疼痛治療を行ううえでの基礎知識をまとめている。ガイドラインの主要部分は「III 章　推奨」であり，この部分で 28 の臨床疑問について，臨床疑問，推奨，解説，文献について記載した。推奨では薬剤の投与量，投与方法については詳細を示さず，背景知識に記載することとした。また，構造化抄録はガイドラインに示さなかったが，推奨の「解説」において個々の論文の概要がわかるように記載した。「III 章　推奨」における臨床疑問は，薬剤に関するものを 16 件，有害作用に関するものを 4 件，治療法に関するものを 8 件取りあげた。

3　日本緩和医療学会の他の教育プログラムとの関係

　本ガイドラインでは，現在得られる知見をもとに専門家の合意を得るためのコンセンサス法を用いた。そのため，いくつかの点において，「医師に対する緩和ケアの基本教育プログラム」（PEACE；Palliative care Emphasis program on symptom management and Assessment for Continuous medical Education）において，本ガイドライン作成前に作成された教育資料と相違が認められる。それらの教育資料との整合性については，随時日本緩和医療学会ホームページで情報を提供する。

3 推奨の強さとエビデンスレベル

1 エビデンスレベル

　本ガイドラインでは，「エビデンスレベル」を「ある治療による効果を推定した際の確信（エビデンス）が，特定の推奨を支持するうえでどの程度十分であるか，を示す指標」と定義した。エビデンスレベルは，「Minds 診療ガイドライン作成マニュアル 2017」『診療ガイドラインのための GRADE システム―治療介入―』を参照し，がん疼痛薬物療法ガイドライン改訂 WPG の合意に基づき，「研究デザイン」「研究の限界（limitation）」「結果が一致しているか（consistency）」「研究の対象・介入・アウトカムは想定している状況に近いか（directness）」「データは精確であるか（precision）」「バイアス」から総合的に臨床疑問ごとに判断した。

　エビデンスレベルは，A～D の 4 段階に分けられており，それぞれ，A：「今後さらなる研究を実施しても，効果推定への確信性は変わりそうにない」，B：「今後さらなる研究が実施された場合，効果推定への確信性に重要な影響を与える可能性があり，その推定が変わるかもしれない」，C：「今後さらなる研究が実施された場合，効果推定への確信性に重要な影響を与える可能性が非常に高く，その推定が変わる可能性がある」，D：「効果推定が不確実である」ことを示す（表1）。

- 「研究デザイン」は，エビデンスレベルを決定するための出発点として使用し，表2の区別をした。
- 「研究の限界（limitation）」は，割り付けのコンシールメント（隠蔽化），盲検化，アウトカム報告，アウトカム測定，適格基準の確立，フォローアップ期間など，

表1　エビデンスレベル

A（高い）	今後さらなる研究を実施しても，効果推定への確信性は変わりそうにない
B（中）	今後さらなる研究が実施された場合，効果推定への確信性に重要な影響を与える可能性があり，その推定が変わるかもしれない
C（低い）	今後さらなる研究が実施された場合，効果推定への確信性に重要な影響を与える可能性が非常に高く，その推定が変わる可能性がある
D（非常に低い）	効果推定が不確実である

表2　エビデンスレベルの参考とした研究デザイン

A	適切に実施された複数のランダム化比較試験から得られた一貫性のある結果；ランダム化比較試験のメタアナリシス
B	重要な限界を有するまたは 1 件のみのランダム化比較試験；非ランダム化比較試験
C	複数の観察研究（コホート研究，症例対象研究）；重大な欠陥のあるもしくは非直接的なランダム化比較試験；ランダム化比較試験の結果の不一致
D	対照群のない観察研究；症例集積研究・症例報告；非系統的な臨床観察；専門家の意見；委員会合意

本ガイドラインでは，1 つの臨床疑問を除き，ランダム化比較試験のみを対象に文献検索を行った。

研究の妥当性そのものを指す。

- 「結果が一致しているか（consistency）」は，複数の研究がある場合に，研究結果（介入の効果）が一致しているかを指す。
- 「研究の対象・介入・アウトカムは想定している状況に近いか（directness）」は，研究で扱われている臨床状況・集団・条件と，本ガイドラインにおける臨床疑問で想定している内容に相違があるかを示す。具体的な評価は，研究対象集団・介入内容・アウトカム測定方法に関して行った。
- 「データは精確であるか（precision）」は，対象患者数やイベント数が十分であるかを示す。対象者数がサンプルサイズ計算に基づく予定症例数に達しているか，などが評価される。対象患者数やイベント数が少ない場合は信頼区間が大きくなり，データの不精確性が増す。
- 「バイアス」は，選択バイアス，実行バイアスなどを評価した。

　以上のように，本ガイドラインでは，エビデンスレベルを研究デザインだけでなく，研究の質，結果が一致しているか，研究の対象・介入・アウトカムは想定している状況に近いかなどを含めて，総合的に判断した。

2　推奨の強さ

　本ガイドラインでは，「推奨の強さ」を，「推奨に従って治療を行った場合に患者の受ける利益が害や負担を上回る（下回る）と考えられる確信の強さの程度」と定義した。推奨は，エビデンスレベルやエビデンスのなかで報告されている利益と不利益の大きさ，および臨床経験をもとに，推奨した治療によって得られると見込まれる利益の大きさと，治療によって生じうる害や負担とのバランスから，総合的に判断した。治療によって生じる「負担」には，全国のすべての施設で容易に利用可能かどうか（availability；利用可能性）も含めて検討した。

　本ガイドラインでは，推奨の強さを「強い推奨」「弱い推奨」の2種類で表現した。

　「強い推奨」とは，得られているエビデンスと臨床経験から判断して，推奨した治療によって得られる利益が，治療によって生じうる害や負担を上回る（または，下回る）確信が強いと考えられることを指す（表3）。この場合，医師は，患者の多くが推奨された治療を希望することを想定し，患者の価値観や好み，意向もふまえたうえで，推奨された治療を行うことが望ましい。

　「弱い推奨」（条件付きで推奨）とは，得られているエビデンスと臨床経験から判断して，推奨した治療によって得られる利益の大きさが不確実であるか，または，治療によって生じうる害や負担と利益とが拮抗していると考えられることを指す（表3）。この場合，医師は，推奨された治療を行うかどうか，患者の価値観や好み，意向もふまえたうえで，患者とよく相談する必要がある。

　デルファイラウンドの過程において，ガイドライン作成-WG員が各推奨文を「1：強い推奨」と考えるか，「2：弱い推奨」と考えるかについての集計後，不一致が生じた際には討議を行った。推奨の強さに対する意見が分かれた場合には，「専門家の合意が得られるほどの強い推奨ではない」と考え，「弱い推奨」とすることを原則とした。

表3　推奨の強さ

1：強い推奨（推奨） （recommend）	推奨した治療によって得られる利益が大きく，かつ，治療によって生じうる害や負担を明らかに上回る（あるいは下回る）と考えられる
2：弱い推奨（条件付きで推奨） （suggest）	推奨した治療によって得られる利益の大きさは不確実である，または，治療によって生じうる害や負担と拮抗していると考えられる

3　推奨の強さとエビデンスレベルの臨床的意味

　本ガイドラインでは，推奨の方向性として，「行う」推奨と「行わない」推奨を設けた。それぞれに対しての推奨の強さが「強い推奨」と「弱い推奨」が組み合わされるため，最終的な推奨は4種類で表現した。実際の推奨文においては，強い推奨を「recommend；推奨する」，弱い推奨を「suggest；条件付きで推奨する」と表現した。また推奨の方向性を決定するためのエビデンスが不足し委員会内でも結論が出せない場合には検討課題を示すとともに「明確な推奨ができない」と表現した。

　推奨の強さとエビデンスレベルから，**表4**に示すような組み合わせの推奨文がある。それぞれの推奨文の臨床的解釈についても**表5**にまとめた。

表4　推奨度，記号，表現の対応

推奨度	記号	表現	対象
強い推奨 （recommend）	1	「実施する」ことを推奨する	大部分の患者
弱い推奨 （suggest）	2	「実施する」ことを条件付きで推奨する； （conditional）	条件に合う一部の患者

I章
はじめに

表5 推奨度とエビデンスレベルによる臨床的意味

	臨床的意味
1A	推奨は，多くの状況において，大部分の患者に対して適応できる。根拠のレベルが高く，したがって，推奨した治療を行うことが勧められる
1B	推奨は，多くの状況において，大部分の患者に対して適応できる。ただし，根拠のレベルが十分ではなく，今後の研究結果により効果推定の確信性に影響が与えられる可能性があり，その推定が変わるかもしれない。したがって，根拠が十分ではないことを理解したうえで，推奨した治療を行うことが勧められる
1C	推奨は，多くの状況において，大部分の患者に対して適応できる。しかしながら，根拠のレベルは低く，今後の研究により効果推定の確信性に影響が与えられる可能性が高く，その推定が変わる可能性が多分に存在する。したがって，根拠が不足していることを理解したうえで，推奨した治療を行うことが勧められる
1D	推奨は，多くの状況において，大部分の患者に対して適応できる。ただし，根拠は非常に限られるもしくは臨床経験に基づくのみであり，今後の研究結果により推定が大きく変わる可能性がある。したがって，根拠は不確実であることを理解したうえで，推奨した治療を行うことが勧められる
2A	推奨による利益と不利益の差は拮抗しており，患者もしくは社会的価値によって最善の対応が異なる可能性がある。しかし，ある条件に合う一部の患者に対しては，推奨できる。ただし，推奨の方向に関する根拠のレベルは高く，効果推定に関する確信性は高い。したがって，推奨内容を選択肢として呈示し，患者と推奨内容を行うかに関して相談することが勧められる
2B	推奨による利益と不利益の差は拮抗しており，患者もしくは社会的価値によって最善の対応が異なる可能性がある。しかし，ある条件に合う一部の患者に対しては，推奨できる。また，推奨の方向に関する根拠のレベルは十分ではなく，今後の研究結果により効果推定の確信性に影響が与えられる可能性があり，その推定が変わるかもしれない。したがって，推奨内容を選択肢として呈示し，患者と推奨内容を行うかに関して相談することが勧められる
2C	推奨による利益と不利益の差は拮抗しており，患者もしくは社会的価値によって最善の対応が異なる可能性がある。しかし，ある条件に合う一部の患者に対しては，推奨できる。また，推奨の方向に関する根拠のレベルは低く，今後の研究により効果推定の確信性に影響が与えられる可能性が高く，その推定が変わる可能性が多分に存在する。したがって，推奨内容を選択肢として呈示し，患者と推奨内容を行うかに関して相談することが勧められる
2D	推奨による利益と不利益の差は拮抗しており，患者もしくは社会的価値によって最善の対応が異なる可能性がある。しかし，ある条件に合う一部の患者に対しては，推奨できる。さらに，推奨の方向に関する根拠は非常に限られるもしくは臨床経験に基づくのみであり，今後の研究結果により推定が大きく変わる可能性がある。したがって，推奨内容を選択肢として呈示し，患者と推奨内容を行うかに関して相談することが勧められる

【参考文献】
1) Guyatt GH, Cook DJ, Jaeschke R, et al. Grades of recommendation for antithrombotic agents: American College of Chest Physicians Evidence-Based Clinical Practice Guidelines (8th Edition). Chest 2008; 133 (6 Suppl): 123S-131S (Erratum in: Chest 2008; 134: 473)
2) Guyatt GH, Oxman AD, Vist GE, et al.; GRADE Working Group. GRADE; an emerging consensus on rating quality of evidence and strength of recommendations. BMJ 2008; 336 (7650): 924-6
3) 小島原典子, 中山健夫, 森實敏夫, 他. Minds 診療ガイドライン作成マニュアル 2017. 公益財団法人日本医療機能評価機構 EBM 医療情報部, 2017
4) 相原守夫, 三原華子, 村山隆之, 他. 診療ガイドラインのための GRADE システム―治療介入―. 凸版メディア, 青森, 2010

22

Iスト章 はじめに

4　作成過程

本ガイドラインは，日本緩和医療学会の「ガイドライン統括委員会：がん疼痛薬物療法ガイドライン改訂WPG」（以下，WPG；WPG員長 余宮，WPG員 小原，新城，森田，外部委員 中山）が，「Minds診療ガイドライン作成マニュアル2017」に準じて作成した。推奨の強さとエビデンスレベルに関しては，「Minds診療ガイドライン作成マニュアル2017」ならびに『診療ガイドラインのためのGRADEシステム―治療介入―』を参照し，WPG内の合議であらかじめ定めた。

1　概　要

日本緩和医療学会において，WPGを組織し，ガイドライン作成のための手順を作成した。次に，『がん疼痛の薬物療法に関するガイドライン2014年版』で取り上げた項目および今後の課題として挙げられた内容をもとに，WPGの合議において改訂ガイドラインで取り上げる臨床疑問を作成した。そのうえで，患者代表による外部評価を受けて臨床疑問を決定した。

続いて，WG員（がん疼痛薬物療法ガイドライン改訂WG）が分担して基準を満たす論文を抽出し，システマティックレビューを行い，臨床疑問に対する推奨文の原案を作成した。推奨文原案は，デルファイ法に従って討議を行い，合意が得られるまで修正を行い推奨文最終案を確定した。推奨文最終案は，日本緩和医療学会と各関連学会それぞれの代表者および患者代表による外部評価を得た後に，ガイドライン改訂推奨文の最終版を確定し，日本緩和医療学会理事会の承認を得て完成した。

2　臨床疑問の設定

一般的には臨床疑問を定式化する際にはPICO形式（P：患者，I：介入，C：比較，O：結果）でなされるが，本ガイドラインでは，疑問の中心である「介入」が広く「有効であるか」を検討する疑問とし，その比較対象は，プラセボおよび実薬（active comparator）のいずれかに限定した。最終的に合計28の臨床疑問を設定した。

3　システマティックレビュー

臨床疑問ごとにシステマティックレビューの担当者（SR-WG；医師9名，薬剤師20名の合計29名）を決めた。以下に述べるシステマティックレビューの各プロセスに関して，SR-WGの2名または3名を一組とし，2つの臨床疑問をランダム（くじ引き法）に振り分けて，それぞれ独立して作業を行い，プロセスごとに結果をSR-WG内で照らし合わせて合議のうえ，採用文献を確定した。

一次スクリーニングでは，まず検索式を作成した。次に，その検索式を用いて文

表1　文献の適格基準

・成人を対象としている
・英語または日本語で記載されている
・査読（ピア・レビュー）のある医学雑誌に掲載されている
・本邦で利用できる方法・薬物である。または同種同効薬が利用できる
・系統的レビュー，メタアナリシス，比較試験，または観察研究（症例報告を含む）である
・がん患者のがん疼痛，もしくはオピオイドが投与されている患者が対象の研究である

表2　調査項目

主調査項目	・患者自身が報告，評価した疼痛強度（薬剤，治療法に関する臨床疑問）
副次調査項目	・生活の質（quality of life，QOL） ・有害作用（介入薬に対する有害作用を評価した）

献検索データベースを利用した文献検索を，2019年1月27日にすべての臨床疑問に対して行った。推奨文を作成するうえで，十分に文献が得られなかった2つの臨床疑問に対しては，再度2019年6月，10月に文献検索を行った。

　文献検索データベースには，PubMed と Cochrane Central Register of Controlled Trials（CENTRAL），医学中央雑誌（医中誌）Web を用いた。データベース検索で同定された文献のタイトルおよび抄録を確認し，臨床疑問に合致しないものを除外した。残された文献を二次スクリーニング用のデータセットとして採用し文献本体を収集した。

　二次スクリーニングでは，収集した文献のフルテキストを精読し，臨床疑問に合った文献を選び，採用文献を決定した。さらに，該当項目に関する Cochrane review の最新版，PaPaS（https://papas.cochrane.org/our-reviews）の該当部位の参考文献リストと採用文献の参考文献リストをハンドサーチし，データベースを利用した文献検索でカバーできていない文献を追加採用する作業を行った。

　これらから，各委員が適格基準（表1）を満たし，主調査項目，副次調査項目（表2）を含む文献を選択した。また質の高いがん患者を対象としたランダム化比較試験が複数ある場合，観察研究は不採択とした。がん患者のみを対象としたランダム化比較試験がない場合には，非がん患者を対象とした比較研究を採用した。

　原則として，基準に該当しない研究で推奨文の解説に必要と判断された文献は参考文献とした。

4　エビデンスの評価

　各臨床疑問に対してあらかじめ設定したアウトカムごと，研究デザインごとに，各論文について評価を行った。Minds 診療ガイドライン作成マニュアル 2017（https://minds.jcqhc.or.jp/s/guidance_2017_0_h）に従い，評価シート介入研究 4-5 および観察研究 4-6（http://minds.jcqhc.or.jp/guide/pages/GuideRegistMenu.aspx）を用い，バイアスリスク（表3），非直接性（表4），リスク人数，効果指標，信頼区間を記載した。バイアスリスクの評価には客観的な指標を，あらかじめ WPG 員で定めた（表3）。

表3　ランダム化比較試験のバイアスリスクの評価

ドメイン	評価項目*
選択バイアス	ランダム化（ランダム配列の生成，ベースライン不均衡）**
	割り付けの隠蔽（コンシールメント）〔研究実施施設で割り付けを行っている場合には，「中/疑い」（－1）と評価した〕
実行バイアス	参加者と医療者の盲検化（非盲検試験のときは，「中/疑い」（－1）と評価した）
検出バイアス	アウトカム測定者の盲検化（アウトカム測定者が患者自身の場合は，実行バイアスと同じ評価とした）
症例減少バイアス	不完全アウトカムデータ〔脱落率が5%未満なら「低」（0），5から20%なら「中/疑い」（－1），20%を超える場合は「高」（－2）と評価した〕
	intention-to-treat（ITT）解析非実施
その他のバイアス	選択的アウトカム報告
	早期試験中止バイアス
	その他のバイアスの可能性〔利益相反については研究資金が製薬会社の場合には，「中/疑い」（－1），単施設研究の場合には，「中/疑い」（－1）と評価した〕**

*文献中に該当する記載がない場合には，中/疑い（－1）と評価した。
**1項目中に，2以上の要素で「中/疑い」（－1）があった場合には，「高」（－2）と評価した。

表4　非直接性の評価

1. 研究対象集団の違い（applicability）	（例）がん疼痛のあるがん患者を対象としていない。
2. 介入内容の違い	（例）介入の直接比較（主調査項目）でなく，共通の対照を介した間接比較（副次調査項目）である。
3. アウトカム測定方法の違い（surrogate outcomes）	（例）設定した臨床疑問と検索収集した研究報告で，アウトカム測定（症状の程度の測定方法）が異なる。

　すべての臨床疑問で，PICO の類似性，効果指標の不一致から定量的システマティックレビュー（メタアナリシス）は行わなかった。

　次に，評価シートエビデンス総体4-7を用い，各臨床疑問の全論文をまとめたバイアスリスク，非直接性，非一貫性，不精確，バイアスリスクなどを評価し，各アウトカムのエビデンスの強さを決定し，推奨文章案と解説の執筆を WPG 員（新城，小原，森田，余宮）が行った。

5　妥当性の検証

　推奨文章案と解説の妥当性の検証を行うにあたって，学会員19名（ガイドライン作成-WG；医師15名，薬剤師2名，看護師2名）を選抜した。修正デルファイ法による検証は匿名で評価票を用いて行った後に委員以外の事務担当者が回収し，集計した評価を委員に公表し，委員の会議において修正が必要な部分に関して協議を行った。

　推奨内容に関して合意が得られるまで修正を行い，合計3回の検証ラウンドを

行った。

❶ 1回目のデルファイラウンド

　26項目の「臨床疑問」に対して，26項目の推奨と本文（合計52項目）それぞれについて妥当性を「推奨の方向と強さ（推奨文の内容）」「エビデンスの強さ（解説文の内容）」に分けて，それぞれ1（適切でない）から9（適切である）の9件法で評価を求めた。その結果，「推奨の方向と強さ（推奨文の内容）」「エビデンスの強さ（解説文の内容）」のいずれも中央値8以上かつ最小と最大の差が5以下の項目が19項目，「推奨の方向と強さ（推奨文の内容）」「エビデンスの強さ（解説文の内容）」のいずれもしくは両方が中央値7以下もしくは最小と最大の差が6点以上の項目が15項目であった。項目ごとに中央値，最小値，最大値を各委員に公開し，会議によって相違点を議論した。議論の内容を反映しWPG員が原稿の修正を行った。

❷ 2回目のデルファイラウンド

　1回目のデルファイラウンド後に修正を加えた推奨について，1回目と同様に妥当性を1（適切でない）から9（適切である）の9件法で評価を求めた。その結果，すべての項目に関して，「推奨の方向と強さ（推奨文の内容）」「エビデンスの強さ（解説文の内容）」のいずれも中央値8以上かつ最小と最大の差が5以下となり，デルファイラウンドにおける意見は収束したと判断し，この時点の推奨文・解説文を修正ガイドラインの暫定稿とした。

❸ 最終稿

　暫定稿の内容を再度すべての委員に開示しコメントを求めた。さらに，2回目のデルファイラウンドで相違点が明らかになった内容について，ガイドライン作成-WG員にコメントを求めた。その結果を集計し，ガイドラインの内容の最終確認と，用語に関する会議を5名（WPG員3名，WG員2名；小原，新城，余宮，関本，馬渡）で行い，暫定稿を改訂した。最終的に，WPG員全員が内容を確認し，最終稿を確定し，推奨文の一覧から，フローチャートを確定させた。

❹ 外部評価委員による評価

　最終稿に対して，外部評価委員として本ガイドラインの作成に関与していなかった日本緩和医療学会の代表者（医師3名，看護師2名，薬剤師1名）と，関連学会（日本臨床腫瘍学会，日本ペインクリニック学会）の代表者各1名，患者代表1名の計9名に，自由記述による評価を依頼し，その結果をWPG員に配布した。外部評価の結果から小修正を加えたものをWPGの決定稿とした。

6　日本緩和医療学会の承認

　日本緩和医療学会理事・代議員・会員の意見公募手続きと，関連団体によるパブリックコメントを経た後，本ガイドラインは，日本緩和医療学会理事会により承認された。

7　ガイドライン作成者と利益相反

以下に本ガイドラインの作成者と利益相反を示す。

[利益相反開示事項]
　日本緩和医療学会の利益相反に関する指針，細則，報告事項，Q&A については学会ホームページ（http://www.jspm.ne.jp/rieki）をご確認いただきたい。

[役員・委員等の利益相反開示事項（概要）]
　1　報告対象企業等の職員，顧問職か
　2　給与・報酬等　　　　　100 万円以上
　3　株式等　　　　　　　　100 万円以上のものあるいは当該株式 5% 以上保有
　4　特許権使用料　　　　　100 万円以上
　5　講演料等　　　　　　　50 万円以上
　6　原稿料等　　　　　　　50 万円以上
　7　顧問料　　　　　　　　100 万円以上
　8　奨学寄付金　　　　　　100 万円以上
　9　研究費　　　　　　　　100 万円以上
　10　寄付講座等　　　　　　100 万円以上
　11　旅行・贈答品等　　　　5 万円以上
　12　自由診療
　　　保険外診療（自由診療）を行っていたかどうか

[備　考]
　1～12　　　　　　　報告者自身について報告
　2, 3, 4, 12　　　　報告者と生計を一にする親族について報告

[開示期間]
　2018 年 1 月 1 日～2018 年 12 月 31 日

[ガイドライン統括委員会]

役職	氏名	所属	利益相反	ガイドライン作成上の役割
委員長	小川　朝生	国立がん研究センター東病院精神腫瘍科科長	講演料等：MSD 株式会社	―
担当委員	余宮きのみ	埼玉県立がんセンター緩和ケア科部長	講演料等：塩野義製薬株式会社，第一三共株式会社，大鵬薬品工業株式会社	統括，Ⅰ章「はじめに」執筆

[がん疼痛薬物療法ガイドライン改訂 WPG]

役職	氏名	所属	利益相反	ガイドライン作成上の役割
WPG 員長	余宮きのみ	埼玉県立がんセンター緩和ケア科部長	講演料等：塩野義製薬株式会社，第一三共株式会社，大鵬薬品工業株式会社	統括，Ⅰ章「はじめに」執筆
WPG 員	小原　弘之	川崎医科大学総合医療センター内科副部長	該当なし	統括

（つづく）

	新城　拓也	しんじょう医院院長	該当なし	統括，Ⅰ章「はじめに」Ⅲ章「推奨」執筆，SR 監修
	中山　健夫	京都大学大学院医学研究科社会健康医学系専攻健康情報学分野教授	奨学(奨励)寄付金：医療法人長安会中村病院，阪神調剤ホールディング株式会社　講演料等：ヤンセンファーマ株式会社	統括
	森田　達也	聖隷三方原病院副院長，緩和支持治療科部長	該当なし	統括
WG 員	荒井　幸子	横浜市立大学附属病院薬剤部	該当なし	デルファイ
	五十嵐隆志	国立がん研究センター東病院薬剤部	該当なし	SR
	伊勢　雄也	日本医科大学付属病院薬剤部部長	該当なし	SR
	上島健太郎	日本大学医学部附属板橋病院薬剤部	該当なし	SR
	宇波奈央子	日本医科大学付属病院薬剤部	該当なし	SR
	采野　優	京都大学医学部附属病院腫瘍内科	該当なし	SR，デルファイ
	大坂　巌	社会医療法人石川記念会 HITO 病院緩和ケア内科統括部長	講演料等：中外製薬株式会社，ムンディファーマ株式会社	デルファイ
	大屋　清文	飯塚病院連携医療・緩和ケア科	該当なし	SR，デルファイ
	岡本　禎晃	市立芦屋病院薬剤科部長	該当なし	SR，Ⅱ章「背景知識」執筆
	沖崎　歩	国立がん研究センター中央病院支持療法開発部門特任研究員	該当なし	SR
	奥山慎一郎	訪問診療クリニックやまがた院長	該当なし	デルファイ
	笠原　庸子	県立広島病院薬剤科	該当なし	SR
	金子　健	慶應義塾大学病院薬剤部，緩和ケアセンター	該当なし	SR
	神谷　浩平	山形県立中央病院緩和医療科	該当なし	デルファイ
	熊野　晶文	岩本診療所こうべ往診クリニック	該当なし	SR，デルファイ
	国分　秀也	東京薬科大学薬学部薬学実務実習教育センター准教授	該当なし	Ⅱ章「背景知識」執筆
	小杉　和博	国立がん研究センター東病院緩和医療科	該当なし	SR，デルファイ
	薩摩由香里	神戸市立医療センター中央市民病院薬剤部	該当なし	SR
	佐藤　淳也	国際医療福祉大学病院薬剤部部長	該当なし	SR
	佐野　元彦	星薬科大学実務教育研究部門教授　前 埼玉医科大学総合医療センター薬剤部	該当なし	デルファイ
	末永　亘	国立がん研究センター東病院薬剤部	該当なし	SR
	関本　剛	関本クリニック院長	該当なし	SR，デルファイ，Ⅱ章「背景知識」執筆
	田上　恵太	東北大学大学院医学系研究科緩和医療講座講師	該当なし	SR，デルファイ，Ⅱ章「背景知識」執筆
	武井　大輔	埼玉県立がんセンター薬剤部	該当なし	SR，Ⅱ章「背景知識」執筆
	谷口　典子	ごごう薬局	該当なし	SR

（つづく）

	津村　明美	静岡県立静岡がんセンター看護部	該当なし	デルファイ
	鳥越　一宏	星薬科大学実務教育研究部門講師	該当なし	SR
	中西　京子	埼玉県立がんセンター緩和ケア科副部長	該当なし	デルファイ，Ⅱ章「背景知識」執筆
	仁木　一順	大阪大学大学院薬学研究科医療薬学分野助教	該当なし	SR
	林　ゑり子	藤沢湘南台病院看護部	該当なし	デルファイ
	久原　幸	株式会社メディカルシステムネットワーク地域薬局事業部医療連携セクション部長	該当なし	Ⅱ章「背景知識」執筆
	平野　達也	神戸市立医療センター中央市民病院薬剤部	該当なし	SR
	平本　秀二	三菱京都病院腫瘍内科，緩和ケア内科医長	該当なし	SR，デルファイ
	平山　泰生	東札幌病院内科部長	該当なし	デルファイ
	堀木　優志	市立伊丹病院消化器内科部長，がん相談支援室部長，緩和ケアセンター副センター長	該当なし	SR，デルファイ
	松尾　直樹	外旭川病院ホスピス科	該当なし	デルファイ
	松坂　和正	埼玉県立がんセンター薬剤部	該当なし	SR
	馬渡　弘典	横浜南共済病院緩和支持療法科医長	該当なし	SR，デルファイ，Ⅱ章「背景知識」執筆
	三木　博史	かもめ薬局	該当なし	SR
	宮崎　雅之	名古屋大学医学部附属病院薬剤部副部長	該当なし	SR
	矢島　領	日本医科大学付属病院薬剤部	該当なし	SR
	山崎むつみ	静岡県立静岡がんセンター医学図書館	該当なし	文献検索の監修
	龍　恵美	長崎大学病院薬剤部室長	該当なし	Ⅱ章「背景知識」執筆
WPG員（評価委員）	岩崎　創史	札幌医科大学麻酔科学講座講師〔日本がんサポーティブケア学会：医師〕	該当なし	本文の外部評価
	梅田　節子	神戸市立医療センター中央市民病院緩和ケアセンター〔日本緩和医療学会：看護師〕	該当なし	本文の外部評価
	川村三希子	札幌市立大学看護学部教授〔日本緩和医療学会：看護師〕	該当なし	本文の外部評価
	髙瀬　久光	日本医科大学多摩永山病院薬剤部部長〔日本緩和医療学会：薬剤師〕	該当なし	本文の外部評価
	瀧川奈義夫	川崎医科大学総合医療センター内科部長〔日本臨床腫瘍学会：医師〕	講演料等：中外製薬株式会社　奨学（奨励）寄付金：小野薬品工業株式会社，日本イーライリリー株式会社	本文の外部評価
	西本　哲郎	神戸市立医療センター中央市民病院緩和ケア内科〔日本緩和医療学会：医師〕	該当なし	本文の外部評価
	久永　貴之	筑波メディカルセンター病院緩和医療科診療科長，緩和ケアセンター長〔日本緩和医療学会：医師〕	該当なし	本文の外部評価
	平川奈緒美	佐賀大学医学部附属病院ペインクリニック・緩和ケア科診療教授〔日本ペインクリニック学会：医師〕	該当なし	本文の外部評価

（つづく）

| WG員
（評価委員） | 天野　慎介 | 一般社団法人グループ・ネクサス・ジャパン
理事長 | 原稿料等：アフラック生命
保険株式会社 | 臨床疑問作成時の
外部評価，本文の
外部評価 |

SR：システマティックレビュー

（五十音順）

5 文献検索式

　システマティックレビューは，下記の方法で行った。

(1) PubMed〔http://www.ncbi.nlm.nih.gov/pubmed〕

(2) CENTRAL〔http://onlinelibrary.wiley.com/cochranelibrary/search/advanced〕

(3) 医学中央雑誌〔http://login.jamas.or.jp/〕

　CENTRAL および医学中央雑誌については，PubMed の検索結果との重複を除外し追加がある場合に二次スクリーニングに採用した。

[適格基準]

- 2019 年 1 月 27 日時点で掲載されたもの
- 本文が英語もしくは日本語文献
- 薬物の介入の効果を測定しているもの

[除外基準]

- 本邦で使用できない薬物を，介入群に使用した試験

　（ただし，対照群に投与されている場合は，ガイドライン作成チームで採択を検討した。また，本邦で使用できなくても薬理学的に同等の薬物であれば採択した）

[文献検索式]

　すべての臨床疑問に対して共通した文献検索式に加えて，それぞれ個別の臨床疑問に対する検索式を追加して実行した。共通する文献検索式の作成は，専門家が監修した。

[共通した文献検索式]

PubMed

#1. （neoplasms［mesh：exp］）OR（neoplas＊［tiab］OR cancer＊［tiab］OR carcinoma＊［tiab］OR tumour＊［tiab］OR tumor［tiab］OR tumors［tiab］OR adenocarcinoma＊［tiab］OR leukemi＊［tiab］OR leukaemi＊［tiab］OR lymphoma＊［tiab］OR malignan＊［tiab］OR oncolog＊［tiab］OR metastati＊OR metastas＊）

#2. （pain＊［tiab］OR nocicept＊［tiab］OR neuropath＊［tiab］OR analgesi＊［tiab］）OR（pain［mesh：exp］）OR（analgesics［mesh：exp］）OR（analgesia［mesh：noexp］）

#3. "cancer pain"［mh］

#4. （#1 AND #2）OR #3

#5. （それぞれ個別の臨床疑問に対する検索式）

#6. #4 AND #5

#7. "randomized controlled trial"［pt］OR Randomized Controlled Trials as Topic［mh］OR（（randomized［tiab］OR randomised［tiab］OR placebo［tiab］OR randomly［tiab］OR random［tiab］）AND（trial［tiab］OR trials［tiab］OR study［tiab］OR studies［tiab］））

#8. "clinical trial"［pt］OR "clinical trials as topic"［mesh：noexp］OR "clinical trial"

＊：当初は，「がん疼痛のある患者に対して，オピオイドに加えて，抗不整脈薬の投与は推奨されるか？」の臨床疑問を作成していなかったが，システマティックレビューを担当する委員より追加が提案された。委員会で討議して追加を決定し，文献検索を 2019 年 6 月 25 日に行った。

＊：ガイドライン作成チームの委員より，「がん疼痛のある患者に対して，オピオイドに加えて，抗うつ薬の投与は推奨されるか？」の臨床疑問に対して，エビデンスが不足しているため改めて文献検索を行うことが提案された。委員会で討議し，文献検索を 2019 年 10 月 19 日に改めて行い，推奨文章案と解説を作成した。

[tiab] OR "clinical trials" [tiab] OR "clinical study" [tiab] OR "clinical studies"
[tiab] OR "controlled trial" [tiab] OR "controlled trials" [tiab]
#9.　#7 OR #8
#10.　#6 AND #9

Cochrane Central
#1.　[mh neoplasms] or（neoplas＊or cancer＊or carcinoma＊or tumour＊or tumor or
tumors or adenocarcinoma＊or leukemi＊or leukaemi＊or lymphoma＊or malignan
＊or oncolog＊or metastati＊or metastas＊）：ti,ab,kw
#2.　（pain＊or nocicept＊or neuropath＊or analgesi＊）：ti, ab, kw or [mh pain] or [mh
analgesics] or [mh ^analgesia]
#3.　[mh "cancer pain"]
#4.　（#1 AND #2）OR #3
#5.　（それぞれ個別の臨床疑問に対する検索式）
#6.　#4 AND #5
#7.　（[mh "Randomized Controlled Trials as Topic"]）OR（（（random＊OR placebo OR
randomly）AND（trial＊OR study：ti, ab OR studies））：ti, ab, kw）
#8.　（（random＊OR placebo OR randomly）AND（trial＊OR study：ti, ab OR studies））：
ti, ab, kw
#9.　#7 OR #8
#10.　#6 AND #9

医学中央雑誌
#1.　腫瘍/TH or 腫瘍/AL or がん/AL or 癌/AL and 悪性新生物/AL or 白血病/TH or 白
血病/AL or 肉腫/TH or 肉腫/AL
#2.　疼痛/TH or 疼痛/AL or 痛み/AL or 鎮痛/AL
#3.　がんの痛み/AL or がん疼痛/AL or"ガンの痛み"/AL or 癌の痛み/AL or 癌疼痛/AL
or 癌の疼痛/AL or がんの疼痛/AL or がん性の疼痛/AL or 癌性の疼痛/AL or 腫瘍
関連疼痛/AL or 腫瘍性疼痛/AL or 癌性疼痛/TH or 癌性疼痛/AL
#4.　（#1 AND #2）OR #3
#5.　（それぞれ個別の臨床疑問に対する検索式，英語，日本語）
#6.　#4 AND #5
#7.　（無作為比較/AL or 無作為化比較/AL or 無作為化対照/AL or 無作為対照/AL or 二
重盲検/AL）and（試験/AL or 研究/AL）
#8.　（"ランダム化比較試験"/TH or "ランダム化比較試験"/AL or "RCT"/AL）
#9.　（RD＝ランダム化比較試験）
#10.　#7 or #8 or #9
#11.　#10 NOT（PT＝会議録）
#12.　#6 AND #11

II章

背景知識

1 がん疼痛の分類・機序・症候群

　痛みは，組織の損傷や傷害の際に表現される不快な感覚および情動体験と定義されており，心理社会的な要素やスピリチュアルな要素などさまざまな因子に修飾を受ける。他の因子の修飾により痛みの閾値が下がることでさらに痛みを強く感じることや，悪心・嘔吐，発汗などの随伴症状を認める場合もある。適切に痛みの原因やその特徴を診断し，速やかに痛みへのアプローチを開始することが肝要である。またがんによる痛み（がんの浸潤や転移に伴う痛み）の他にも，がん治療による痛み（手術療法，化学療法，放射線治療など抗がん治療に関連する痛み）や，がん・がん治療と無関係の痛み（基礎疾患や廃用・老化に関連するもの，慢性痛など）が混在することにも留意する。そして痛みは主観的なものであり，客観的には十分に評価できないことを認識する。

1　痛みの性質による分類

　侵害受容性疼痛（体性痛・内臓痛）と神経障害性疼痛に分けられ，がん患者における頻度としては，体性痛（71％），神経障害性疼痛（39％），内臓痛（34％）と報告されているが，これらの病態は混在していることが多い（**表1**）。

　痛みの刺激は，鋭い針で刺すような刺激を伝導する有髄のAδ線維（伝導速度が速い：5〜25 m/秒）と局在不明瞭な鈍い刺激を伝導する無髄のC線維（伝導速度が遅い：2 m/秒以下）の2種類の末梢感覚神経（一次ニューロン）で脊髄に伝えられる。これらの神経の自由終末に侵害受容器が存在し，機械的刺激や温度刺激，化学刺激といった侵害刺激（がんの場合は腫瘍浸潤や炎症の波及）を受容し局所的な脱分極を発生させ，電位依存性ナトリウムチャネルの開口などにより活動電位が発生する。一次ニューロンで発生した活動電位は脊髄後角まで達すると，神経終末からグルタミン酸やサブスタンスPなどの痛覚情報伝達物質が遊離される。下行性疼痛抑制系や抑制性介在神経の調整を受けながら刺激は脊髄に伝達され，脊髄視床路などを上行し視床に入力され，大脳皮質に達し痛覚が発生する。また脊髄網様体路を介して脳幹に入力し，大脳辺縁系に達することで情動が惹起され，これらが統合されることで痛みを不快で苦痛なものと認識するとされている（**図1**）。

　またさまざまな一次ニューロンから脊髄レベルに痛みの情報を伝導・伝達することから，痛みは原因部位から離れた同じ脊髄レベルに侵害刺激を入力する部位に皮膚の感覚異常や痛み，筋肉の収縮や痛みが生じることがあり，関連痛＊と呼ばれる。関連痛を見逃さないためには，デルマトーム（皮膚が侵害刺激を入力する脊髄レベル，**図2**）やヴィセロトーム（内臓が侵害刺激を入力する脊髄レベル），オステオトーム（骨格が侵害刺激を入力する脊髄レベル，**図3**）の理解が必要である。

❶ 体性痛
［定　義］皮膚や骨，関節，筋肉，結合組織といった体性組織への機械的刺激（切

表1 痛みの病態による分類

分類	侵害受容性疼痛		神経障害性疼痛
	体性痛	内臓痛	
障害部位	皮膚，骨，関節，筋肉，結合組織などの体性組織	食道，小腸，大腸などの管腔臓器 肝臓，腎臓などの被膜をもつ固形臓器	末梢神経，脊髄神経，視床，大脳（痛みの伝達路）
侵害刺激	切る，刺す，叩くなどの機械的刺激	管腔臓器の内圧上昇 臓器被膜の急激な伸展 臓器局所および周囲の炎症	神経の圧迫，断裂
例	骨転移に伴う骨破壊 体性組織の創傷 筋膜や筋骨格の炎症	がん浸潤による食道，大腸などの通過障害 肝臓の腫瘍破裂など急激な被膜伸展	がんの神経根や神経叢といった末梢神経浸潤 脊椎転移の硬膜外浸潤，脊髄圧迫 化学療法・放射線治療による神経障害
痛みの特徴	うずくような，鋭い，拍動するような痛み 局在が明瞭な持続痛が体動に伴って悪化する	深く絞られるような，押されるような痛み 局在が不明瞭	障害神経支配領域のしびれ感を伴う痛み 電気が走るような痛み
鎮痛薬の効果	非オピオイド鎮痛薬，オピオイドが有効 廃用による痛みへの効果は限定的	非オピオイド鎮痛薬，オピオイドが有効だが，消化管の通過障害による痛みへの効果は限定的	鎮痛薬の効果が乏しいときには，鎮痛補助薬の併用が効果的な場合がある

図1 痛みの伝達経路と下行性疼痛抑制系

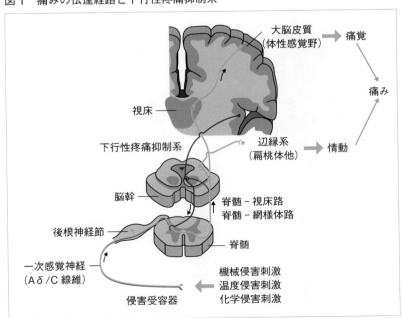

〔田上恵太，中川貴之：がん疼痛，専門家をめざす人のための緩和医療学（日本緩和医療学会編），改訂第2版，p.66，2019，南江堂より許諾を得て改変し転載〕

II章 背景知識

図2　デルマトーム

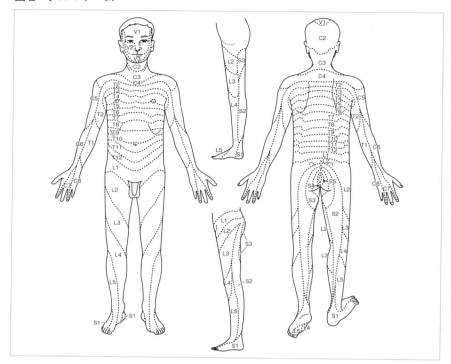

図3　オステオトーム

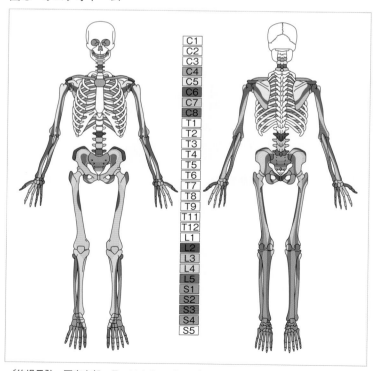

〔的場元弘，冨安志郎．見つけよう！がんの痛みと関連痛．春秋社，2004 より引用〕

る，刺す，破壊する・される，重力がかかる，など）が原因で発生する痛み。

[痛みの特徴]　術後早期の創部痛，筋膜や筋骨格の炎症や損傷，攣縮に伴う痛み，がんの場合には腫瘍の浸潤（骨転移など）によるものなどが挙げられ，組織への損傷が原因となる。多くは，痛みが損傷部位に限局しており圧痛を伴う。持続痛に加えて，体動や荷重に随伴して痛みが増強することや，短時間で悪化する拍動性の痛みやうずくような痛みが起こる。

[治療薬の選択]　一般的に非オピオイド鎮痛薬・オピオイドが有効である。たびたび短時間で増強する一過性の強い痛みが生じるため，効率的なレスキュー薬の使用方法を検討する（P26，II 章 1-2-2 突出痛の項参照）。また，骨転移痛ではデノスマブ，ビスホスホネートなどの bone-modifying agents（BMA），筋攣縮による痛みでは筋弛緩作用のある薬剤，さらに鎮痛薬では十分な効果が得られないような痛みには病態に基づいた判断のもとで鎮痛補助薬などの併用を検討する（P87，II 章 -6 鎮痛補助薬の項参照）。

❷ 内臓痛

[定　義]　内臓は体性組織と異なり，切る，刺すなどの刺激では痛みを起こさない。食道，胃，小腸，大腸，胆囊，胆管，尿路，膀胱などの管腔臓器は炎症や狭窄・閉塞による内圧の上昇，肝臓や腎臓では周囲の被膜への炎症の波及や臓器腫大による伸展，膵臓は周囲の神経叢に炎症の波及や腫瘍浸潤，腸間膜・腹膜や胸膜では炎症の波及や腫瘍浸潤，伸展が生じた際に痛みが引き起こされる。

[痛みの特徴]　体性痛に比して C 線維を介して痛み刺激を脊髄に伝えることから，痛みの性状がはっきりしないことが多い。また一次ニューロンから複数の脊髄レベルに分散して入力されることや前述の関連痛を引き起こす（例：肝胆道系の内臓痛で右肩に放散痛が生じるなど）こともあり，体性痛に比べて痛みの局在が不明瞭になりやすい。

[治療薬の選択]　腫瘍などによる浸潤・炎症によって生じる痛みには非オピオイド鎮痛薬・オピオイドが有効である。管腔臓器が炎症や狭窄・閉塞によって内圧が上昇して生じる痛みには減圧処置，感染を伴っているならば感染症の治療を行う必要がある。便秘による腸管内圧の上昇には便秘に対する治療を行う。腫瘍浸潤などにより腸管の狭窄・閉塞を来している場合には，消化液分泌量の減少や消化管蠕動低下を期待して鎮痛を目的にオクトレオチドやブチルスコポラミンなどを用いることも選択肢の一つである。また腫瘍により臓器被膜や管腔臓器に炎症が波及し浮腫による痛みや狭窄・閉塞が生じている場合には，鎮痛目的としてコルチコステロイドを用いることも選択肢の一つである。

❸ 神経障害性疼痛

[定　義]　体性感覚神経系の病変や疾患によって引き起こされる痛みと定義され，痛覚を伝導する神経の直接的な損傷やこれらの神経の疾患に起因する痛みである。がん患者では，腫瘍の増大とともに末梢神経や脊髄神経，脳，軟髄膜の圧迫，巻き込みなどが生じると神経障害性疼痛が生じるほか，手術療法，化学療法，放射線治療などが神経障害性疼痛の原因となりうる。

[痛みの特徴]　損傷された神経の支配領域にさまざまな痛みや感覚異常が生じ，し

＊1：アロディニア（allodynia）
通常では痛みを起こさない刺激（「触る」など）によって引き起こされる痛み。異痛（症）と訳される場合があるが，本ガイドラインでは，アロディニアと表現した。

＊2：痛覚過敏（hyperalgesia）
痛覚に対する感受性が亢進した状態。通常では痛みを感じない程度の痛みの刺激に対して痛みを感じること。
（参考）痛覚鈍麻
（hypoalgesia）
痛覚に対する感受性が低下した状態。通常では痛みを生じる刺激に対して痛みを感じない・感じにくいこと。

ばしば運動障害や自律神経系の異常（発汗異常，皮膚色調の変化）を伴う。

　刺激に依存しない，「刃物で刺すような」「焼けるような」「槍で突き抜かれるような」「ビーンと走るような」痛みや，通常では痛みを引き起こされないような刺激によって誘発されるアロディニア＊1が生じる。通常神経が損傷されると，その神経の支配領域の感覚は低下するが，痛覚過敏＊2やしびれ感などの感覚異常が認められる。

　がん患者における神経障害性疼痛の診断に関するアルゴリズムは存在していないため，一般的な神経障害性疼痛のスクリーニングツール（painDETECT）や診断アルゴリズム（S-LANSS，**図4**）が用いられている。

　ただし，がんによる神経障害性疼痛では，神経周囲の体性組織や内臓にも浸潤し侵害受容性疼痛が混在していることが多い。加えて腫瘍は進行性に進展・浸潤していくため痛みの病態は変化しやすいことなどから，神経障害性疼痛の診断が難しいことがある。

［治療薬の選択］　非オピオイド鎮痛薬・オピオイドの効果が乏しい際には，鎮痛補助薬の併用を考慮する。

【参考文献】

1）Reddy SK. Causes and mechanisms of pain in palliative care patients. Bruera E, Higginson I, Ripamonti C, et al eds. Textbook of Palliative Medicine. Hodder Arnold, London, 2006; pp367-79
2）Brunelli C, Bennett MI, Kaasa S, et al. Classification of neuropathic pain in cancer patients: A Delphi expert survey report and EAPC/IASP proposal of an algorithm for diagnostic criteria. Pain 2014; 155: 2707-13

2　痛みのパターンによる分類

　痛みは1日の大半を占める持続痛と，突出痛と呼ばれる一過性の痛みの増強に分けられる（**図5**）。

❶ 持続痛

［定　義］　「1日のうち12時間以上持続する痛み」として患者によって表現される痛み。

［特　徴］　持続痛は定期的に投与される鎮痛薬を用いて緩和する。しかし病状や全身状態の変化，治療の状況により，持続痛が徐々に悪化していく場合や急激に悪化する場合がある。そのため鎮痛薬の投与量が不十分になる可能性を念頭において定期的な評価を行う。また定期的に投与される鎮痛薬の血中濃度の低下によって鎮痛薬の投与前に痛みが出現する場合（鎮痛薬の切れ目の痛み）があり，その際は定期鎮痛薬の増量や投与間隔の変更を検討する。

❷ 突出痛

［定　義］　定期的に投与されている鎮痛薬で持続痛が良好にコントロールされている場合に生じる，短時間で悪化し自然消失する一過性の痛み。

［解　説］　突出痛に関する国際的に統一した定義はないが，近年の研究においてはオピオイドをはじめとした鎮痛薬が十分に使用されて持続痛が良好にコントロール

図4　日本語版 S-LANSS

S-LANSS痛みスコア

・痛いと感じている場所を，下の人体図に鉛筆やペンで印をつけてください。痛いところが二か所以上ある時は，いちばん痛い所一か所にだけ印をつけてください。

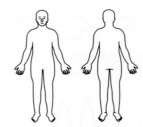

・上の人体図に書き込んだ部位の痛みの程度が，この一週間どの程度であったかを 0 から10の間で選んでください。0は痛みがない状態，10はこれ以上はないと思えるような激しい痛みの状態を表します。

痛みなし　0　1　2　3　4　5　6　7　8　9　10　激しい痛み

・次のページに，あなたが人体図に印をつけた場所の痛みについての質問が7つあります。

・人体図に印をつけた場所の痛みは，ここ一週間どのように感じられましたか。もっとも当てはまるものに丸印をつけてください。質問のなかには，あなたが感じた痛みと直接関係ない質問もあるかもしれません。

・あなたの痛みに当てはまるものに丸印をつけるだけで結構です。次のページに進んでください。

S-LANSS

1．痛みのある部位には，「ピンや針で刺した」ようなピリピリやチクチクする感じもありますか。
　　a)　　いいえ　―　そういった感じはありません　　　　　　　　　　　　　　　　　　　　　　　　　　(0)
　　b)　　はい　　―　そういった感じがよくあります　　　　　　　　　　　　　　　　　　　　　　　　　(5)

2．特に痛みがひどい時，その部位の皮膚の色は変わりますか（まだらに見えたり，赤みが増したりしたように見えるかもしれません）。
　　a)　　いいえ　―　痛みがひどい時でも皮膚の色は変わりません　　　　　　　　　　　　　　　　　　　(0)
　　b)　　はい　　―　痛みがあると皮膚の色が通常と違って見えることがありました　　　　　　　　　　　(5)

3．痛みのせいでその部位は触れられることに異常に感じやすくなっていますか。たとえば，皮膚をそっとなでた時に不快な感じや痛みがあるようなことです。
　　a)　　いいえ　―　触れられても感じやすくはなっていません　　　　　　　　　　　　　　　　　　　　(0)
　　b)　　はい　　―　触れられるととても感じやすくなっています　　　　　　　　　　　　　　　　　　　(3)

4．動かないでじっとしている時，思い当たる節もないのに突然噴き出すように痛みが出てくることがありますか。それは「電気ショック」を受けたときのような，体が飛び上がるような，そして，体の中から突然激しく噴き出してくるような感じかもしれません。
　　a)　　いいえ　―　私の痛みはそういうものとは違います　　　　　　　　　　　　　　　　　　　　　　(0)
　　b)　　はい　　―　そういう感じがよくあります　　　　　　　　　　　　　　　　　　　　　　　　　　(2)

5．痛みのある部位は，やけどの痛みのように異常に熱く感じられますか。
　　a)　　いいえ　―　そのような痛みはありません　　　　　　　　　　　　　　　　　　　　　　　　　　(0)
　　b)　　はい　　―　そのような痛みがよくあります　　　　　　　　　　　　　　　　　　　　　　　　　(1)

6．痛みのある部位を人差し指でそっとこすってください。次に痛みのない部位でも同じようにこすってみてください。例えば，痛みの部位からだいぶ離れたところや反対側で同じようにしてみてください。痛みのある部位では，このこすった感じはどのように感じられますか。
　　a)　　痛みのある部位とない部位で感じに違いはありません　　　　　　　　　　　　　　　　　　　　　(0)
　　b)　　痛みのある部位ではピンや針で刺したようにピリピリやチクチクする，あるいは焼けるような不快な感じがあります。それは痛みのない部位と違った感じです　　　　　　　　　　　　　　　　　　　　(5)

7．痛みのある部位を指先でそっと押してみてください。次に痛みのない部位でも同じように押してみてください。押す場所は一つ前の質問で選んだのと同じ場所にします。痛みのある部位ではこれをどのように感じましたか。
　　a)　　痛みのある部位とない部位で感じに違いはありません　　　　　　　　　　　　　　　　　　　　　(0)
　　b)　　痛みのある部位ではまひした感じや押された時に痛みがあります。それは痛みのない部位と違った感じです　　(3)

〔碓井千晴 他. 運動器疾患に伴う神経障害性疼痛に対する日本語版 S-LANSS の妥当性の検証. 慢性疼痛 2013; 32: 233-6 より引用〕

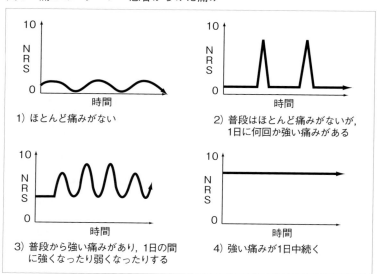

図5　痛みのパターン・患者からみた痛み

1）ほとんど痛みがない

2）普段はほとんど痛みがないが，1日に何回か強い痛みがある

3）普段から強い痛みがあり，1日の間に強くなったり弱くなったりする

4）強い痛みが1日中続く

されている場合に生じる一過性の強い痛みと定義されている。痛みの発生からピークに達するまでの時間の多くは5〜10分程度と短く，持続時間は30〜60分程度である。痛みの発生部位は約8割が持続痛と同じ場所であり持続痛の一過性増強と考えられているため，レスキュー薬を頻繁に使用している場合には，持続痛が増悪していないか再評価する。

［突出痛のサブタイプ］　国際的に定まった突出痛のサブタイプはないが，本ガイドラインではサブタイプ別に対処を検討すべきという点から，「予測できる突出痛」「予測できない突出痛」の2つに分類する。特徴にあわせた治療を行うことが重要である（**表2**）。

（1）予測できる突出痛

　意図的な体動に伴って生じる痛み（体動時痛）をはじめとして，予測可能な刺激に伴って生じる突出痛である。突出痛の誘因となる動作を避けることや日常生活動作の援助の仕方を検討することで，自立した生活を支援していくことが重要である。例えば骨転移による体動とともに出現が予測できる突出痛には，疼痛部位の固定や免荷を目的とした適切な動作指導による症状緩和は有効であり，整形外科やリハビリテーションへのコンサルテーションを検討する。痛みの誘因が避けられない場合には，経口投与では30〜60分前，皮下・静脈内投与では5〜15分前にレスキュー薬を予防投与するなどの対処を行う。経粘膜性フェンタニルの予防投与についての一定の見解はないが，血行動態から10〜30分前を目安とする。

　また突出痛の原因や病態，誘因に応じた対応を検討する。具体的には，症状緩和を目的とした放射線治療や神経ブロック，インターベンショナル・ラジオロジー，手術療法などである。脊椎転移による体動時痛には放射線治療や椎体形成術（骨セメント注入術），脊椎固定術などにより症状の改善が期待できる場合がある。

（2）予測できない突出痛

　突出痛の誘因はあるもののいつ生じるか予測することができない場合と，痛みを

表2　突出痛のサブタイプ

突出痛	体性痛	内臓痛	神経障害性疼痛
予測できる突出痛	歩行，立位，座位保持などに伴う痛み（体動時痛）	排尿，排便，嚥下，咳嗽などに伴う痛み	姿勢や体動による神経圧迫などの刺激に伴う痛み
予測できない突出痛			
・痛みの誘因があるもの	ミオクローヌス，咳嗽など不随意な動きに伴う痛み	腸管や膀胱の攣縮などに伴う痛み（疝痛*1など）	脳脊髄圧上昇や，不随意な動きによる神経の圧迫
・痛みの誘因がないもの	特定できる誘因がなく生じる突出痛		

※痛みの誘因のある，「予測できる突出痛」と，「予測できない突出痛」のうち「痛みの誘因があるもの」をあわせて，「随伴痛」*2と呼ぶことがある.

引き起こす誘因がない場合がある。

①痛みの誘因があるもの

　ミオクローヌス，咳嗽，吃逆，腸蠕動の亢進，膀胱の攣縮，脳脊髄圧の上昇に伴う頭痛など，痛みの誘因は同定できても誘因が出現するタイミングを予測することが難しい突出痛である。迅速なレスキュー薬の投与に加えて，痛みの誘因の頻度を減少させるような病態へのアプローチを行う。具体的には，咳嗽によって痛みが増強する場合には鎮咳対策，便秘や下痢が原因となる腸蠕動に由来する内臓痛には便秘や蠕動亢進への対策，また腸管内圧上昇による内臓痛には腸管の減圧などである。

②痛みの誘因がないもの

　痛みの誘因がない発作的な突出痛（発作痛）である。他のサブタイプの突出痛に比べるとやや持続が長く30分を超えることがある。痛みの特徴に応じてレスキュー薬が迅速に使用できるような対応を行う。さらに，神経障害性疼痛に伴う発作痛はレスキュー薬のみでは対応が困難な場合が多いので，効果的で副作用の少ない鎮痛補助薬を選択する必要がある。

　以上のように突出痛に対しては，突出痛のサブタイプや病態を評価したうえで治療方法を検討し，突出痛の頻度および疼痛強度を軽減させる。また，定期鎮痛薬とレスキュー薬，双方へのアプローチもあわせて検討する。

　レスキュー薬は，短時間で悪化する痛みに速やかに対処するために，速放性製剤*3，経粘膜性フェンタニル*3，あるいは非オピオイド鎮痛薬を使用する。突出痛の出現が予測可能な場合には，予防的なレスキュー薬の投与や自己管理などにより，投与タイミングの工夫を行う。また，突出痛が痛みの発生からピークに達するまでの時間が短く，短時間で自然消失する場合，速放性製剤の効果発現時には痛みが終息しているため眠気などの副作用のみが出現する場合がある。このような場合は経粘膜性フェンタニルや自己調節鎮痛法（patient controlled analgesia；PCA）を使用した皮下・静脈内投与といった10分ほどで効果発現する投与経路の使用を検討する。

【参考文献】

1) Mercadante S, Marchetti P, Cuomo A, et al. Breakthrough pain and its treatment: critical

*1：**疝痛（colicky pain）**
消化管の攣縮に伴う痛み。ぜん動痛と呼ばれることがある。

*2：**随伴痛（incident pain）・体動時痛（pain with movement, movement-related pain）**
一般的に，「incident pain」とは「特定の動作や徴候に伴って生じる痛み」を指し，動作に伴って生じる痛み（体動時痛，動作痛；pain with movement, movement-related pain）としばしば区別せずに用いられてきた。しかし，「特定の動きや徴候」には，歩行や立位など随意的な動作ばかりではなく，随意的ではないミオクローヌスや咳，内臓の攣縮も含まれうるため混同が生じている。
本ガイドラインでは，暫定的に，随伴痛（incident pain）を「特定の動作や徴候に伴って生じる痛み」，体動時痛を「意図的な体動に伴って生じる痛み」と定義する。すなわち，随伴痛とは，何らかの動作や徴候に伴って生じる痛みすべて含む概念とし，体動時痛は随伴痛の一部とした。「随伴痛」という言葉は混同されやすいため，ガイドライン本文では記載を避けた。

*3：速放性製剤は「短時間作用型オピオイド（short-acting opioid；SAO）」，経粘膜性フェンタニルは「即効性オピオイド（rapid-onset opioid；ROO）」と表現されることがある。

review and recommendations of IOPS (Italian Oncologic Pain Survey) expert group. Support Care Cancer 2016; 24: 961-8
2) Davies A, Buchanan A, Zeppetella G, et al. Breakthrough cancer pain: an observational study of 1000 European oncology patients. J Pain Symptom Manage 2013; 46: 619-28
3) Mercadante S, Lazzari M, Reale C, et al. Italian Oncological Pain Survey（IOPS）：a multicentre Italian study of breakthrough pain performed in different settings. Clin J Pain 2015; 31: 214-21
4) Tagami K, Okizaki A, Miura T, et al. Breakthrough cancer pain influences general activities and pain management: a comparison of patients with and without breakthrough cancer pain. J Palliat Med 2018; 21: 1636-40

3　痛みの臨床的症候群

❶　がんによる痛みの症候群

　がんの痛みは腫瘍の位置や浸潤，転移部位，また発生原因によって特徴的な痛みを呈する。がん患者における痛みの原因や病態はさまざまではあるが，がん疼痛症候群として細かく分類されており，以下に頻度・重要性が高いと思われる疼痛症候群を列挙する。

1）骨転移痛症候群

　肺がん，乳がん，前立腺がんで骨転移の発生頻度が高い。骨転移の好発部位は脊椎であり，胸椎，腰仙部，頸椎の順に発生頻度が高く，部位に伴ってさまざまな症状がみられる（表3）。

2）内臓痛症候群

　消化管や尿路などの管腔臓器，実質臓器，腹膜や後腹膜軟部組織の異常で発生する痛みで，時に病巣から離れた部位に関連痛を生じる。後腹膜や骨盤内のがんは，しばしば侵害受容性疼痛と神経障害性疼痛の混合痛を生じる（表4）。

表3　骨転移痛症候群（脊椎）

腫瘍の部位		痛みの特徴	随伴症状・その他
脊椎	頸　椎	後頭部の痛み，頭頂部に放散する痛み 肩や上肢に放散する痛み，びりびりした痛み	運動による痛みの悪化 上肢の進行性の感覚・運動機能障害
	腰　椎	腰部正中の痛み，仙腸骨，鼠径部痛 下肢に放散する痛み，びりびりした痛み	運動や重力のかかる体制で痛みの悪化 下肢の進行性の感覚・運動機能障害
	仙　骨	腰部正中の痛み 臀部や下肢に放散する痛み，びりびりした痛み	肛門周囲や下肢の感覚・運動機能低下 膀胱・直腸障害
硬膜外脊髄圧迫		背部痛 障害脊髄レベルの神経根痛領域の締め付ける痛み 障害脊髄レベル以下のびりびりした痛み	進行性対麻痺，感覚障害，膀胱・直腸障害 脊髄や神経根が離断する際には非常に強い痛みが生じる

表４　主な内臓痛症候群

症候群名	原　因	痛みの特徴
肝拡張症候群	肝被膜の急激な伸展 圧迫による胆管，血管内圧上昇	右季肋部・側腹部・背部痛 右頸部，肩，肩甲背部の関連痛
正中後腹膜症候群	膵臓がん，後腹膜，腹腔リンパ節転移 膵・胆管などの脈管閉塞 腹腔神経叢浸潤	上腹部・背部の局在不明瞭な鈍痛 仰臥位で増悪，坐位で改善
がん性腹膜炎	腹部・骨盤腫瘍の体腔への広がり 腹膜の炎症，腹水 腸間膜の癒着	腹部膨満感を伴う痛み 腸閉塞に伴う間欠的疝痛*
悪性会陰部痛	大腸・直腸，泌尿生殖器系のがんの骨盤底浸潤，深部筋層への浸潤	うずくような持続痛が坐位や立位で増強 テネスムス，膀胱攣縮に伴う頻尿を伴うことがある
尿管閉塞	小骨盤，後腹膜内の腫瘍，リンパ節の圧迫や浸潤	側腹部の鈍痛 鼠径部・性器に関連痛 腎盂腎炎併発で下腹部，排尿時痛を伴う
卵巣がんに伴う痛み	卵巣がんの浸潤，転移	中等度以上の下腹部，殿部痛 痛みのみが再発の唯一の徴候のことがある
肺がんに伴う痛み	肺がんの浸潤，転移	上葉のがんは肩に，下葉のがんは下胸部に関連痛を起こす 副腎転移を起こしやすく，側腹部痛の原因となる

*疝痛：消化管の攣縮に伴う激しい痛み

3）がんの神経浸潤

がんが神経浸潤する際には，たびたび侵害受容性疼痛と神経障害性疼痛が混在するため，治療に難渋する場合がある。頸，腕，腰仙部といった神経叢への浸潤による痛み，脊髄硬膜外圧迫，がん性髄膜炎などに伴って特徴的な痛みがみられる（**表5**）。

❷ がん治療による痛みの症候群

1）術後痛症候群

術後痛症候群は手術療法が原因で生じる痛みである。一度改善した後に再燃する場合は，がんの再発や感染による痛みとの鑑別が必要である。がんの再発や感染が否定された場合には，慢性痛に準じた鎮痛薬や鎮痛補助薬，神経ブロックの検討が行われるべきであり，ペインクリニックなどにコンサルテーションする。

(1）乳房切除後疼痛症候群

乳房手術，特に腋窩郭清を伴うもの。

［原　因］　手術療法に伴う肋間上腕神経（第1〜2胸椎の皮枝）の損傷。

［特　徴］　上腕内側や腋窩，前胸部などに，締めつけられるような，灼けるような，びりびりするような持続痛や知覚異常（感覚の低下や異常亢進），アロディニア，トリガーポイント（圧迫などの刺激により痛みが誘発される部位）がみられることが多い。手術直後〜半年までに発症することが多く，慢性痛化および難治化することもある。

表5　神経浸潤と痛みの特徴の例

浸潤部位	原　因	痛みの特徴
頸神経叢	頭頸部がん 頸部リンパ節転移	顔面・耳周囲のうずくような痛み ホルネル症候群を伴うことがある
腕神経叢	乳がん，肺尖部肺がん 鎖骨上，腋窩リンパ節転移	腋窩，前胸部，肩関節周囲の痛み 前腕・手指に関連痛，感覚・運動障害を伴うことがある
腰仙部神経叢 （悪性腸腰筋症候群）	骨盤内腫瘍や腰仙椎転移，大動脈周囲の腫大リンパ節による神経叢や腸腰筋刺激・浸潤，腸腰筋転移	腰殿部の持続痛が仰臥位で増強する 腸腰筋浸潤においては股関節屈曲固定が特徴的 下肢痛，下肢筋力低下，下肢浮腫，直腸腫瘤，水腎症を合併することがある
硬膜外脊髄圧迫 神経根症状	脊髄腫瘍や転移 脊椎腫瘍や転移，胸膜播種巣や脊椎周囲の腫大リンパ節の浸潤や圧迫	ほとんどの場合，背部痛が先行 神経根の障害の場合は障害神経根の神経支配領域に一致した痛みがあり，感覚・運動障害を伴う 脊髄の障害では障害レベルの帯状の痛みがあり，障害レベル以下の感覚・運動障害，膀胱・直腸障害を伴う
がん性髄膜炎	くも膜下腔への腫瘍のびまん性浸潤・転移	頭痛が一般的な訴え 悪心・嘔吐，後部硬直，意識障害などを伴う

（2）広範囲頸部切除後疼痛

　リンパ節郭清を伴う広範囲の頸部手術。

［原　因］　頸部の神経叢や副神経などの神経障害，筋群除去に伴う筋骨格の不均等。

［特　徴］　頸部の締めつけ感を伴う持続痛や電撃痛，感覚鈍麻や感覚異常，アロディニア，トリガーポイントを認めることが多い。副神経損傷に伴う肩の痛みを認めることがある。

（3）開胸術後痛

　開胸手術，特に肋間を広く開大する手術。

［原　因］　肋間神経の牽引や断裂，肋間筋の損傷，開胸部の慢性炎症。

［特　徴］　切開創の領域や損傷を受けた肋間神経の走行領域に沿って，電撃痛や締め付け感，うずくような灼熱感，アロディニア，感覚鈍麻や感覚異常がみられる。

2）化学療法誘発性末梢神経障害性疼痛

　薬剤の種類，用量，投与方法によって10〜100％と発生率にはばらつきがある。糖尿病や既存の神経疾患を合併している場合に発症率が高くなる。薬剤によって神経の障害部位が異なり，臨床的特徴にも違いがある（**表6**）。感覚障害が主だが，運動神経，自律神経にも障害が発生することがあり，日常生活への影響がある場合は，抗がん治療薬の投与量の変更などを考慮する。

3）放射線照射後疼痛症候群

　放射線照射による末梢神経周囲の微小循環障害や組織の線維化，脊髄の白質，灰白質の壊死や脱髄の結果としての末梢および中枢神経障害が痛みの原因である。こ

表6　抗がん治療薬の種類と神経障害の特徴

神経細胞の障害部位	誘発薬剤	臨床症状	特　徴
軸索障害	パクリタキセル ビンクリスチン サリドマイド ボルテゾミブ	四肢末梢の感覚障害を伴う痛み 手足先端に近い筋の萎縮と運動時の痛み	二次性に髄鞘障害を来す 早期の薬剤中止で改善しやすい
神経細胞体障害	シスプラチン オキサリプラチン カルボプラチン	四肢末梢の感覚障害を伴う痛み 顔面や体幹の神経も障害されることがある 寒冷刺激で誘発される痛み	細胞体消失後，二次性に不可逆的な軸索，髄鞘障害が発生する 薬剤中止後も改善しない場合もある
髄鞘障害	インターフェロン-α	運動障害が中心	軸索，細胞体は障害を受けにくい 薬剤中止で改善しやすい

れらの痛みは治療関連晩期障害であり，月〜年単位で発生および進行することがあり，がんの再発との鑑別が必要である。

【参考文献】

1) Constans JP, de Divitiis E, Donzelli R, et al. Spinal metastases with neurological manifestations. Review of 600 cases. J Neurosurg 1983; 59: 111-8
2) Cherny NI. Pain assessment and cancer pain syndromes. Hanks G, Cherny NI, Christakis NA, et al eds. Oxford Textbook of Palliative Medicine, 4th ed. Oxford University Press, New York, 2010: pp599-626
3) Cata JP, et al. Mechanism of chemotherapy-induced neuropathic pain. Paice JA, Bell RF, Kalso EA, et al eds. Cancer Pain: From Molecules to Suffering, IASP Press, Seattle, 2010: pp3-26

2 痛みの包括的評価

痛みの治療は評価から始まる。包括的評価は疾患の診断過程と同様に，病歴聴取，身体診察，検査結果などから総合的に行う。痛みの包括的評価の主たる目的は，①痛みの原因・病態を同定する，②疼痛強度や生活への影響をふまえて治療目標を設定する，③適切な痛み治療を計画・調整することである。治療は鎮痛薬だけでなく，原因に対する治療や痛みに影響を与える因子に対するアプローチを含み，多職種での取り組みを要する。継続した評価のなかで，新たな痛みの病態が出現し治療計画の変更を要したり，オンコロジーエマージェンシーが診断されて治療につながることもある。また適切な評価を行う過程で，やり取りを通じて患者との信頼関係の構築が促進され，その過程自体がケアになり得る。

1 痛みの包括的評価の実際

❶ 観　察
痛みは主観的な症状であり，患者自身の痛みの表現を尊重すべきであるが，表情や日常生活動作の観察は，痛みの強さや日常生活への影響などの評価に寄与する。また，家族・多職種で情報を共有することで観察の継続性を得ることができる。客観的な観察と患者自身の表現との間に大きな乖離があった場合には，せん妄や抑うつ，強い心理社会的苦痛などがないか注意する。

❷ 問　診
1）痛みの部位・範囲
痛みの部位・範囲は，その原因を考えるうえで最も有用な情報源となりうる。局在する痛みでは体性痛，局在が不明瞭な痛みでは内臓痛，デルマトームに一致する痛みでは神経障害性疼痛を考える。患者は最も強い疼痛部位のみを申告していることがあるので，他にも痛い場所がないか確認する。経過やその後の診察の所見，画像検査所見などをあわせて痛みの原因となる病変，病態を推定する。

2）痛みの経過
いつから痛みがあるのか，どのように痛みが始まり，その後増悪，不変，軽快しているかについて確認する。以前からの痛みであれば整形外科的疾患や術後の慢性痛など，がん疼痛でないことがある。突然の強い痛みや急激な増悪傾向は骨折，消化管穿孔，感染症，出血などの合併症が出現した可能性があるため，必要に応じて検査を行う。

3）痛みの強さ
痛みの強さは主観的評価が基本となる。治療効果判定に必要になるため初診時に適切に評価しておくことが重要である。痛みの強さは，現在の痛み，一番強い時の

痛み，一番弱い時の痛み，1日の平均の痛みに分けて評価するとよい。さらに，安静時の痛み，体動時の痛みに分けて評価することも治療法を決めるうえで参考となる。評価法としてはさまざまなツールが開発されており（P36，痛みのアセスメントツールの項参照），治療効果判定や情報共有に有用であり，患者の使える方法を選択し使用する。信頼性，妥当性ともに検証され，臨床で用いられているものとして，Numerical Rating Scale（NRS）が一般的である。NRS は，痛みが全くないのを 0，考えられるなかで最悪の痛みを 10 として点数を問い，痛みの強さを評価する。痛みの強さを軽度，中等度，高度と分ける考え方があり，NRS においてそれぞれのカットオフ値について検討されているが，現時点では統一した見解は得られていない。本ガイドラインでは，専門家の合意として 1〜3 を軽度，4〜6 を中等度，7〜10 を高度と便宜的に定める。

4）痛みのパターン

　痛みのパターンは，1日のうち 12 時間以上続く持続痛と，一過性の痛みの増強である突出痛がある。痛みのパターンを知ることは治療方針の決定に役立つ。持続痛に対しては鎮痛薬の定期投与や増量，突出痛に対してはレスキュー薬および突出痛の病態に応じた治療を検討する。突出痛は，増悪因子があるものは増悪因子を同定し，予測できる増悪因子は避けるもしくは予防的に対処することを検討する。

5）痛みの性状

　痛みの性状は病態を同定する有用な情報となる。体性痛では「ズキズキする」「鋭い」など，内臓痛では「鈍い」「重い」「押されるような」など，神経障害性疼痛では「ビリビリ」「ジンジン」「電気の走るような」などと表現されることがある。がん疼痛では病態は単一ではないことも多いが，優位な痛みの病態を推定することが薬剤選択の参考となる。「狂いそうな」「死にたくなるような」といった表現は非常に高度な痛みである他に，心理社会的な苦しみが背景にある場合がある。

6）痛みの増悪因子・軽快因子

　痛みが強くなる，または和らぐ要因について質問する。これらを把握し，増悪する要因を避ける，予防的に鎮痛薬を使用する，軽快する方法を検討する。増悪因子として，体動，姿勢，食事，排泄，時間（夜間など），鎮痛薬の効果の切れ目などが，軽快因子として，安静，保温・冷却，マッサージなどが挙げられる。

7）痛みによる日常生活への影響

　痛みにより日常生活（睡眠，食事，排尿・排便，移動，入浴，更衣など）にどの程度支障を来しているのかを評価する。また社会生活（全般的な活動，外出，仕事，他人との関係，趣味・娯楽など）への影響も評価する。

8）痛みに影響を与えるその他の因子

　全人的苦痛の枠組みを参考に，痛みに影響を与える因子を評価する。不安，抑うつ，不眠，せん妄などの精神的苦痛，経済的な不安，孤立，社会的役割の喪失などの社会的苦痛，苦悩や絶望感などのスピリチュアルペインは痛みの感じ方を増強さ

せる。一方，楽しみ，睡眠，支持的な関わり，家族や人との交流などは痛みの感じ方を軽減する。

9）現在行っている治療への反応，有害作用

　現在行っている痛みの治療の効果を評価する。これまでの処方内容と指示どおり服用できているかを確認のうえ，持続痛の強度，突出痛の頻度と強度，レスキュー薬の使用回数と効果について評価する。服用ができていないときは，その理由や痛みの治療薬についての認識を評価する（P93，Ⅱ章-7 患者のオピオイドについての認識の項参照）。オピオイドを用いていれば，主たる有害作用として悪心，便秘，眠気について確認する。また，内服が負担になっていないか確認し，不要な薬剤はないか，投与回数や錠数を減らせる工夫がないかなども検討する。薬物療法以外に放射線治療や神経ブロックなどが行われていれば，それについても効果や有害事象の有無について評価する。

10）治療目標を設定する

　患者がどの程度の痛み，影響であれば許容できるのかを確認し，価値観を尊重したうえで現実的な治療目標を立てる。治療目標は NRS などの疼痛強度だけでなく，例えば，睡眠がとれるようになる→座って食事がとれるようになる→移動が可能になる，といった生活の改善について段階的な形で目標を設定すると，患者との目標の共有や積極的な治療への参加につながりやすい。

11）痛みのアセスメントツール

　痛みのアセスメントツールは痛みの強さのみを評価するツールから，生活への影響もあわせて評価するツール，自分で痛みを訴えられない患者を評価するツールがある。痛みの強さを評価するツールとしては NRS, Visual Analogue Scale（VAS），Verbal Rating Scale（VRS），Faces Pain Scale（FPS）がある（**図1**）。NRS は，痛みを 0 から 10 の 11 段階に分け，痛みが全くないのを 0，考えられるなかで最悪の痛みを 10 として，痛みの点数を問うものである。VAS は，100 mm の線の左端を「痛みなし」，右端を「最悪の痛み」とした場合，患者の痛みの強さを表すところに印を付けてもらうものである。VRS は，痛みの強さを表す言葉を順に並べて（例：痛みなし，少し痛い，痛い，かなり痛い，耐えられないくらい痛い），現在の痛みを表している言葉を選んでもらうことで痛みを評価するものである。FPS は現在の痛みに一番合う顔を選んでもらうことで痛みを評価するものであり，3 歳以上の小児の痛みの自己評価において有用性が報告されている。これらのうち一般的には NRS が推奨される。

　痛みに加え生活への影響も効率よく評価するツールとして，Brief Pain Inventory（BPI）がある。認知症で自分で痛みを訴えられない患者の痛みの強さの評価尺度として，Pain Assessment in Advanced Dementia Scale（PAINAD：日本語版は未検証）がある。

❸ 身体診察

　系統的な全身の診察が，痛みの原因を検索・同定するために重要である。全身状

図1　痛みの強さの評価法

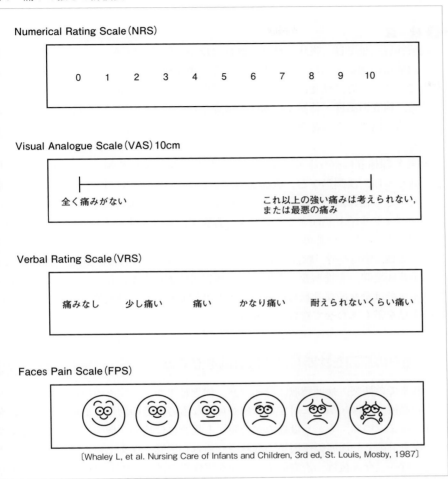

[Whaley L, et al. Nursing Care of Infants and Children, 3rd ed, St. Louis, Mosby, 1987]

態の把握が痛みの治療計画を立てるためにも重要であり，るい痩や衰弱の程度，筋萎縮，皮膚の状態などについても観察する。疼痛部位の視診では，褥瘡，帯状疱疹，蜂窩織炎，外傷など，がんに関連しない痛みの原因がみつかることがある。

　神経障害性疼痛が疑われる場合は，病態を同定するうえで神経学的所見が特に重要である。障害が疑われる神経の支配領域に沿って，アロディニア（衣類の接触など通常では痛みを起こさない刺激によって引き起こされる痛み）や痛覚過敏（通常では痛みを感じるか感じないか程度の痛み刺激で，痛みを強く感じること），感覚鈍麻（通常では痛みが生じる刺激に対して痛みを感じない・感じにくいこと）などの感覚異常がないか確認する。また，障害が疑われる神経が支配する筋の筋力低下を徒手筋力テストなどで評価する。

　骨転移を疑う場合には該当部位の圧痛や叩打痛の有無を評価する。内臓の関連痛の場合，異常のある臓器が侵害刺激を入力する脊髄レベルの皮膚の色調変化や立毛筋の収縮，発汗異常などを認めることがある。その他，内臓痛では腹部の圧痛の部位，炎症を示唆する腹膜刺激症状の有無，消化管の蠕動音の聴取が，病態の同定に

寄与する。

④ 検 査

　血液検査結果では，炎症や感染の評価のほか，肝臓や腎臓などの臓器障害を評価し，鎮痛薬の選択・量の調整の参考にする。画像検査は痛みの原因，病態の同定に有用である。一方，検査に必要な移動，時間，検査体位が患者の負担になり得る。その他，検査の感度・特異度や前回の検査からの期間をふまえたうえでの検査結果による治療内容への影響など，メリットとデメリットを熟考したうえで，検査を計画する。

　単純 X 線検査はベッドサイドで行うことができ，胸部 X 線では，胸膜肥厚や胸水，肺うっ血，浸潤影など，腹部 X 線では腸管拡張（ガス，便秘，イレウス），腹水など，その他の部位では骨転移，骨折などの痛みの原因の検索ができる。超音波検査もベッドサイドで行うことができ，胸腹水，腸管浮腫，イレウス，水腎症の検索ができる。CT では腫瘍の位置や大きさ，性状から腫瘍と痛みの関連が評価できる。その他，膿瘍や骨，軟部組織などの詳細な情報が得られる。MRI では頭蓋内病変，頭蓋底浸潤，脊椎病変，脊髄圧迫や神経根障害などが評価できる。骨シンチグラフィーでは全身的な骨転移病変の検索が可能であるが，特異度が高くなく，他の画像所見などもあわせて総合的に評価する。

2　痛みの原因を診断し，治療計画を立てる

　これまでの観察，病歴聴取，身体診察，検査結果から，痛みの原因・病態を診断する。直接，原因・病態に対する治療が可能なものはその治療を計画する。痛みが改善するまでの間，もしくは痛みが持続する場合には病態・機序に応じた鎮痛薬での治療を計画し，増悪軽快因子の調整や，痛みに影響を与えている全人的苦痛への対処を行う。介入後は，治療効果および有害作用の評価を中心に再評価を繰り返し行うことが，適切かつ安全に疼痛治療を行ううえで重要である。鎮痛薬の剤形・投与回数・時間・経路や経済的負担が日常生活に支障を来していないかなどの細かい点にも配慮する。効果を認めない場合，鎮痛薬が無効と判断し変更するのか，不足と判断し増量するのか判断が難しい際は，疼痛強度だけでなく日常生活の改善などを見逃さず，副作用とのバランスも参考に判断する。患者と設定した治療目標を共有しながら薬剤の調整を行う。

3 がん疼痛治療の概要

　本項では，臨床的に意義があると思われる WHO ならびに海外の学会によるガイドライン 4 編（EAPC，ESMO，APM，NCCN）を選択し，がん疼痛治療の概要として示す。それらの記載のうち主に薬物療法に関連する基本的な部分（特に推奨レベルが記載された部分），臨床的に意義があると思われる部分を抜粋し，参考となるように要約し適宜補足した。

1 WHO 方式がん疼痛治療法

1 WHO がん疼痛ガイドラインとは

　WHO（世界保健機関）は，がん対策の 4 本の柱（予防，早期発見，治療）の一つに "有効ながん疼痛対策" を掲げ，『WHO 方式がん疼痛治療法』を作成した。それを普及するために『がんの痛みからの解放』の第 1 版が 1986 年に，第 2 版が 1996 年に出版された。2018 年には『WHO guidelines for the pharmacological and radio-therapeutic management of cancer pain in adults and adolescents』として改訂された。

　世界的には，いまだ低～中所得国で十分なオピオイドの入手が困難である一方，米国ではオピオイド過剰摂取による健康被害が問題となっている。WHO がん疼痛ガイドラインは，オピオイドを含むがん疼痛治療法のさらなる普及だけでなく，安全性に関しても幅広く網羅され世界的な視点に立脚したガイドラインである。

　これまでのガイドラインを改訂する理由として，以下の 4 つが示された。

- 1986 年と 1996 年の WHO 方式がん疼痛治療法は専門家の報告をもとに作成されたが，2018 年の改訂によりエビデンスに基づく標準化された方法で作成されたガイドラインに変更された。
- 臨床診療の進化により，1996 年には利用できなかった新たな疼痛評価法，インターベンション治療，薬剤の投与法が利用可能となっている。そのため，1986 年に導入された三段階鎮痛薬ラダーは厳密ながん疼痛治療のプロトコルとしてではなく，限られた薬剤を有効に利用するための教育ツールとして認識されるようになってきた。
- 多くの低～中所得国では，依然としてオピオイドの入手や知識が不十分である。低～中所得国の現実に即したオピオイドの使用ガイダンスを提供する必要がある。
- 世界的ながんの発生率の上昇，高齢化という課題に対処するために臨床診療の改善が必要である。また，疼痛治療に対する障壁の排除を促進し，臨床診療を改善するために，最新のがん疼痛ガイドラインの必要性が高まっている。

2　がん疼痛マネジメントの基本原則

　以下に 2018 年に改訂（発表）された WHO のガイドラインの概要を示す。7 つの基本原則と推奨で構成されている。

①**疼痛治療の目標**：患者にとって許容可能な生活の質を維持できるレベルまで痛みを軽減する。

②**包括的な評価**：がん疼痛マネジメントの最初のステップは常に，患者を評価することである。詳細な病歴，身体診察，心理的状況の評価，適切な疼痛測定ツールを用いた痛みの重症度の評価などが含まれる。安全かつ適切ながん疼痛治療を維持するためには，定期的に再評価を行う必要がある。

③**安全性の保障**：がん医療におけるオピオイドの適切かつ効果的な管理は，患者の安全の確保と薬物の社会への転用リスクを減らすために不可欠である。

④**がん疼痛マネジメントは薬物療法が含まれるが，心理社会的および精神的ケアも含まれうる**：薬物療法ががん疼痛マネジメントの主体である一方で，心理社会的ケアも包括的なケアプランの不可欠な要素である。

⑤**オピオイドを含む鎮痛薬は，いずれの国でも使用できるべきである**

⑥**鎮痛薬は，「経口的に」「時間を決めて」「患者ごとに」「細かい配慮をもって」投与する**

- 経口的に
  可能な限り，経口投与で行う。

- 時間を決めて
  投与は適正な決まった時間に投与する。痛みがとれるまで段階的に増量する。薬の効果がなくなる前に次の投与を行う。患者にあった投与スケジュールを決めて，規則正しく服用する。

- 患者ごとに
  患者個々の痛みのマネジメントは，上記の 2 つの事項とともに，痛みの種類，痛みの場所，最適な治療の決定について，注意深く評価する。適切な投与量とは，その患者が納得するレベルまで痛みがとれる量である（以前の WHO 方式がん疼痛治療法には，三段階鎮痛薬ラダーが含まれていたが，それは概略的な指針にすぎない。患者ごとに詳細な評価を行い，それに基づいて治療法を選択する）。

- そのうえで細かい配慮を
  理想的には，患者とその家族が使用できるように，薬品の名前，使用理由，投与量，投与間隔を含め鎮痛薬のレジメンを書き出すべきである。それぞれの薬の副作用について，患者に注意するように指導する。

⑦**がん疼痛治療は，がん治療の一部として考えられる**：終末期であるかどうかに関係なく，がん治療の計画に統合されるべきである。患者が痛みを感じている場合は，抗がん治療とがん疼痛マネジメントを同時に行う必要がある。

3　推　奨

　推奨は「鎮痛薬」「鎮痛補助薬」「骨転移の痛み」が網羅されている（**表 1**）。
　上記以外の臨床疑問としては，鎮痛薬維持治療では "突出痛の治療"，"オピオイドスイッチングまたはローテーション"，鎮痛補助薬では "抗うつ薬"，"抗痙攣薬"，

表1　推奨のサマリー

鎮痛薬	導入	推奨： 迅速，効果的かつ安全な疼痛管理を達成するために，臨床的評価および痛みの重症度に応じて，非ステロイド性抗炎症薬（NSAIDs），アセトアミノフェン，およびオピオイドを単独でまたは組み合わせて使用すべきである。 （強い推奨，質の低いエビデンス） 備考： 痛みの強さに適した強さの鎮痛薬を開始すべきである。 軽度の痛みの鎮痛薬（アセトアミノフェン，NSAIDs）は，中等度または重度の痛みに対して単独で開始されるべきではない。痛みの強さの評価で，適応と判断された場合にはアセトアミノフェンおよび/またはNSAIDsと経口モルヒネなどのオピオイドを組み合わせて開始することができる。
	維持療法	［オピオイドの種類の選択］ 推奨： 効果的かつ安全な（鎮痛）疼痛管理を維持するために，臨床的疼痛評価および痛みの強さに応じて，どのオピオイドが選択されてもよい。 （強い推奨，質の低いエビデンス） 備考： オピオイドの至適用量とは，患者が許容できるレベルまで痛みを緩和する用量である。オピオイドの効果は患者によって，また，薬剤によっても異なる。
		［オピオイドの投与経路］ Best Practice statement： 経口または経皮投与が不可能である場合，患者にとって痛みが少ない皮下投与が筋肉内投与より優先される。
	※中等度のがん疼痛に対し，モルヒネが弱オピオイドに比べ，有害事象は同等で，有効率が高く，痛みの強さをより軽減したと報告されている。	
	オピオイドの中止	Best Practice statement： 患者にオピオイドへの身体的依存がありオピオイドを中止する場合，退薬症状を回避するために徐々に減量すべきである。
鎮痛補助薬	ステロイド	推奨： 必要に応じて疼痛管理を達成するために鎮痛補助薬としてステロイドを投与することがある。 （強い推奨，中程度のエビデンス） 備考： 一般的にステロイドの投与はできるだけ短期間の処方とするべきである。 がん疼痛に対するステロイドの最適投与量は，痛みの部位および種類，感染の有無やリスク，がんの病期，糖尿病の有無，ならびに治療の目標など多くの臨床的要因に左右される。 腫瘍周囲の浮腫に起因するがん疼痛または合併症を治療するとき，ミネラルコルチコイド作用が最も少ないステロイドが望ましい。
骨転移による痛み	ビスホスホネート	推奨： 骨転移による骨痛を予防および治療するために，ビスホスホネートを使用すべきである。 （強い推奨，中程度のエビデンス）
	放射線治療	［放射線単回照射と分割照射の比較］ 推奨： 骨転移による痛みに対する放射線治療の適応があり，実施可能な場合には単回照射放射線治療を使用すべきである。 （強い推奨，質の高いエビデンス）

〔World Health Organization. WHO guidelines for the pharmacological and radiotherapeutic management of cancer pain in adults and adolescents. 2018 より作成〕

骨転移痛では“モノクローナル抗体”，“ビスホスホネートとモノクローナル抗体の比較”，“ラジオアイソトープ”が検証されているが「明確な推奨ができない」と結論されている。また，WHO がん疼痛ガイドラインは，オピオイドを主体としたが

表 2　WHO がん疼痛ガイドラインの鎮痛
薬リスト

非オピオイド鎮痛薬		アセトアミノフェン NSAIDs
オピオイド	弱	コデイン
	強	モルヒネ ヒドロモルフォン オキシコドン フェンタニル メサドン

NSAIDs：非ステロイド性抗炎症薬

ん疼痛治療が普及していない地域も対象として作成された世界基準のガイドライン
であり，オピオイドに関しては日本の現状に必ずしも合わない部分もある。WHO
がん疼痛ガイドラインの鎮痛薬リストを**表 2**に示す。詳細は原著を参照されたい。

【参考文献】

1）World Health Organization. Cancer Pain Relief. World Health Organization, Geneva, 1986
2）World Health Organization. Cancer Pain Relief: with a guide to opioid availability, 2nd ed. World Health Organization, Geneva, 1996
3）World Health Organization. WHO guidelines for the pharmacological and radiotherapeutic management of cancer pain in adults and adolescents. World Health Organization, Geneva, 2018
　　https://www.who.int/ncds/management/palliative-care/cancer-pain-guidelines/en/

2 海外のがん疼痛ガイドラインの概要

1 がん疼痛に対するオピオイドの使用：エビデンスに基づいた EAPC の推奨（Lancet Oncol, 2012）

- European Palliative Care Research Collaborative（EPCRC）の専門家作業部会が，既存の European Association for Palliative Care（EAPC）ガイドラインを他のガイドラインと比較して再検討し，システマティックレビューによるエビデンスレベルに従って作成した推奨文である。

- WHO ステップ 2 のオピオイド：軽度から中等度の痛み，または，アセトアミノフェンや NSAIDs で十分除痛できない痛みに，ステップ 2 の経口オピオイドを追加することで，重篤な副作用もなく適切な除痛が得られる。コデインやトラマドールの代わりに，ステップ 3 のオピオイドを低用量で使用してもよい［弱い推奨］。

- WHO ステップ 3 でのオピオイドの第一選択：経口のモルヒネ，ヒドロモルフォン，オキシコドン間に明らかな差はないので，中等度以上のがん疼痛に対し，いずれかを第一選択薬として使用する［弱い推奨］。

- メサドン：薬物動態は複雑で，半減期は長い。専門家のみが，中等度以上のがん疼痛に対し，ステップ 3 の第一選択薬あるいはその次の選択薬として使用する［弱い推奨］。

- ステップ 3 のオピオイドに追加するアセトアミノフェンや NSAIDs の役割：鎮痛効果を高めるため，あるいは鎮痛に必要なオピオイドの量を減らすため，ステップ 3 のオピオイドに NSAIDs を追加する。しかし，NSAIDs の使用は重大な副作用を伴うリスクがあるので，特に，高齢者や腎不全，肝不全，心不全の患者では使用を制限する。アセトアミノフェンは，NSAIDs より副作用が少ないことで，ステップ 3 のオピオイドと一緒に好んで使われるが，その有効性についての根拠は十分ではない［弱い推奨］。

- オピオイドスイッチング：ステップ 3 のオピオイドを使用しても，十分な鎮痛が得られない，副作用が重篤で難治性である，またはその両方である患者では，他のオピオイドへ変更する［弱い推奨］。

- オピオイドの投与経路：皮下投与は，簡便でありかつ効果的な方法で，経口投与や経皮投与（貼付剤）ができない患者の第一選択となる。持続静注は，皮下投与が禁忌のとき（例えば，投与量が多い・末梢浮腫・凝固異常など），早急に疼痛コントロールが必要なときに使われる［強い推奨］。

  持続静注や持続皮下注は，経口投与や経皮投与で十分な鎮痛が得られない患者に使われる。自分でコントロールができる患者は，持続静注または持続皮下注による自己調節鎮痛法（PCA）を選択できる。直腸内投与は効果的であるが，不快で適切でないことも多いため第二選択とする。貼付剤は，嚥下困難な患者に経口オピオイドの代わりに，ステップ 3 で優先的に使われる。経口/非経口投与のオピオイド・非オピオイド鎮痛薬で十分な鎮痛が得られない，あるいは副作用の強い患者に対して，オピオイドを局所麻酔あるいはクロニジンと併用して，硬膜外やくも膜下へ投与することを検討する［弱い推奨］。

- オピオイドによる悪心と便秘，その他の副作用：オピオイドによる嘔吐のある患者に，抗ドーパミン薬（例えばハロペリドール）や複数の作用をもつ薬剤（例えばメトクロプラミド）を使用する［弱い推奨］。オピオイドによる便秘の管理あるいは予防として便秘治療薬を定期的に使用する。どの便秘治療薬が優れているかというエビデンスはない。難治性の便秘に対し，異なる作用の薬剤の併用は効果がある。通常の便秘治療薬で効果がない場合，methylnaltrexone の皮下投与を考慮する［強い推奨］。オピオイドによる鎮静の改善にはメチルフェニデートを使用することができるが，治療域が狭く注意が必要である。オピオイドによるせん妄，幻覚，ミオクローヌス，痛覚過敏のある患者では，減量やオピオイドスイッチングを考慮する［弱い推奨］。
- 突出痛：突出痛は，経口の速放性製剤，あるいはフェンタニルの口腔・鼻粘膜投与で対応できる。フェンタニルの口腔・鼻粘膜投与のレスキュー薬は，即効性があり効果持続時間も短いため経口の速放性製剤より好まれる［強い推奨］。速放性製剤は，突出痛が起こると予想される 20～30 分前に予防的に使用する［弱い推奨］。
- 神経障害性疼痛：神経障害性疼痛を伴うがん患者で，オピオイドの鎮痛効果が十分でない場合，鎮痛補助薬のアミトリプチリンあるいはガバペンチンの使用を考慮する［強い推奨］。オピオイドと併用すると，中枢神経系への副作用を引き起こすことがあるため，オピオイドや鎮痛補助薬の量に注意する［強い推奨］。

2　がん疼痛のマネジメント：ESMO の臨床ガイドライン（Ann Oncol, 2018）

- European Society for Medical Oncology（ESMO）Guidelines Committee によって作成された，がん疼痛に関するガイドラインである。
- Infectious Diseases Society of America-United States Public Health Service Grading System で使用されているエビデンスレベル［Ⅰ～Ⅴに分類］と推奨レベル［A～E に分類］を用いている。
- 患者の約 3 分の 1 が痛みの強さに応じた適切な疼痛治療を受けていないことが示された2014年の系統的レビューを引用し，がん疼痛は世界中の医療システムの主要な問題となる可能性があると指摘している。
- 推奨は，「痛みの強さごと」「突出痛」「骨転移痛」「がんによる神経障害性疼痛」「難治性疼痛に対するインターベンション治療」に分けて推奨されている。
- 推奨の要約

［評　価］
- 疼痛強度と治療効果は，VAS または NRS を用いて定期的に評価する［Ⅴ，D］。
- 認知機能障害のある患者では，痛みを評価するために，痛みに関連する行動と不快感を観察する［Ⅴ，C］。
- 心理社会的苦痛などのすべての要素を考慮し，評価する［Ⅱ，B］。

［がん疼痛マネジメントの原則］
- 患者に痛みと疼痛マネジメントについて説明し，疼痛マネジメントにおいて積極

的な役割を果たすよう奨励するべきである［Ⅱ，B］。
- 各薬物の半減期，バイオアベイラビリティ，および作用時間を考慮して，鎮痛薬を定期的に投与し痛みを予防する［Ⅱ，B］。
- 持続痛に対する鎮痛薬は，必要時ではなく，定期的に処方する［Ⅴ，D］。
- 鎮痛薬の投与経路の第一選択は，経口投与である［Ⅳ，C］。

[軽度の痛みの治療]
- 鎮痛薬は，痛みの重症度に応じた WHO 除痛ラダーで示された薬剤から開始する［Ⅱ，B］。
- 軽度から中等度の痛みに対してアセトアミノフェンおよびアセトアミノフェンとオピオイドとの併用を支持または否定する十分な根拠はない［Ⅰ，C］。
- 軽度から中等度の痛みに対してNSAIDsおよびNSAIDsとオピオイドとの併用を支持または否定する十分な根拠はない［Ⅰ，C］。

[軽度～中等度の痛みの治療]
- 軽度から中等度の痛みの場合，トラマドール，ジヒドロコデイン，コデインなどの弱オピオイドを非オピオイド鎮痛薬と組み合わせて投与する［Ⅲ，C］。
- 低用量の強オピオイドは弱オピオイドの代替となる［Ⅱ，C］。
- 低用量の強オピオイドを弱オピオイドの代替として使用したことで有害事象が増強するという根拠はない［Ⅱ，C］。

[高度の痛みの治療]
強オピオイド
- 中等度から高度のがん疼痛に対する第一選択のオピオイドは経口モルヒネである［Ⅰ，A］。
- モルヒネの経口と静注の換算比は1：2～1：3である［Ⅱ，A］。
- モルヒネの経口と皮下注の換算比は1：2～1：3である［Ⅳ，C］。
- フェンタニルおよびブプレノルフィン（経皮または経静脈経路を使用）は，慢性腎疾患ステージ4または5の患者で最も安全に使用できるオピオイドである（推定 GFR＜30 mL/min）［Ⅲ，B］。
- オピオイドを増量しても十分な鎮痛が得られない場合，または許容できないオピオイドの副作用がある場合は，異なるオピオイドを考慮する必要がある［Ⅲ，C］。
- 皮下投与はモルヒネおよびヒドロモルフォンの投与において簡便で効果的であり，経口または経皮吸収でオピオイドを投与できない患者にとって，最初に選択される投与経路である［Ⅲ，B］。
- 皮下投与の禁忌がある場合（末梢浮腫，凝固異常，末梢循環不良，高用量の投与が必要な場合），静脈内投与を考慮する必要がある［Ⅲ，B］。
- 迅速な疼痛コントロールが必要な場合，静脈内投与はオピオイドタイトレーションの選択肢の一つである［Ⅲ，B］。

投与スケジュールとタイトレーション
- モルヒネ速放性および徐放性製剤は，タイトレーションのために使用することができる。いずれの製剤でタイトレーションする場合でも，突出痛に対する速放性

製剤のレスキュー薬を処方する［Ⅲ，B］。
- 徐放性製剤の定期投与量は，レスキュー薬の総量を考慮して調整する［Ⅳ，C］。

オピオイドの副作用対策

- 下剤は，オピオイド誘発性便秘（opioid-induced constipation；OIC）の予防と管理のために定期的に処方する［Ⅰ，A］。
- OIC に対しナロキソンまたは methylnaltrexone の使用を検討する［Ⅱ，B］。
- Naloxegol は OIC に対して非常に効果的である［Ⅱ，B］。しかし，がん患者に対する報告はない。
- オピオイド関連の悪心・嘔吐の治療には，メトクロプラミドと抗ドーパミン薬を使用する［Ⅲ，B］。
- オピオイドによる鎮静（眠気）を治療するために，他の方法が試みられた場合に限って，精神刺激薬（例：メチルフェニデート）が提案される［Ⅱ，B］。
- オピオイド誘発性呼吸抑制の治療には，μオピオイド受容体拮抗薬（ナロキソンなど）を速やかに使用する［Ⅰ，B］。

［突出痛］

- 持続痛がマネジメントされていて，オピオイドが有効な突出痛は，速放性のオピオイドで治療する［Ⅰ，A］。
- 経粘膜性フェンタニルは，予測不可能で急速に増強する突出痛に有用である［Ⅰ，A］。
- 緩徐に発症する突出痛には通常の速放性製剤の適応があり，また予測可能な突出痛には 30 分前の速放性製剤の予防投与の適応がある［Ⅱ，B］。

［骨転移痛］

EBRT（外照射）

- 骨転移痛のある患者に対して，8 Gy の単回外照射 external beam radiotherapy（EBRT）を提供する［Ⅰ，A］。
- 照射後に再発した骨転移痛のある患者に，8 Gy の再照射を行う［Ⅰ，A］。
- 転移性脊髄圧迫では，早期診断と迅速な治療が予後に大きく影響する［Ⅰ，A］。
- 転移性脊髄圧迫患者の多くは放射線治療単独が適応となるが，症例によっては手術も検討する［Ⅱ，B］。
- 8 Gy 単回照射を含む寡分割照射 hypofractionated radiotherapy（HFRT）が選択肢となり得る［Ⅰ，A］。一方，長期予後が予測される一部の転移性脊髄圧迫患者では，より長期の放射線治療レジメンが検討され得る［Ⅰ，B］。
- 転移性脊髄圧迫のある患者にデキサメタゾンを投与する［Ⅱ，A］。用量は 1 日 8〜16 mg［Ⅲ，B］。

標的治療と骨痛

- 去勢抵抗性前立腺がん患者では，ラジウム-223 は骨関連事象の減少，痛みの軽減，生存率の改善に効果的である［Ⅰ，A］。
- ビスホスホネートは予後良好ながん患者の骨転移に対する治療の一つである［Ⅱ，C］。
- 痛みが限局していない場合や，迅速な放射線治療が行えない場合には特にビスホ

スホネートを検討すべきである［Ⅱ，C］。
- ビスホスホネートを開始する際は，予防的な歯科処置が必要である［Ⅲ，A］。
- デノスマブは，固形腫瘍および骨髄腫の転移性骨病変においてビスホスホネートの代替となる［Ⅰ，A］。
- デノスマブは骨転移痛の再発を遅らせるのに有効である［Ⅱ，C］。
- デノスマブを開始する前に予防歯科処置が必要である［Ⅲ，A］。

［がんによる神経障害性疼痛］
- オピオイド単独では十分な鎮痛が得られない場合にはオピオイドと鎮痛補助薬を併用して治療する［Ⅱ，B］。
- 神経障害性疼痛の患者には副作用をモニターしながら，三環系抗うつ薬または抗痙攣薬のいずれかを投与する［Ⅰ，A］。
- ガバペンチン，プレガバリン，デュロキセチン，三環系抗うつ薬は，神経障害性疼痛の第一選択治療として強く推奨される［Ⅰ，A］。
- 神経障害性疼痛に対するインターベンション治療は，弱いエビデンスまたは結論の出ていないエビデンスに基づいており，がん以外の神経障害性疼痛症候群の患者に限定すべきである［Ⅱ，C］。
- がんによる神経障害性疼痛におけるケタミンの使用を支持するエビデンスが不足している［Ⅱ，D］。

［難治性疼痛に対するインターベンション治療］
- 熟練したチームによる脊髄鎮痛法は，がん疼痛治療戦略の一部として含まれる［Ⅱ，B］。
- 腹腔神経叢ブロックは膵臓がん患者の痛みの軽減に安全かつ効果的であり，6カ月までは薬物療法よりも有益である［Ⅱ，B］。
- がんによる痛みが制御されていない患者は，脊髄切断術が利用できる［Ⅴ，C］。

3　がんの突出痛のマネジメント：APM による推奨（Eur J Pain, 2008）

　英国・アイルランド緩和医療協会（Association for Palliative Medicine of Great Britain and Ireland；APM）のタスクグループにより作成された，がんによる突出痛のマネジメントに関する臨床ガイドラインである。

　突出痛の定義と診断基準が提案され，治療についての推奨が示されている（推奨グレードは A～D に分類）。ほとんどの推奨が，非分析研究または「専門家の意見」による，限られたエビデンスに基づいている（推奨グレード D）。

［突出痛の定義］
　持続痛が比較的安定して適切にマネジメントされているにもかかわらず，自発的，または特定の予測可能または予測不可能なトリガーに関連して発生する一時的な痛みの増悪。

図1　突出痛の診断基準

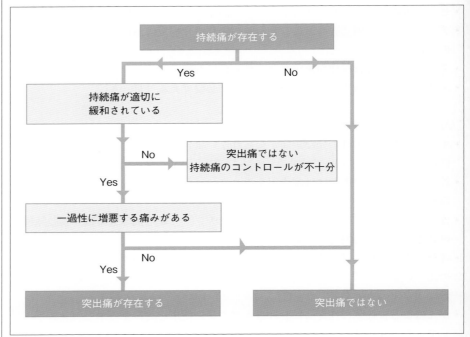

〔Davies AN, et al. Eur J Pain 2009; 13: 331-8 より引用〕

［突出痛の診断基準］
　　図1に示す。

［突出痛の2つのカテゴリー］
(1)　自発痛：特定できる原因がない，予測不可能な突出痛
(2)　随伴痛＊：原因が特定でき，ある程度予測可能な突出痛。以下の3つのサブク
　　　ラスに分類される
　　①随意的な随伴痛（歩行など）
　　②不随意な随伴痛（咳嗽など）
　　③処置による随伴痛（創処置など）

＊：p29の注釈の通り，本ガイドラインでは**随伴痛**（incident pain）という言葉を避けることとしているが，ここでは海外のガイドラインの紹介として随伴痛という言葉を残した。

［12の推奨のまとめ］
1.　痛みのある患者では，突出痛の有無を評価する（推奨グレードD）。
2.　突出痛のある患者では，突出痛について具体的に評価する（D）。
3.　突出痛のマネジメントは個別化して対応する（D）。
4.　痛みの根本的な原因に対する治療を検討する（D）。
5.　痛みの原因となる因子の回避/治療を検討する（D）。
6.　持続痛に対する定期鎮痛薬の変更を検討する（D）。
7.　突出痛に対するレスキュー薬としてオピオイドを選択する（D）。
8.　オピオイドの「レスキュー薬」は，個別にタイトレーションして用量を決定する
　　（B）（**図2**）。

図2　オピオイドのタイトレーション

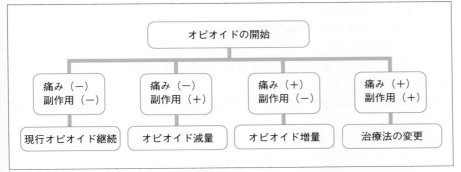

〔Davies AN, et al. Eur J Pain 2009; 13: 331-8 より引用〕

9.　非薬物療法は，突出痛のマネジメントに役立つ可能性がある（D）。
10.　非オピオイド鎮痛薬は，突出痛のマネジメントに役立つ可能性がある（D）。
11.　インターベンション治療は，突出痛のマネジメントに役立つ可能性がある（D）。
12.　突出痛のある患者では，突出痛について反復して評価する必要がある（D）。

　突出痛のレスキュー薬として，一定量の経口オピオイドを処方する標準的な方法は推奨できない。また，レスキュー薬の使用は突出痛のマネジメントの一つに過ぎず，痛みの原因に対する治療や定期鎮痛薬の変更など，突出痛そのもののマネジメントを念頭に置く必要がある。

4　成人のがん疼痛：NCCN の臨床ガイドライン（Web, 2019）

　NCCN Clinical Practice Guidelines in Oncology™ は，全米を代表とするがんセンターで結成されたガイドライン策定組織 NCCN（National Comprehensive Cancer Network）が作成し，年に1回以上改訂を行い，世界的に広く利用されているがん診療ガイドラインである。がん治療や予防・診断と並列に，緩和ケアやがん疼痛のガイドラインも取りあげられている。
　NCCN ガイドライン 成人のがん疼痛 2019 年版を以下に要約する。
　推奨カテゴリーは［1，2A，2B，3］の4段階に分かれており，すべての推奨はカテゴリー 2A（カテゴリー 2A：低いレベルのエビデンスに基づいて，介入が適切であるという統一された NCCN コンセンサスがある）である。
　痛みの強さに応じた治療アルゴリズムとアルゴリズムから派生する詳細な各論が示されていることが特徴である。

[がん疼痛マネジメントの原則]
一般原則
• がん疼痛を含めた症状マネジメントは，QOL の向上に寄与することで生存期間に影響を与える。がん疼痛マネジメントは，がん医療に必須である。
• 疼痛治療においては，他の複数の症状または症状クラスターもあわせてマネジメントする。複雑な薬物療法の相互作用と鎮痛薬の誤用のリスクも考慮する。

- 多職種のチームが必要である。
- 精神的サポートを提供する。
- 患者ごとに，必要に応じて痛みの評価，治療，オピオイドの安全な使用についての資料を提供する。
- 治療計画ならびに，現実的な目標と測定可能な目標を設定する際に，患者の参加を促す。
- 患者と家族の文化的背景を尊重して，「苦痛」が患者に与える多面的な影響に対処する。

評　価

- 診察ごとに痛みのスクリーニングを行う。
- 患者自身の表現による痛みの強さと性状を記録する（突出痛，使用した治療と痛みへの影響，鎮痛に対する満足度，機能への影響，および痛みの治療に関連する患者固有の問題の評価を含む。必要であれば家族/介護者からも痛みや身体機能に関する情報収集を行う）。
- 新たな痛みの出現や痛みの増悪時には包括的な評価を行う。持続する痛みには定期的に評価を行う。
- オピオイドの乱用・誤用・転用のリスクを評価する。

管理・介入

がん疼痛管理の目標は，アウトカムの「5 A」によって示される。

1. Analgesia：鎮痛薬（適切な鎮痛薬）
2. Activity：活動性〔適切な日常生活動作（ADL）〕
3. Adverse effects：副作用（有害事象の最小化）
4. Aberrant drug taking：不適切な薬物の使用（不適切な薬物使用の回避）
5. Affect：影響（痛みと気分の関連）

- 鎮痛薬の有害事象（特に便秘）の予防は，最重要事項である。
- 急性の高度の痛みの場合は入院治療を検討する。

再評価

- 疼痛治療が最小の有害事象で，最大の効果を得るために再評価を一定間隔で行う。
- 必要に応じて，患者に次の受診までの期間の痛みの評価を報告するよう奨励する。

［非オピオイド鎮痛薬］

アセトアミノフェン

- 肝機能が正常な成人では，アセトアミノフェンは650 mgを4時間毎または1 gを6時間毎（1日最大投与量は4 g）に投与できる。定期的に投与する場合には，肝毒性を考慮して1日3 g以下とする。
- オピオイドとの合剤は肝毒性を考慮し注意して使用するか，使用しない。

NSAIDs

- 多くのがん患者は腎・消化管・心毒性や血小板減少のリスクが高いため，NSAIDsの慢性的な定期投与は注意が必要である。
- 患者が有効かつ忍容性があると評価するどのNSAIDsを使用してもよい。
- 選択的COX-2阻害薬は血小板凝集能に影響しない。

［オピオイド］

- 至適用量：患者が痛みから切れ目なく解放され，管理のできない副作用を来さない用量である。
- 投与経路：経口投与が一般的であるが，患者の状況に応じて他の投与経路（静脈内，皮下，経皮，粘膜吸収など）も考慮すべきである。
- 増量：必要に応じて，直近 24 時間の使用量（定時投与量＋レスキュー薬投与量）をもとに増量する。増量の速さは痛みの重症度，効果発現時間や持続時間，などにより異なる。
- 種類の変更：十分な鎮痛が得られない，または副作用でオピオイドの増量ができない場合には，オピオイドローテーション*を検討する。オピオイドの種類の変更の他の適応としては，嚥下困難・腎機能障害など患者の状態が変化した場合である。痛みが十分に管理されている場合には，交差耐性が不完全である可能性を考慮して，計算上の等鎮痛用量を 25〜50％減量して変更する。十分にマネジメントされていない場合には，等鎮痛用量の 100％または 125％で開始してもよい。
- 突出痛：定期投与の徐放性製剤に加えてレスキュー薬の追加が必要である。治療法が異なるため「随伴痛」「切れ目の痛み」「持続痛の増悪」に分けて評価する。レスキュー薬は 1 日量の 10〜20％を目安に速放性製剤を使用する。必要時には 1 時間以上あけて服用できる。
- 経粘膜性フェンタニル：通常の速放性製剤では効果が得られない，短時間の突出痛に対して考慮する。定時投与薬が不十分な場合には投与しない。他のオピオイドとの換算比はなく，常に最小用量から開始してタイトレーションを行う。
- フェンタニル貼付剤：痛みが不安定な患者には使用しない。定常状態に達する2〜3 日あけて増量し，レスキュー薬の使用量を目安に増量する。
- メサドン：メサドンの処方に慣れていない場合には，専門家へのコンサルテーションが必要である。オピオイドの用量が増えると換算比が変化する。相互作用に注意する必要がある。半減期が長く，個人差があるので，増量は 7 日以上あける。メサドン開始前には心電図を確認して，QTc＞500 msec では使用しない。
- 減量：①レスキュー薬を必要としない場合，②急に痛みが消失した場合，③非オピオイド鎮痛薬併用により鎮痛効果が改善した場合，④病状が安定して，痛みが制御された場合には，10 〜 20％のオピオイドを減量することを検討する。マネジメントできない副作用があり，痛みが≦3（軽度）の場合には，約 10％のオピオイドの減量を検討する。

＊：オピオイドローテーション

委員会では，オピオイドの変更を，オピオイドスイッチング，オピオイドローテーションなど，いずれの用語を用いるか討議した。その結果，Ⅲ章 推奨では「オピオイドの変更」と表記したが（p171 参照），Ⅱ章 背景知識ではオピオイドスイッチングと表記し，海外のガイドラインでは当該ガイドラインの表記をそのまま使用した。

［副作用対策］

オピオイドの副作用管理の原則

- オピオイドによる有害事象は生じるものと考えて，積極的に予防・対処する。
- オピオイドの副作用は，便秘を除いて一般に時間の経過とともに改善する。副作用が続く場合は，オピオイドローテーションを検討する。
- 適切な投与量調整には，有害事象に関する患者と家族など/介護者からの情報が不可欠である。

便　秘

- 毎日オピオイドを服用している患者は，ほとんどの場合，便秘管理の薬剤を必要

とする。
- 予防策：センナ，ポリエチレングリコール，水分や食物繊維の摂取を勧める。オピオイドを増量する場合は，下剤も増量する。
- 便秘が発生した場合：オピオイド以外の便秘の原因を検索する。腸閉塞を除外して，下剤を増量する。下剤の効果が不十分な場合には末梢性μオピオイド受容体拮抗薬，ルビプロストン，リナクロチドの投与やオピオイドローテーション（フェンタニル貼付剤やメサドンへの変更）を検討する。

悪　心
- 予防策：便秘でないことを確認する。オピオイド誘発性悪心の既往歴のある患者の場合，制吐薬による予防的治療を推奨する。
- 悪心が発生した場合：悪心の他の原因の評価（中枢神経系病変，化学療法，放射線治療，高カルシウム血症など）。必要に応じて制吐薬を使用する。
- 1週間以上続く：悪心の原因と重症度を再評価する。オピオイドローテーションを考慮する。

［鎮痛補助薬］
- 抗うつ薬と抗痙攣薬は，がん関連の神経障害性疼痛の治療のための第一選択薬である。
- 抗うつ薬：一般に，うつ病の治療の場合より比較的少量で効果があり効果出現も早い。オピオイドとの併用で，三環系抗うつ薬を低用量で開始し，抗コリン作用による副作用に注意しながら3〜5日毎に増量する（例えばノルトリプチリン10〜25 mgを就寝前で開始し，50〜150 mgまで増量する）。いくつかの抗うつ薬，特に選択的セロトニン再取り込み阻害薬（selective serotonin reuptake inhibitor；SSRI）はCYP2D6の抑制により肝代謝の薬物の代謝に影響を与えることが明らかになっており，留意が必要な薬物相互作用も報告されている。
- 抗痙攣薬：オピオイドとの併用で，ガバペンチン100〜300 mgを就寝前で開始し，3日毎に900〜3,600 mg（分2〜3）まで増量するが，高齢者・腎不全症例では注意が必要である。プレガバリンでは25 mgを就寝前より開始し，600 mg（分2〜3）まで増量する。いずれの薬剤も腎機能に応じた用量調節が必要である。
- ステロイド：一般的にはミネラルコルチコイド作用の少ない，デキサメタゾンを使用する。神経や骨の浸潤による激痛に有効である。

【参考文献】
1) Caraceni A, Hanks G, Kaasa S, et al. Use of opioid analgesics in the treatment of cancer pain: evidence-based recommendations from the EAPC. Lancet Oncol 2012; 13: e58-68
2) Fallon M, Giusti R, Aielli F, et al. Management of cancer pain in adult patients: ESMO Clinical Practice Guidelines. Ann Oncol 2018; 29 (Suppl 4): iv166-iv191
3) Davies AN, Dickman A, Reid C, et al. The management of cancer-related breakthrough pain: recommendations of a task group of the Science Committee of the Association for Palliative Medicine of Great Britain and Ireland. Eur J Pain 2009; 13: 331-8
4) NCCN Clinical Practice Guidelines in Oncology (NCCN Guidelines®) Adult Cancer Pain Version2. 2019-March 15, 2019
   https://www.nccn.org/professionals/physician_gls/pdf/pain.pdf

4 薬理学的知識

1 オピオイド

1 オピオイドとは何か

1 オピオイドとは

オピオイド（opioid）とは，麻薬性鎮痛薬やその関連合成鎮痛薬などのアルカロイドおよびモルヒネ様活性を有する内因性または合成ペプチド類の総称である。

紀元前よりケシ未熟果から採取されたアヘン（opium）が鎮痛薬として用いられ，19世紀初頭には，その主成分としてモルヒネが初のアルカロイドとして単離された。1970年代には，オピオイドの作用点として受容体が存在することが証明され，初めて薬物受容体の概念として導入された。その後，内因性モルヒネ様物質の探索が行われ，エンケファリン，エンドルフィン，ダイノルフィン，最近ではエンドモルフィンなどが単離・同定された。1990年代には，μ，δおよびκオピオイド受容体の遺伝子が単離精製（クローニング）され，その構造や機能が分子レベルから明らかにされている。

2 本邦で利用可能なオピオイドとその特徴

1 製剤の特徴

2019年12月現在，本邦でがん疼痛に対して利用可能な主なオピオイド製剤の一覧を表1に示す。

3 投与経路の変更

オピオイドの基本的な投与経路は経口だが，口内炎，嚥下困難，腸閉塞，悪心・嘔吐などの原因から経口投与が継続できず，投与経路の変更が必要となる場合がある。代替経路としては直腸内投与，経皮投与，皮下・静脈内投与がある。注射の場合には一般的に持続投与が行われる。それぞれ使用できる薬物の種類，剤形に限りがあり，また投与経路による特徴も異なるので個々の患者にあわせて選択する。

1 経口投与

侵襲がなく，簡便で経済的であり，オピオイド投与では基本の投与経路とされる。内服した薬剤は腸管から吸収される際，腸管の酵素によってある程度代謝され，さらに肝臓での初回通過効果（肝初回通過効果[*1]）を受ける。そのために他の経路と比較すると投与量は多く必要で，モルヒネでは代謝産物〔モルヒネ-6-グルクロニド（M6G）[*2]，モルヒネ-3-グルクロニド（M3G）[*3]〕が多くなる。

口内炎，嚥下障害，消化管閉塞，悪心・嘔吐，せん妄などで投与継続が困難な場合は他の投与経路に変更する。

＊1：肝初回通過効果
経口投与した薬物は小腸で吸収され，肝臓を経て全身を循環するが，このとき，肝臓に存在する多くの酵素によって薬物が代謝されること。経口剤は肝初回通過効果が大きい。

＊2：モルヒネ-6-グルクロニド（M6G）
モルヒネの代謝産物の一つ。強力な鎮痛作用を有する。脳移行性がモルヒネよりも低く，ゆっくりと血液脳関門を通過するために作用持続時間が長い。

＊3：モルヒネ-3-グルクロニド（M3G）
モルヒネが肝臓で代謝されて生じる産物の一つ。鎮痛活性はないが，神経毒性を有しているとの報告もある。

表1　本邦で利用可能な主なオピオイドとその特徴（1）

一般名	商品名	剤　形	投与経路（適応内）	投与間隔	放出機構	製剤としてのT$_{max}$[*1] (hr)(mean±S.D.)	製剤としての半減期(hr)(mean±S.D.)	特　徴
モルヒネ	MSコンチン®	錠	経口	12時間	徐放性	2.7±0.8	2.58±0.85	高級アルコールをコーティングしたモルヒネ粒子を圧縮した構造で，これが腸管内の水分により徐々に溶解される。
	MSツワイスロン®	カプセル	経口	12時間	徐放性	1.9±1.3	ND	直径0.6〜1mmの徐放性顆粒をカプセルに充填した製剤で，腸管内の水分により徐々に製剤中のモルヒネが溶解する。
	モルペス®	細粒	経口	12時間	徐放性	2.4〜2.8	6.9〜8.7	モルヒネを含む素粒子に徐放性皮膜をコーティングし，その上から甘味料をコーティングした構造で，直径約0.5mmの細粒である。
	モルヒネ塩酸塩	末錠	経口	4時間（定時投与）1時間（レスキュー薬）	速放性	0.5〜1.3	2.0〜3.0	定期投与またはレスキュー薬として使用する。
	オプソ®	内服液	経口	4時間（定時投与）1時間（レスキュー薬）	速放性	0.5±0.2	2.9±1.1	定期投与またはレスキュー薬として使用する。
	パシーフ®	カプセル	経口	24時間	徐放性	速放部：0.7〜0.9徐放部：8.4〜9.8	11.3〜13.5	速放性細粒と徐放性細粒がカプセルに充填され，1日1回投与で投与後早期から24時間安定した鎮痛効果を維持できるように設計された製剤である。
	アンペック®	坐剤	直腸内	6〜12時間（定時投与）2時間（レスキュー薬）	—	1.3〜1.5	4.2〜6.0	吸収が速やかで投与後約8時間まで安定した有効血漿中濃度が保たれる。
	プレペノン®モルヒネ塩酸塩アンペック®	注	（プレペノン）皮下静脈内（モルヒネ，アンペック）皮下静脈内硬膜外くも膜下	単回・持続	—	静脈内：<0.5	静脈内：2.0	プレペノン®はプレフィルドシリンジであり，注射剤調製や投与の簡便性・安全性を向上させた製剤である。輸液剤に配合して投与するか，シリンジポンプまたは携帯型ディスポーザブル注入ポンプを用いて投与する。
ヒドロモルフォン	ナルサス®	錠	経口	24時間	徐放性	3.3〜5.0	8.9〜16.8	原薬と2種類の高分子を含む製剤により，消化管の広範囲で薬物を徐々に放出させる。
	ナルラピド®	錠	経口	4〜6時間	速放性	0.5〜1.0	5.3〜18.3	定期投与またはレスキュー薬として使用する。
	ナルベイン®	注	静脈内皮下	単回・持続	—	皮下：0.083〜0.28	静脈内：2.5±0.36皮下：5.1±3.5	0.2%製剤と1.0%製剤の2規格がある。

（つづく）

＊1：T$_{max}$（maximum drug concentration time）；最高血中濃度到達時間。薬物投与後，血中濃度が最大〔最高血中濃度（C$_{max}$）〕に到達するまでの時間。

表1　本邦で利用可能な主なオピオイドとその特徴（2）

一般名	商品名	剤形	投与経路（適応内）	投与間隔	放出機構	製剤としてのTmax (hr)(mean±S.D.)	製剤としての半減期(hr)(mean±S.D.)	特徴
オキシコドン	オキシコンチン®TR	錠	経口	12時間	徐放性	3.5±1.1	4.2±0.4	不正使用防止を目的にポリエチレンオキサイドが使用された錠剤で，ハンマーでも壊れない構造になっている。
	オキノーム®	散	経口	6時間（定時投与）1時間（レスキュー薬）	速放性	1.7〜1.9	4.5〜6.0	定期投与またはレスキュー薬として使用する。
	オキファスト®	注	静脈内皮下	単回・持続	—	—	3.3±0.8	—
フェンタニル	デュロテップ®MT	貼付剤	経皮	72時間	徐放性	30〜36	21〜23	マトリックスタイプの経皮吸収型製剤である。他のオピオイド鎮痛薬から切り替えて使用する。含量が異なる5製剤があり〔2.1 mg（12.5 µg/hr），4.2 mg（25 µg/hr），8.4 mg（50 µg/hr），12.6 mg（75 µg/hr），16.8（100 µg/hr）〕，単位面積あたりの放出速度はいずれも同一である。
	ワンデュロ®フェントス®	貼付剤	経皮	24時間	徐放性	18〜26	20〜26	72時間製剤よりも薬物動態の変動が小さい。
	イーフェン®	口腔粘膜吸収剤（バッカル錠）	口腔粘膜	4時間以上あけて1日4回まで	速放性	0.59〜0.67	3.37〜10.5	他の速放性製剤よりも効果発現が速い。モルヒネ経口換算30 mg/日以上の投与を受けている患者を対象とする。初回は50 µgあるいは100 µgとし，その後必要に応じ漸増する。
	アブストラル®	口腔粘膜吸収剤（舌下錠）	口腔粘膜	2時間以上あけて1日4回まで	速放性	0.5〜1.0	5.0〜13.5	他の速放性製剤よりも効果発現が速い。モルヒネ経口換算60 mg/日以上の投与を受けている患者を対象とする。初回は100 µgとし，その後必要に応じ漸増する。
	フェンタニル	注	静脈内硬膜外くも膜下	静・硬：持続くも膜下：単回	—	静脈内：投与直後硬膜外：<0.2〜0.5	3.65±0.17	—
タペンタドール	タペンタ®	錠	経口	12時間	徐放性	5	5〜6	不正使用防止を目的にポリエチレンオキサイドが使用された錠剤で，ハンマーでも壊れない構造になっている。
コデイン	コデインリン酸塩	散錠	経口	4〜6時間（定時投与）1時間（レスキュー薬）	速放性	0.8±0.2	2.2±0.2	コデインは体内でモルヒネに代謝されることにより鎮痛効果を発揮すると考えられている。咳嗽中枢に対する抑制効果が強く，主として鎮咳の目的に使用される。

（つづく）

表1　本邦で利用可能な主なオピオイドとその特徴（3）

一般名	商品名	剤　形	投与経路 （適応内）	投与間隔	放出機構	製剤としての T_{max} (hr) (mean±S.D.)	製剤としての 半減期(hr) (mean±S.D.)	特　徴
トラマドール	トラマールOD®	錠	経口	4〜6 時間	速放性	トラマドール： 1.2±0.25 M1： 1.5±0.66	トラマドール： 5.7±1.1 M1： 6.9±1.9	オピオイド作用およびモノアミン増強作用により鎮痛効果を示す。CYP2D6 によって代謝される M1 が μ オピオイド受容体の親和性が高い。モノアミン再取り込み抑制作用は M1 よりもトラマドールのほうが高い。
	ワントラム®	錠	経口	24 時間	徐放性	9.5±2.8	6.4±1.1	
	トラムセット®	錠	経口	4〜6 時間	速放性	トラマドール： 1〜1.8 アセトアミノフェン： 0.8〜1.0	トラマドール： 5.1〜-5.6 アセトアミノフェン： 2.8〜3.3	トラマドール塩酸塩 37.5 mg＋アセトアミノフェン325 mg の合剤。
	トラマール®	注	筋肉内	4〜5 時間	―	ND	ND	―
メサドン	メサペイン®	錠	経口	8 時間	速放性	4.9±2.1	37.2±4.6	換算比は一定のものはない。所定の手続きを経た医師のみが処方できる流通管理医薬品。
ブプレノルフィン	レペタン®	坐剤	直腸内	8〜12 時間	―	1〜2	ND	―
		注	筋肉内	6〜8 時間	―	<0.08	2〜3	
ペンタゾシン	ソセゴン®	錠	経口	3〜5 時間	速放性	2.0	1.6〜3.2	麻薬拮抗性鎮痛薬[2] 錠剤には，不適切な使用法を防止するために麻薬拮抗薬である塩酸ナロキソンが添加されている。
		注	皮下 筋肉内	3〜4 時間	―	筋注： 0.2〜0.5	筋注： 1.3〜2.0	

※2：**麻薬拮抗性鎮痛薬**；オピオイド作動薬が存在しない状況では作動薬として作用するが，オピオイド作動薬の存在下ではその作用に拮抗する作用をもつ鎮痛薬。

❷ 直腸内投与

比較的簡便に投与できて吸収も速やかであるが，投与に不快感を伴うため，長期的な使用は適さないことがある。

直腸炎，下痢，肛門・直腸に創部が存在する場合，重度の血小板減少・白血球減少時は投与を避ける。

人工肛門を造設している患者の場合，人工肛門からの投与は，その生体内利用率[*1]にばらつきがあることが報告されており，長期的な使用は推奨されない。静脈叢が乏しいため吸収が悪く不安定で，薬剤が便と混じりやすく，排出の調節も困難なことなどが理由と考えられている。

*1：生体内利用率
投与した薬物の何％が生体内（血中）に取り込まれ，無駄なく活用されるかという薬物の利用率（吸収率）。生物学的利用率，バイオアベイラビリティ（bioavailability）ともいう。

❸ 経皮投与

24 時間・72 時間作用が持続するフェンタニル貼付剤が使用されている。効果の発現は貼付開始後 12〜14 時間後であり，貼付中止後（剥離後）16〜24 時間は鎮痛効果が持続するので，投与開始時間や中止時間に注意する。

迅速な投与量の変更が難しいため，原則として疼痛コントロールの安定している場合に使用する。突出痛に対しては他の投与経路でのオピオイド投与が必要となる。

貼付部位の皮膚の状態が悪い場合，発汗が多い場合は，吸収が安定しないため投与を避ける。また，貼付部位の温度上昇でフェンタニルの放出が増すため，発熱している患者や貼付部位の加温に注意する。

❹ 持続皮下注

持続静注と比べて侵襲が少なく，安全で簡便な投与経路である。投与量の変更が迅速に行えるので，疼痛コントロールの不安定な場合や，急速な用量の調整を必要とする場合に良い適応となる。皮下への投与速度の上限は一般的に 1 mL/h とされている。レスキュー薬[*2] として早送りした場合にも，痛みを生じない流量での使用を考慮し，皮下組織に刺激（痛みや壊死など）がある薬剤は避ける。

*2：レスキュー薬
疼痛時に臨時に追加する臨時追加投与薬。

❺ 持続静注

確実・迅速な効果（最大効果は 5〜15 分）が得られる。他の経路では困難な大量のオピオイド投与も可能である。

持続皮下注ができない場合（針の刺入部に膿瘍，発赤，硬結ができる），凝固能の障害がある場合，すでに静脈ラインがある場合に適応となる。

❻ 筋肉内投与

吸収が不安定で，投与の際に痛みが強いため行わない。皮下投与，持続皮下注・持続静注を用いる。

❼ 経口腔粘膜投与

経粘膜性フェンタニルが使用されている。本剤は突出痛に対するレスキュー薬として用いられる。経口投与に比べて吸収が速やかなのが特徴である。フェンタニルは経口投与を行うと生体内利用率が低下する。このため嚥下せず口腔粘膜から吸収させる必要がある。

4　オピオイドスイッチング

❶ オピオイドスイッチング

[定　義]　オピオイドスイッチングとは，オピオイドの副作用により鎮痛効果を得るだけのオピオイドを投与できないときや，鎮痛効果が不十分なときに，投与中のオピオイドから他のオピオイドに変更することをいう。

　オピオイドの投与経路の変更をオピオイドスイッチングに含む場合があるが，本ガイドラインでは薬物の変更のみをオピオイドスイッチングと定義する。

[適　応]　オピオイドスイッチングを行う適応は，下記のとおりである。

①副作用が強くオピオイドの投与の継続や増量が困難な場合

②鎮痛効果が不十分な場合

(1) 副作用が強くオピオイドの増量・継続が困難な場合

　オピオイドスイッチングにより，現在投与中のオピオイドやその代謝物により引き起こされている副作用（せん妄，眠気，幻覚，悪心・嘔吐，便秘など）が改善することが知られている。高度な腎機能障害のある患者で，モルヒネまたはコデインを使用した場合，代謝産物である M6G，M3G の排泄が低下して蓄積し副作用が出現しやすい可能性があり，ヒドロモルフォン，オキシコドン，フェンタニルへの変更が有効な場合がある。

(2) 鎮痛効果が不十分な場合

　同じオピオイドを投与し続けた場合，耐性が生じて，一定量のオピオイドによって得られる鎮痛効果が減弱し，オピオイドを増量しても鎮痛効果が得られないことがある。オピオイドスイッチングを行うと鎮痛効果が適切に発揮され，疼痛治療に必要なオピオイドの投与量も減らすことができる場合がある。これは，異なるオピオイド間では交差耐性が不完全※なためと考えられている。

❷ オピオイドスイッチングの実際

　基本的な方法は以下に述べるとおりである。オピオイドスイッチングは患者の状態によって細やかな調整が必要である。

①換算するオピオイドの，計算上等力価となる換算量を求める。換算表（**表2**）に従い，現在のオピオイドと新しいオピオイドの1日投与量を計算する。現在のオピオイドの投与が比較的大量である場合は，一度に変更せず数回に分けてオピオイドスイッチングを行う。

②患者の状態にあわせて，目標とする換算量を設定する。計算上の換算量は「目安」であり，オピオイド間の不完全な交差耐性や，薬物に対する反応の個体差が大きいことから，実際には換算表どおりにならないことを考慮し，患者個人にあわせた投与量へ調整することが重要である。一般的に，疼痛コントロールは良好だが，副作用のためにオピオイドスイッチングを行う場合は，前述の不完全な交差耐性の存在により，計算上等力価となる量よりも少ない量で鎮痛が維持できる場合があるので注意を要する。また，患者の病状が悪い，高齢であるなどの場合も，少量からの変更が望ましい。

③鎮痛効果の発現時間，最大効果の時間，持続時間を考慮して，新しいオピオイドの投与開始時間，投与間隔を決定する。痛みの増強の可能性も考慮して，レス

＊：不完全な交差耐性

オピオイド間では，交差耐性が不完全である。

交差耐性というのはある生物が，1種類の薬物に対して耐性を獲得すると同時に，同じような構造をもつ別の種類の薬剤に対する耐性も獲得してしまうことをいう。異なるオピオイド間ではこの交差耐性が不完全であるため，使用していた1種類のオピオイドに対してある患者が耐性を獲得し，鎮痛効果が低下した場合でも，オピオイドの種類を変更することによって，鎮痛効果の回復を期待できると考えられる。

そのため，オピオイドスイッチングでは新たなオピオイドが，計算上等力価となる換算量よりも少量で有効なことがある。一方，過量投与となったり，すでに耐性ができていた眠気などの副作用が再出現することもある。

表2　換算表（目安）

投与経路	静脈内投与・皮下投与	経口投与	直腸内投与	経皮投与
モルヒネ	10〜15 mg	30 mg	20 mg	
コデイン		200 mg		
トラマドール		150 mg		
ヒドロモルフォン	1〜2 mg	6 mg		
オキシコドン	15 mg	20 mg		
フェンタニル	0.2〜0.3 mg			0.2〜0.3 mg
タペンタドール		100 mg		

モルヒネ経口30 mgを基準とした場合に，計算上等力価となるオピオイドの換算量を示す。

キュー薬の指示を行う。

④オピオイドスイッチング後の患者の痛みや副作用の増減を注意深く観察し，最適な投与量を決定する。

[注　意]

- ヒドロモルフォン，オキシコドン，フェンタニルからモルヒネに変更する場合，腎機能障害のある患者では副作用を生じる場合があるため，少量から開始して十分に観察する。
- モルヒネ，ヒドロモルフォン，オキシコドンからフェンタニルへの変更では腸蠕動の亢進が起こることが多いため，便秘治療薬の減量などが必要なことがある。

5　換算表

　換算比は，本来，経口剤の生体内利用率*から決定される。一方，がん患者を対象とした換算比に関しては多くの報告がなされており，その数値にはばらつきがある。ばらつきの理由として，報告ごとに使用されている薬剤の薬物動態が異なること，また痛みの安定している患者とそうでない患者が混在していることなどが挙げられる。多くの報告は痛みの安定している患者での対モルヒネでの単回投与の結果に基づいた換算となっていることに注意が必要である。実際の診療では，痛みの不安定な患者での変更が多く，また代謝能力の個別性もあり，換算表のみに頼った変更はするべきではない。換算表を目安に決定した変更後の投与量から，個々の患者の痛み，副作用を観察したうえできめ細かい調節をすることが必要である。

　本ガイドラインでは標準的な換算の目安として，各種ガイドラインなどの換算表をもとに検討し，使用しやすいと思われる数値を示すこととした（**表2**）。

＊：生体内利用率
投与した薬物の何％が生体内（血中）に取り込まれ，無駄なく活用されるかという薬物の利用率（吸収率）。生物学的利用率，バイオアベイラビリティ（bioavailability）ともいう。

【参考文献】

1) National Comprehensive Cancer Network（Version 1. 2009）: NCCN Clinical Practice Guidelines in Oncology, Adult cancer pain.
2) Hanks GW, de Conno F, Cherny N, et al. Morphine and alternative opioids in cancer pain: the EAPC recommendations. Br J Cancer 2001; 84: 587-93
3) Fine PG, Portenoy RK; Ad Hoc Expert Panel on Evidence Review and Guidelines for Opioid Rotation. Establishing "best practices" for opioid rotation: conclusions of an expert panel. J Pain Symptom Manage 2009; 38: 418-25

6　各オピオイドの薬理学的特徴（表3）

❶ 麻薬性鎮痛薬

1）コデイン

　コデインは，WHOの分類では弱オピオイドに分類され，モルヒネの1/6～1/10の鎮痛作用を有している。副作用として，主に悪心・嘔吐，便秘および眠気がある。

[作用機序]　コデインのオピオイド受容体に対する親和性は低く，その鎮痛効果はコデインの一部が*O*-脱メチル化されたモルヒネによるものである。

[吸収・代謝・排泄]　経口製剤は肝初回通過効果が少なく，約0.8時間で最高血中濃度に到達する。コデインのオピオイド受容体への親和性は低いが，コデインが肝臓で代謝されると，約10%がチトクロムP450*のCYP2D6によりモルヒネとなり，鎮痛効果をもたらす。日本人の約20～40%はCYP2D6活性が低く（poor metabolizerもしくはintermediate metabolizer），モルヒネが生成されにくいため，コデインの鎮痛効果は発揮されにくい（**表4**）。

2）トラマドール

　トラマドールはコデイン類似の合成化合物であり，WHOの分類では弱オピオイドに分類されている。トラマドールはその作用機序から神経障害性疼痛に効果的であることが報告されている。主な副作用として悪心・嘔吐および眠気があるが，便秘の発生頻度は低い。痙攣発作やセロトニン症候群を引き起こすことがある。

[作用機序]　その鎮痛効果は，μオピオイド受容体に対する弱い親和性とセロトニン・ノルアドレナリン再取り込み阻害作用をあわせもつことで発揮されると考えられている。トラマドールの活性代謝物であるモノ-*O*-脱メチル体（M1）は，μオピオイド受容体に対して未変化体よりも高い親和性を有し，トラマドールの数倍の鎮痛効果を発揮する（**表4**）。

> **＊：チトクロムP450**
> ほとんどすべての生物に存在する酸化酵素。ヒトでは現在約50種が報告され，CYP3A4，CYP2D6（CYP＝cytochrome P450）などがある。肝臓に多く存在し，薬物代謝の主要な酵素。

表3　各オピオイドのオピオイド受容体タイプに対する結合親和性（結合しやすさ）

オピオイド	μ受容体	δ受容体	κ受容体
コデイン	＋		
トラマドール	＋※		
モルヒネ	＋＋＋		＋
ヒドロモルフォン	＋＋＋		
オキシコドン	＋＋＋		
フェンタニル	＋＋＋		
メサドン	＋＋＋		
タペンタドール	＋		
ペンタゾシン	＋＋（P）	＋	＋＋
ブプレノルフィン	＋＋＋（P）	＋＋（P）	＋＋＋（P）

（P）は部分作動薬であることを示す。
※トラマドール自体に結合親和性はなく，代謝物が部分作動薬として作用する。

表4　オピオイドの代謝

オピオイド	主な代謝部位	未変化体尿中排泄率（腎排泄率）	物質としての半減期	主な代謝経路	代謝物（鎮痛活性の有無）
コデイン	肝臓	約3〜16%	約2.5〜3.5時間	CYP2D6	モルヒネ（有）
トラマドール	肝臓	約30%	約6時間	CYP2D6	O-デスメチルトラマドール（有）
				CYP3A4	N-デスメチルトラマドール（無）
モルヒネ	肝臓	約8〜10%	約2〜4時間	グルクロン酸抱合	M6G（有）
				グルクロン酸抱合	M3G※（無）
ヒドロモルフォン	肝臓	約7%	約2.3時間	グルクロン酸抱合	H3G（無）
オキシコドン	肝臓	約5.5〜19%	約3.5〜4時間	CYP3A4	ノルオキシコドン（無）
				CYP2D6	オキシモルフォン（有）
フェンタニル	肝臓	約10%	約4時間	CYP3A4	ノルフェンタニル（無）
メサドン	肝臓	約21%	約30〜40時間	CYP3A4 CYP2B6	EDDP（無）
タペンタドール	肝臓	約3%	約4〜5時間	グルクロン酸抱合	タペンタドール-O グルクロニド（無）
ペンタゾシン	肝臓	約5〜8%	約2〜3時間	グルクロン酸抱合	ペンタゾシングルクロニド（無）
ブプレノルフィン	肝臓	約1%	約2時間	CYP3A4	ノルブプレノルフィン（有）

※鎮痛活性はないが神経毒性を有しているとの報告もある。

[吸収・代謝・排泄]　経口製剤の生体内利用率は約68％である。トラマドールは，主に肝臓チトクロム P450 の CYP2D6 により M1 に代謝され，また CYP3A4 により N-デスメチルトラマドール（M2）に代謝される。日本人の約20〜40％は，CYP2D6 活性が低く（poor metabolizer もしくは intermediate metabolizer）M1 が生成されにくいため，トラマドールの鎮痛効果は発揮されにくい。トラマドールおよび代謝物は，主に腎臓から排泄される。

3）モルヒネ

　モルヒネは，強オピオイドに分類される。モルヒネは，経口や静脈内，直腸内，皮下，硬膜外，くも膜下腔内へ投与できる。モルヒネの代謝物である M6G は強力な鎮痛作用を有しており，また，脳移行性がモルヒネよりも低く，ゆっくりと血液脳関門を通過するために，作用持続時間が長い。一方，もう一つの代謝物である M3G は，オピオイド受容体に対してほとんど親和性をもたず，鎮痛作用は示さないが，がん疼痛患者へモルヒネを大量投与した際に認められる痛覚過敏[*1]やアロディニア[*2]の発現に関与している可能性が示唆されている。主な副作用として，悪心・嘔吐，便秘および眠気がある。

[作用機序]　モルヒネは，μオピオイド受容体に対する選択性が比較的高く（δ，κオピオイド受容体よりも数倍〜数十倍），その作用のほとんどがμオピオイド受容体を介して発現する。

[吸収・代謝・排泄]　経口投与されたモルヒネは，胃腸管から吸収される。速放性製剤は，約0.5〜1.3時間で最高血中濃度に到達する。また，徐放性製剤は，約1.9〜7.3時間で最高血中濃度に到達する。吸収されたモルヒネは肝初回通過効果により

II 章

背景知識

*1：痛覚過敏（hyperalgesia）
痛覚に対する感受性が亢進した状態。通常では痛みを感じない程度の痛みの刺激に対して痛みを感じること。
（参考）痛覚鈍麻（hypoalgesia）
痛覚に対する感受性が低下した状態。通常では痛みを生じる刺激に対して痛みを感じない・感じにくいこと。

*2：アロディニア（allodynia）
通常では痛みを起こさない刺激（「触る」など）によって引き起こされる痛み。異痛（症）と訳される場合があるが，本ガイドラインでは，アロディニアと表現した。

代謝され，生体内利用率は 19～47％（平均 25％）である。全身循環に到達したモルヒネは，グルクロン酸抱合により，約 44～55％がモルヒネ-3-グルクロニド（M3G）に，約 9～10％がモルヒネ-6-グルクロニド（M6G）に代謝され，8～10％が未変化体（モルヒネ）として尿中から排泄される。M6G および M3G は，ほとんど腎臓から排泄される（**表 4**）。

4）ヒドロモルフォン

ヒドロモルフォンは強オピオイドに分類される。ヒドロモルフォンは，経口や静脈内，直腸内，皮下，硬膜外，くも膜下腔内へ投与できる。また，静脈内投与におけるモルヒネとヒドロモルフォンの鎮痛力価の比は，1：8 である。主な副作用として，悪心・嘔吐，便秘および眠気がある。

[作用機序]　主に μ オピオイド受容体を介して薬理作用を発現する。

[吸収・代謝・排泄]　吸収は速やかであり，T_{max}（最高血中濃度到達時間）は，徐放性製剤が 4 時間，速放性製剤が 0.8 時間である。経口ヒドロモルフォンの生体内利用率は，24％である。代謝は，主に薬物代謝酵素 UGT2B7 および UGT1A3 で代謝され，H3G へ変換される。H3G は非活性代謝物である。未変化体尿中排泄率は 7％であり，ほとんどが肝臓で代謝されるが，腎機能障害時において血中ヒドロモルフォン濃度が上昇することが報告されている。

5）オキシコドン

オキシコドンは半合成テバイン誘導体であり，強オピオイドに分類される。オキシコドンは，経口，静脈内および皮下へ投与することができる。また，静脈内投与におけるモルヒネとオキシコドンの鎮痛力価の比は約 3：2 である。経口投与時は，オキシコドンの生体内利用率がモルヒネの約 2 倍であるため，モルヒネとオキシコドンの鎮痛力価の比は約 2：3 となる。主な副作用として，悪心・嘔吐，便秘および眠気がある。

[作用機序]　主に μ オピオイド受容体を介して薬理作用を発現する。

[吸収・代謝・排泄]　速放性製剤は約 1.7～1.9 時間で最高血中濃度に到達する。また，徐放性製剤は約 4.0 時間で最高血中濃度に到達する。経口オキシコドンの生体内利用率は約 60％（50～87％）である。チトクロム P450 の CYP2D6 および CYP3A4 により，ノルオキシコドンおよびオキシモルフォンに代謝される。そのため，CYP2D6 および CYP3A4 阻害作用を有する薬剤との相互作用により作用が増強する可能性がある。ノルオキシコドンは，主代謝物であるが，非活性代謝物である。また，オキシモルフォンは鎮痛活性を示すが，その AUC＊〔薬物血中濃度（時間）曲線下面積〕は，オキシコドン AUC の約 1.4％とごく微量である。オキシコドンはほとんどが肝臓で代謝されるが，約 5.5～19％が未変化体として尿中から排泄される（**表 4**）。

6）フェンタニル

フェンタニルは，フェニルピペリジン関連の合成オピオイドであり，強オピオイドに分類される。フェンタニルは，麻酔補助薬として使用されてきた。フェンタニルは，経皮，経口腔粘膜，静脈内，皮下，硬膜外，くも膜下腔内へ投与することができる。静脈内投与したフェンタニルが最大鎮痛効果に達する時間は約 5 分とモルヒ

＊：AUC（area under the drug concentration time curve）
薬物血中濃度（時間）曲線下面積。薬物血中濃度を経時的に表した曲線グラフと時間軸（横軸）に囲まれた部分の面積。血中に取り込まれた薬の量（吸収率）の指標として用いる。

ネや他のオピオイドと比較して即効性がある。脂溶性が高く比較的分子量が小さいため，皮膚吸収が良好であり，貼付剤としても使用されている。また，口腔粘膜吸収剤はオピオイド速放性製剤より吸収が早いため，より即効性がある。副作用として，モルヒネと同様に，悪心・嘔吐があるが，便秘および眠気は比較的少ない。

[作用機序]　μオピオイド受容体に対する選択性が非常に高く，完全作動薬として作用する。

[吸収・代謝・排泄]　経皮吸収型製剤（フェンタニル貼付剤）の生体内利用率は計算上57～146％（平均92％）である。初回貼付後1～2時間で血中にフェンタニルが検出され，17～48時間で最高血中濃度に到達する。貼付2日目以降に定常状態に到達する。また，経口腔粘膜吸収型製剤（経粘膜性フェンタニル）は，オピオイド速放性製剤に比べ吸収が早い。フェンタニルはほとんどが肝臓で代謝され，主にチトクロムP450のCYP3A4により，ノルフェンタニルに代謝される。そのため，CYP3A4阻害作用を有する薬剤との相互作用により作用が増強する可能性がある。ノルフェンタニルは非活性代謝物である。フェンタニルは脂溶性が高く，血液脳関門を速やかに移行する（表4）。

7）メサドン*

メサドンは光学異性体を有し，μ受容体の結合親和性はd体よりもl体で約10倍高い。NMDA受容体阻害作用はd体とl体でほぼ同等である。半減期が約30～40時間と長いため，投与後徐々に血中濃度は上昇し，定常状態に達するまでに約1週間を要する。また，アルカリ尿でメサドンの腎排泄が遅延したり，自己酵素誘導を起こすことも報告され，血中濃度を予測することは困難である。使用にあたってはQT延長および呼吸抑制に十分注意する。

[作用機序]　メサドンは，合成ジフェニルヘプタン誘導体であり，その鎮痛効果は，μオピオイド受容体に対する親和性とNMDA受容体拮抗作用により発揮すると考えられている。

[吸収・代謝・排泄]　メサドン経口製剤の生体内利用率は約85％である。薬効発現時間は約30分と比較的早い。また，作用持続時間は単回投与で4～5時間，反復投与で8～12時間程度である。主に肝臓チトクロムP450のCYP3A4およびCYP2B6で代謝され，EDDP（2-ethylidene-1,5-dimethyl-3,3-diphenylpyrrolidine）に変換される。代謝物には活性はない。メサドンはほとんど肝臓で代謝されるが，約21％が未変化体として尿中から排泄される。

8）タペンタドール

タペンタドールは，トラマドールのμ受容体活性とノルアドレナリン再取り込み阻害作用を強化し，セロトニン再取り込み阻害作用を減弱させた強オピオイドとして合成された。若干のセロトニン再取り込み阻害作用を有しているため，抗うつ薬などとの併用によりセロトニン症候群を生じる可能性がある。等鎮痛用量比はタペンタドール経口：モルヒネ経口：オキシコドン経口＝100：30：20（mg/日）である。副作用として眠気があるが，他のオピオイドに比べ，悪心・嘔吐および便秘は比較的少ない。

[作用機序]　タペンタドールの鎮痛作用は，主としてオピオイドμ受容体作動作用

＊：本邦で2012年9月に製造承認され，2013年3月から発売されたメサドンは，他の強オピオイドで治療困難な中等度から高度の痛みを伴う各種がんにおける鎮痛効果が期待される。しかし，調節の難しさなどからその使用に際しては，医師はがん疼痛の管理に精通しているだけではなく製造販売業者の提供する講習を受講すること，薬剤師は講習を受講した医師であることを確認することなどが通達で示されている。

および脊髄後角におけるノルアドレナリン再取り込み阻害作用に基づくと考えられている。

[吸収・代謝・排泄]　徐放性製剤の生体内利用率は約 32％である。血漿蛋白結合率は約 20％であり，半減期は約 4〜5 時間である。肝臓で主にグルクロン酸抱合により代謝され，活性のないタペンタドール–O–グルクロニドとなる。タペンタドールは肝臓で代謝された後，ほとんどが尿中に排泄され，約 3％が未変化体である。

❷ 麻薬拮抗性鎮痛薬

オピオイド作動薬が存在しない状況では作動薬として作用するが，オピオイド作動薬の存在下ではその作用に拮抗する作用をもつ鎮痛薬。

1）ペンタゾシン

モルヒネを長期間投与されている患者に対して，ペンタゾシンを投与すると μ オピオイド受容体拮抗作用により離脱症候[*1]や鎮痛効果低下を引き起こす可能性がある。嘔吐はモルヒネほどみられないが，不安，幻覚などの精神症状が発現することがある。

[作用機序]　ペンタゾシンは κ オピオイド受容体に対して作動薬として作用し，μ オピオイド受容体に対しては拮抗薬[*2]もしくは部分作動薬[*3]として作用する。ペンタゾシンは鎮痛，鎮静，呼吸抑制を含めモルヒネなどのオピオイドとほぼ類似する作用を示す。その鎮痛作用は主に κ オピオイド受容体を介して発現するが，一部 μ オピオイド受容体も介している。また，鎮痛作用の天井効果を有する。

[吸収・代謝・排泄]　経口製剤は約 2.0 時間で最高血中濃度に到達する。未変化体で腎より排泄されるペンタゾシンは 5〜8％であるため，ほとんどが肝臓で代謝され，主な代謝経路はグルクロン酸との抱合である。代謝物には活性は存在しない（**表 4**）。

2）ブプレノルフィン

ブプレノルフィンは直腸内，静脈内，皮下へ投与することができる。主な副作用として，悪心・嘔吐，便秘および眠気がある。貼付剤（7 日製剤）は，がん疼痛には使用されない。

[作用機序]　ブプレノルフィンは μ オピオイド受容体に対する部分作動薬である。ブプレノルフィンは，オピオイド受容体に対して親和性が高く，かつ高い脂溶性をもつため，受容体からの解離が緩やかであり，長時間の作用（約 6 〜 9 時間）を示す。

[吸収・代謝・排泄]　坐剤は約 1.0〜2.0 時間で最高血中濃度に到達する。ブプレノルフィンは主に肝臓で代謝され，チトクロム P450 の CYP3A4 によりノルブプレノルフィンに代謝される（**表 4**）ため，CYP3A4 阻害作用を有する薬剤との併用で作用が増強する可能性がある。

7　特殊な病態でのオピオイドの選択

❶ 腎機能障害

[モルヒネ]　肝臓で主にグルクロン酸抱合され，M3G と M6G に変換される。M6G

＊1：離脱症候・離脱症候群
臨床では薬物の突然の休薬による身体症状を離脱症候群（withdrawal syndrome）と表現することが一般的である。退薬症状，退薬徴候ともいわれるが，本ガイドラインにおいては，ガイドラインを使用する医療者の混乱を避けるため，本文を通して離脱症候・離脱症候群に統一して使用する。

＊2：拮抗薬
受容体に作用して，他の生体内物質などが受容体に結合することを妨げる薬物。拮抗薬自体は受容体を活性化する作用をもたず，生体応答を起こさない。遮断薬，アンタゴニストともいう。

＊3：部分作動薬
受容体と結合して，受容体を活性状態にする薬剤を作動薬（アゴニスト）といい，このうち受容体に結合するが，100％の活性化を引き起こさない薬。

は鎮痛および鎮静作用を示すことが知られている。M3GとM6Gはほとんど腎から排泄されるため，腎機能障害患者にモルヒネを使用するとM3GおよびM6Gが蓄積し，鎮静などの副作用への対処が困難になる。そのため，腎機能障害患者にはモルヒネを使用しないほうが望ましい。使用する際は減量あるいは投与間隔を延長する。特に，高度な腎機能障害を有する患者ではモルヒネを使用すべきではない。

［コデイン］　10％程度がモルヒネに変換され，さらにM3GおよびM6Gに変換されるため，腎機能障害患者にコデインを使用しないことが望ましい。使用する際は減量あるいは投与間隔を延長する。

［トラマドール］　肝臓で代謝され主にM1に変換される。M1には，鎮痛活性がある。腎機能障害時において，血中のトラマドールおよびM1濃度が上昇するため注意する必要がある。

［ヒドロモルフォン］　肝臓で代謝され主にH3Gに変換される。H3Gには，鎮痛活性はない。ヒドロモルフォンは，ほとんど肝臓で代謝されるが，腎機能障害時において，血中ヒドロモルフォン濃度は上昇するため注意する必要がある。

［オキシコドン］　肝臓で代謝され主にノルオキシコドンおよびオキシモルフォンに変換される。オキシモルフォンは鎮痛活性を有するがごく少量しか生成されない。一方，約5.5～19％が未変化体として尿中から排泄され，腎機能障害時において，血中オキシコドン濃度は上昇するため，注意する必要がある。

［フェンタニル］　肝臓で主に非活性代謝物であるノルフェンタニルに変換される。臨床経験から比較的安全に腎機能障害患者に使用できる。血中濃度の上昇はほぼないが，呼吸抑制などの副作用に注意する必要があることから，効果および副作用を注意深く観察する必要がある。

［メサドン］　肝臓で主に非活性代謝物であるEDDPに変換される。比較的安全に使用できる。血中濃度の上昇はほぼないが，呼吸抑制などの副作用に注意する必要があることから，効果および副作用を注意深く観察する必要がある。

［タペンタドール］　肝臓で主にグルクロン酸抱合により代謝され，活性のないタペンタドール–O–グルクロニドとなる。血中濃度の上昇はほぼないため，比較的安全に腎機能障害患者に使用できる。長期間に及ぶ際は効果および副作用を注意深く観察する必要がある。

❷ 透　析

　モルヒネおよびその代謝物であるM3G，M6Gは，血液透析時に血液中から一部除去されるが，血液透析後に中枢神経系と血漿との間で再び平衡状態となる。そのため，非透析時にはM3GおよびM6Gが蓄積する。したがって，透析患者にはモルヒネを使用しないほうが望ましい。

　同様にコデインは前述の理由で，透析患者にコデインを使用しないほうが望ましいが，使用する際は減量あるいは投与間隔を延長する。

　ヒドロモルフォンおよびその代謝物であるH3Gは，血液透析時に血液中から一部除去されるため，一時的な血中濃度低下により，透析中あるいは透析後にオピオイドの追加投与が必要になる可能性がある。

　オキシコドンは血液透析時のデータが乏しい。使用する場合は減量あるいは投与間隔を延長する必要がある。

＊：蛋白結合率
血漿蛋白と結合している薬物を結合型薬物，結合していない薬物を遊離型薬物という。蛋白結合率とは総薬物量に対する結合型の割合のこと。結合型は生体膜を通過できないため，薬効は遊離型の総量により左右される。

　フェンタニルは，投与量の調節なしに比較的安全に透析患者に使用できる。蛋白結合率＊が高く透析膜に吸着することがあるため，痛みの緩和が困難になる場合は他のオピオイドへの変更を検討する。また，長期間に及ぶ際は注意深く患者を観察する必要がある。

　メサドンは，分布容積が大きく，蛋白結合率が高いため，透析で除去されにくいと考えられる。メサドンは代謝物に活性がなく，透析中もほとんど除去されないので透析患者にも比較的安全に使用できる。使用する際は十分に注意して慎重な観察が必要である。

③ 肝機能障害

　モルヒネ，ヒドロモルフォン，オキシコドン，フェンタニル，コデイン，トラマドール，メサドン，タペンタドールはほとんどが肝臓で代謝されるため，肝機能障害時には代謝能が減少する。したがって，肝機能障害時には投与量の減量あるいは投与間隔を延長して，薬物の蓄積を防止する必要がある。

【参考文献】

1) Dean M. Opioids in renal failure and dialysis patients. J Pain Symptom Manage 2004; 28: 497-504
2) Murtagh FE, Chai MO, Donohoe P, et al. The use of opioid analgesia in end-stage renal disease patients managed without dialysis: recommendations for practice. J Pain Palliat Care Pharmacother 2007; 21: 5-16
3) Frampton JE. Tapentadol immediate release: a review of its use in the treatment of moderate to severe acute pain. Drugs 2010; 70: 1719-43

② オピオイドによる副作用と対策

　オピオイドによる副作用は，オピオイドの投与初期に出現するものと，長期連用で出現するもの，特異的に出現するものなどがある。投与初期から出現するものとしては，悪心・嘔吐，便秘，眠気，せん妄，呼吸抑制などがあり，悪心や眠気は通常耐性が生じるといわれている。一方，長期連用により出現するものとしては，性機能異常，免疫系の異常，痛覚過敏などがある。特異的なものとしては，メサドンの心血管系への副作用が知られている。

1　悪心・嘔吐

- 悪心・嘔吐は，オピオイドCTZ（chemoreceptor trigger zone；化学受容器引き金帯）に発現しているμオピオイド受容体を刺激することによりドパミン[*1]の遊離を引き起こしVC（vomiting center；嘔吐中枢）が刺激されることによる症状である。また，前庭器に発現しているμ受容体を刺激することにより，ヒスタミンが遊離し，CTZやVCを刺激することでも引き起こされる。
- オピオイドによる悪心・嘔吐は，持続的な悪心とそれが増悪して起こる嘔吐と，体動時に突然起こる嘔吐がある。
- オピオイドによる悪心・嘔吐は，オピオイドの投与初期と増量時に発現することが多く，持続する悪心は数日から1週間で耐性[*2]が生じ消失することが多い。

［対　策］
- 原則として制吐薬の予防投与は行わない。ただし，悪心が生じやすい患者では予防投与を行ってもよい。
- オピオイドによる悪心・嘔吐が発現した場合には速やかに対応する。
- 可能であればオピオイドスイッチングを行う。
- 第一選択薬は抗ヒスタミン薬（トラベルミン®など）か，ドパミン受容体拮抗薬を投与し，効果がなければ異なる作用機序のものを投与する。
- ドパミン受容体拮抗薬（プロクロルペラジンなど）を用いる場合には，常に薬剤性錐体外路症状（アカシジア，パーキソニズムなど）に注意し，短期の使用にとどめる。

2　便　秘

- オピオイドによる便秘はオピオイド誘発性便秘（opioid-induced constipation；OIC）といわれている。
- OICはオピオイド治療開始後に，排便頻度の低下，いきみを伴うようになる/より強いいきみを伴うようになる，残便感，便習慣に苦痛を感じるなどの症状を発現する。

［対　策］
- OICはオピオイドの種類によって程度や頻度が異なる。
- OICに対しては可能であればオピオイドスイッチングを検討する。
- OICに対しては従来は大腸刺激性下剤や浸透圧下剤が選択されていた。

*1：ドパミン
脳内に存在する神経伝達物質の一つで，快の感情，運動調節，ホルモン調節，学習などに関わる。アドレナリン・ノルアドレナリンの前駆体。

*2：耐性
長期間薬物に曝露されることによって生じる生体の生理学的な適応状態である。

- 近年は OIC に保険適用のあるナルデメジンが選択肢になる。
- 他の新規作用機序をもつ便秘治療薬（ルビプロストン，リナクロチド，エロビキシバットなど）が複数使用できるようになっている。

3　眠　気

- オピオイドによる眠気は，投与開始初期や増量時に出現することが多いが，耐性が生じ，数日以内に自然に軽減ないし消失することが多い。
- 相互作用の原因になる併用薬物や，眠気を生じる他の併用薬（制吐薬としての抗精神病薬，睡眠薬，鎮痛補助薬）などによる眠気を除外する。
- 感染症，肝・腎機能障害，中枢神経系の病変，高カルシウム血症，電解質異常など，他の原因を除外する必要がある。
- モルヒネの場合は腎機能低下による M6G の蓄積が原因となることがある。

［対　策］

- オピオイドが原因の不快な眠気がある場合は，オピオイドを減量するか，痛みのためにオピオイドの減量が困難な場合は，オピオイドスイッチングを検討する。

4　せん妄・幻覚

＊1：せん妄
周囲を認識する意識の清明度が低下し，記憶力，見当識障害，言語能力の障害などの認知機能障害が起こる状態。通常，数時間から数日の短期間に発現し，日内変動が大きい。

＊2：抗コリン薬
アセチルコリンがアセチルコリン受容体に結合するのを阻害する薬剤で，副交感神経を抑制する。作用が強い薬剤ではせん妄や幻覚などが現れやすい。

- がん患者においては，さまざまな要因でせん妄[*1]などの認知機能障害が出現するといわれており，原因を鑑別する必要がある。
- オピオイドによる幻覚，せん妄は投与開始初期や増量時に出現することが多い。
- オピオイドを含む薬剤性のせん妄は，原因薬剤の投与中止により数日から1週間で改善する場合が多い。
- オピオイド以外の原因薬剤として，ベンゾジアゼピン系抗不安薬，抗コリン薬[*2]など，非薬剤性の要因として，電解質異常，中枢神経系の病変，感染症，肝・腎機能障害，低酸素症などが関与していることがある。

［対　策］

- オピオイドが原因薬剤である可能性が疑われる場合は，オピオイドの減量やオピオイドスイッチングを検討する。
- せん妄に対する薬物療法として抗精神病薬やベンゾジアゼピン系薬を検討する。
- せん妄を生じている患者が安心できる環境の調整を行う。

5　呼吸抑制

- オピオイドによる呼吸抑制は，用量依存的な延髄の呼吸中枢への直接の作用によるもので，二酸化炭素に対する呼吸中枢の反応が低下し，呼吸回数の減少が認められる。
- 一般的にはがん疼痛の治療を目的としてオピオイドを適切に投与する限り，呼吸数は低下しないか，または呼吸数が低下しても1回換気量が増加するので低酸素血症になることはまれである。ただし，急速静注などの投与法で血中濃度を急激に上昇させた場合や疼痛治療に必要な量を大きく上回る過量投与を行った場合に

は起こりうる副作用である。したがって，過量投与とならないように，効果と副作用を確認しながら増量を行う必要がある。

- 痛みそのものがオピオイドの呼吸抑制と拮抗するとされており，外科治療や神経ブロックなどにより痛みが大幅に減少あるいは消失した場合には，相対的にオピオイドの過量投与の状態が生じ，呼吸抑制が出現する場合がある。
- オピオイドによる呼吸抑制を生じることがあるため，眠気が生じた段階で鎮痛手段の見直しと評価を行うことが重要である。
- オピオイドは，重篤な呼吸抑制のある患者や，気管支喘息発作中の患者への投与について，製剤によって禁忌か慎重投与となっている。

［対　策］

- 酸素投与，患者の覚醒と呼吸を促す。
- 重篤な場合には，薬物療法としてオピオイド拮抗薬であるナロキソンを使用する。ナロキソンはオピオイドに比べ半減期が短く，作用持続時間は約30分である。そのため，症状の再燃にあわせて30〜60分毎に複数回投与する必要がある。ナロキソンにより痛みの悪化，興奮，せん妄を生じることがあるため，少量ずつ（1回量として0.04〜0.08 mg）使用する。

6　口内乾燥

- オピオイドは，用量依存的に外分泌腺を抑制する。
- 進行がん患者の口内乾燥の発生頻度は30〜97％とされる。その背景として，①唾液分泌の減少（頭頸部への放射線照射，三環系抗うつ薬，抗コリン薬など），②口腔粘膜の障害（化学療法や放射線治療による口内炎，口腔カンジダ症），③脱水などが考えられる。

［対　策］

- 可能であれば原因薬剤の減量や変更を行う。
- 頻回に水分や氷を摂取する，部屋を加湿するなど水分と湿度の補給を行い，人工唾液や口腔内保湿剤を使用する。
- 唾液分泌能が残っている場合，キシリトールガムを噛むなど，唾液腺の分泌促進を試みる。

7　瘙痒感

- オピオイドの硬膜外投与やくも膜下投与では，他の投与経路に比して瘙痒感が高率に認められる。この反応では脊髄後角のオピオイド受容体を介した機序が考えられている。

［対　策］

- 可能であれば投与経路の変更を含むオピオイドスイッチングを検討する。
- 外用剤としては亜鉛華軟膏，サリチル酸軟膏や0.25〜2％のメントールの混合製剤が有用とされている。
- 擦過による皮膚障害が強い場合は，弱〜中等度のコルチコステロイド外用剤の使用も考慮する。強コルチコステロイド外用剤の長期投与は，皮膚の萎縮や二次感

染を生じることがあるため，短期の使用にとどめるべきである。

8　排尿障害

- オピオイドの投与により尿管の緊張や収縮を増加させることがある。
- オピオイドは排尿反射を抑制し，外尿道括約筋の収縮および膀胱容量をともに増加させる。
- 尿閉に至る場合もあるので，排尿障害が出現したときには注意が必要である。

［対　策］

- 薬物療法として，括約筋を弛緩させる α_1 受容体遮断薬[*1]や，排尿筋の収縮を高めるコリン作動薬の投与が行われることがある。

＊1：α_1受容体遮断薬
3つに分類されるアドレナリン受容体（α_1，α_2，β）のうち，α_1受容体のみに遮断作用を示す薬剤。α_1受容体は主に血管・尿路などの平滑筋に存在する。高血圧・排尿障害などが主な適応症である。

9　ミオクローヌス

- オピオイド投与時にミオクローヌス[*2]が発現することがある。
- ミオクローヌスとは，1つあるいは複数の筋肉が短時間に不随意に収縮するものである（四肢がピクッとするなど）。
- モルヒネの場合，神経毒性のある代謝物の蓄積が要因の一つと考えられている。

［対　策］

- 薬物療法としてはクロナゼパム，ミダゾラムなどが有効な場合がある。
- オピオイドスイッチングを検討する。

＊2：ミオクローヌス
不随意運動の一種。1つあるいは複数の筋肉が同時に素早く収縮する。全身あるいは特定の部位にだけに起こる場合がある。

10　セロトニン症候群

- セロトニン再取り込み阻害作用により，錯乱，激越，発熱，発汗，運動失調，反射亢進，ミオクローヌス，下痢などの症状を生じる。
- トラマドール，タペンタドール，フェンタニル，メサドンは，三環系抗うつ薬や選択的セロトニン再取り込み阻害薬（SSRI）との併用注意になっている。

［対　策］

- オピオイドスイッチングを検討する。
- ベンゾジアゼピン系抗不安薬などを症状に応じて検討する。

11　心血管系の副作用

- メサドンを使用することにより，QT延長や心室頻拍（Torsades de pointes を含む）が発現することがある。

［対　策］

- メサドンの投与開始前および投与中は定期的に心電図検査および電解質検査を行う。
- 特に，メサドンの1日投与量が 100 mg を超える前およびその1週間後，QT延長を起こしやすい患者では，メサドンの投与量が安定した時点で心電図検査を行うことが望ましい。

3 オピオイドに与える影響・薬物相互作用

1 薬物相互作用とは

　薬物相互作用（以下，相互作用）とは，ある種の薬物の効果が他の薬物を併用することにより大きく変化することをいう。すなわち，2種類以上の薬物を併用することで，薬物の効果が毒性領域まで増強することや，その反対に薬物による治療効果が減弱することをいう。

　このため，薬物投与に伴い予想外の反応が出現した場合は，常に相互作用を疑う必要がある。相互作用は，薬物動態学的相互作用と薬力学的相互作用の2種類に大別でき，これらをもとにその機序を理解することで，あらかじめ発現を予測することが可能となる。

[薬物動態学的相互作用　pharmacokinetic drug interaction]

　薬物Aが薬物Bの吸収，分布，代謝，排泄に影響を与える結果，作用部位での薬物Bの濃度が変化し，その効果が増量または減弱するような場合をいう。

[薬力学的相互作用　pharmacodynamic drug interaction]

　薬物Aと薬物Bが作用部位で協力あるいは拮抗する場合をいう。協力作用には相加作用（効果が各薬物の効果の和）と相乗作用（効果が各薬物の効果の和以上）がある。

2 オピオイド使用時に注意すべき相互作用（表5）

　オピオイドは，中枢神経抑制薬（フェノチアジン誘導体，バルビツール酸誘導体，ベンゾジアゼピン系薬剤など），吸入麻酔薬，MAO阻害薬（モノアミン酸化酵素阻害薬），三環系抗うつ薬，β遮断薬，アルコール，抗ヒスタミン薬との併用により相加的に中枢神経抑制作用を増強するため，併用時は呼吸抑制，めまい，低血圧および鎮静に注意する必要がある。オピオイドは，抗コリン作用を有する薬物と併用することにより麻痺性イレウスに至る重篤な便秘または尿閉などを起こす可能性がある。その他，オピオイドは，麻薬拮抗性鎮痛薬*であるペンタゾシンと併用することでオピオイド受容体への結合が阻害され，鎮痛作用の減弱や離脱症候が発現する可能性がある。そのため，原則として両者を併用すべきではない。

＊：麻薬拮抗性鎮痛薬
オピオイド作動薬が存在しない状況では作動薬として作用するが，オピオイド作動薬の存在下ではその作用に拮抗する作用をもつ鎮痛薬。

3 特にモルヒネ・ヒドロモルフォン・オキシコドン・フェンタニル・タペンタドール・メサドン・トラマドール使用時に注意すべき相互作用

　モルヒネ，ヒドロモルフォン，タペンタドールは主にグルクロン酸抱合を受けて代謝される。モルヒネはグルクロン酸抱合を受け，活性がないモルヒネ-3-グルクロニドまたは活性があるモルヒネ-6-グルクロニドになる。ヒドロモルフォンやタペンタドールはグルクロン酸抱合を受け，ほとんど活性をもたない代謝物に代謝される。また，タペンタドールは薬力学的相互作用として，MAO阻害薬であるセレギリン塩酸塩，ラサギリンメシル酸塩との併用により相加的に作用が増強し，心血管系副作用が増強される可能性があるとされ，併用禁忌となっている。

表5　主なオピオイドの相互作用

併用薬 ＼ 主なオピオイド	モルヒネ	オキシコドン	フェンタニル	タペンタドール	ヒドロモルフォン	メサドン	予想される臨床症状
中枢神経抑制薬（フェノチアジン誘導体，バルビツール酸誘導体など）	+	+	+	+	+	+	中枢神経抑制作用の増強（傾眠，呼吸抑制など）
抗コリン作用を有する薬剤	+	+	+	+	+	+	抗コリン作用の増強（イレウス，尿閉など）
麻薬拮抗性鎮痛薬（ブプレノルフィン，ペンタゾシン）	+	+	+	+	+	+	μオピオイド受容体の部分作動作用によるオピオイドの効果減弱
クマリン系抗凝血剤（ワルファリン）	+	+			+		PT-INR の延長（機序不明）
CYP3A4 阻害作用を有する薬剤（ボリコナゾール，イトラコナゾール，フルコナゾール，リトナビル，クラリスロマイシンなど）		+	+			+	オピオイド代謝阻害によるオピオイドの作用増強
CYP3A4 作動作用を有する薬剤（リファンピシン，カルバマゼピン，フェニトインなど）		+	+			+	オピオイド代謝誘導によるオピオイドの作用減弱
SSRI，SNRI，MAO 阻害薬			+	+		+	中枢セロトニン濃度の上昇によるセロトニン症候群
ジドブジン	+					+	ジドブジンの作用増強
プロベネシド				+			グルクロン酸抱合阻害作用によるオピオイドの作用増強
QT 延長を起こす薬剤						+	QT を延長させ，不整脈の誘発
低カリウム血症を起こす薬剤						+	低カリウム血症による不整脈の誘発
尿アルカリ化を起こす薬剤						+	尿のアルカリ化による尿排泄率の低下によるオピオイドの作用増強

※タペンタドールと MAO 阻害薬のみ併用禁忌，他は併用注意
PT-INR：プロトロンビン時間国際標準比，SSRI：選択的セロトニン再取り込み阻害薬，SNRI：セロトニン・ノルアドレナリン再取り込み阻害薬，MAO：モノアミン酸化酵素

〔各薬剤の添付文書より作成〕

　オキシコドン，フェンタニル，メサドンは主に肝薬物代謝酵素 CYP3A4 により代謝される。CYP3A4 を阻害するリトナビル，アミオダロン，クラリスロマイシン，ジルチアゼム，フルボキサミン，さらに，イトラコナゾール，フルコナゾール，ボリコナゾールなどのトリアゾール系抗真菌薬と併用することにより，オキシコドン，フェンタニルならびにメサドンの代謝が阻害され，血中濃度が上昇しこれら薬剤の作用を増強する可能性がある。逆に，CYP3A4 を誘導するリファンピシン，カルバマゼピン，フェニトインなどと併用することにより，オキシコドン，フェンタニルならびにメサドンの代謝が誘導され，血中濃度が低下しこれら薬剤の作用を減弱する可能性がある。

コデイン，トラマドール，オキシコドンは肝薬物代謝酵素 CYP2D6 によって，活性がある代謝物になる。CYP2D6 は遺伝子多型があり，CYP 活性の低い PM（poor metabolizer），IM（intermediated metabolizer）があると報告されている。また，オキシコドンとプレガバリンとの併用により，相加的な作用による認知機能障害および粗大運動機能障害が報告されている。

メサドンは主に CYP3A4 と CYP2B6 で代謝され，CYP2D6，CYP2C9，CYP2C19 などでも代謝される。そのため，各種薬物代謝酵素が関係する阻害・誘導作用により，メサドンの血中濃度が上昇または低下する可能性がある。抗 HIV 薬との併用により，メサドンの血中濃度が低下，逆に炭酸水素ナトリウムなど尿のアルカリ化により腎尿細管再吸収による尿中排泄率が低下し，血中濃度が上昇したとの報告がある。メサドンは抗不整脈薬，抗精神病薬，アナグレリド，オシメルチニブ，クリゾチニブ，スニチニブ，セリチニブ，ダサチニブ，トレミフェン，ニロチニブ，パノビノスタット，パゾパニブ，バンデタニブ，ベムラフェニブ，レンバチニブ，ロミデプシン，ロルラチニブ，三酸化二ヒ素などの QT 延長を起こすことが知られている薬剤との併用により相加的に QT 延長作用を増強させ，不整脈を誘発する可能性がある。また，利尿薬や副腎皮質ステロイドなど低カリウム血症を起こす薬剤との併用によりカリウム値の低下による不整脈の誘発を起こす可能性がある。

トラマドールはセロトニン・ノルアドレナリン再取り込み阻害作用を有している。タペンタドールはノルアドレナリン再取り込み阻害作用を有しているが，弱いながらもセロトニン再取り込み阻害作用も有している。そのため，トラマドールならびにタペンタドールと抗うつ薬を併用することによりセロトニン症候群のリスクが上昇する可能性がある。

4 非ステロイド性抗炎症薬使用時に注意すべき 相互作用（表6）

　　非ステロイド性抗炎症薬（NSAIDs）の多くは，血液中では大部分が血漿蛋白と結合した状態で存在する。したがって，蛋白結合性が高い薬物が同時に投与された場合，蛋白結合の競合が起こり，血漿蛋白と結合していない遊離型の薬物の割合が増加し，その薬物の作用が増強する可能性がある。NSAIDs は主に肝臓において代謝されるため，同一酵素によって代謝される薬物が併用された場合，代謝過程における薬物動態学的相互作用により，酵素に対して競合的結合が生じる。その結果，薬物の血中濃度が高まり，作用が強く現れる場合がある。多くの NSAIDs はワルファリンや他のクマリンの抗凝固作用を時に増強し，重度の出血を発現することが

表6　主な非ステロイド性抗炎症薬（NSAIDs）の相互作用

併用薬 ＼ 主な NSAIDs	セレコキシブ	メロキシカム	ロキソプロフェン	イブプロフェン	フルルビプロフェン	ジクロフェナク	ナプロキセン	予想される臨床症状
ワルファリン	+	+	+	+	+	+	+	CYP2C9の競合阻害によるプロトロンビン時間の延長
メトトレキサート		+	+	+	+	+	+	腎臓におけるプロスタグランジン合成阻害によるメトトレキサートの作用増強
ACE 阻害薬/アンジオテンシンⅡ受容体拮抗薬	+	+	+	+		+	+	腎臓におけるプロスタグランジン合成阻害による降圧効果を減弱
ループ利尿薬/サイアザイド系利尿薬	+	+	+	+	+	+	+	腎臓におけるプロスタグランジン合成阻害による降圧効果を減弱
ジゴキシン						+		腎臓におけるプロスタグランジン合成阻害によるジゴキシンの作用増強
SU 薬		+	+	+			+	血中蛋白の結合抑制による血糖降下作用の増強
ニューキノロン系抗菌薬			+	+	+	+	+	脳内の GABA の受容体結合の阻害による痙攣誘発
ペメトレキセド	+	+	+	+	+	+	+	腎臓におけるプロスタグランジン合成阻害によるペメトレキセドの作用増強
抗凝血薬/抗血小板薬	+	+	+	+		+	+	血小板凝集阻害のため出血の危険性の増大
SSRI	+	+		+		+		血小板凝集阻害のため出血の危険性の増大
CYP2C9 を阻害する薬剤（フルコナゾール，ボリコナゾール）	+			+	+	+		CYP2C9 の代謝阻害による NSAIDs の作用増強

※セレコキシブとパロキセチンとの併用によりセレコキシブの作用減弱，パロキセチンの作用増強
※メロキシカムとグリベンクラミドとの併用によりメロキシカムの作用増強
※フルルビプロフェンとニューキノロン系抗菌薬のロメフロキサシン，ノルフロキサシン，プルリフロキサシンは併用禁忌
　ACE：アンジオテンシン変換酵素，SU：スルホニル尿素，GABA：γ-アミノ酪酸，SSRI：選択的セロトニン再取り込み阻害薬

〔各薬剤の添付文書より作成〕

報告されている。そのため，NSAIDs とワルファリンを併用する場合は注意深く凝
固能をモニタリングする必要がある。同様に一部の NSAIDs は，フェニトインやス
ルホニル尿素薬（SU薬）と併用した場合，それらの作用を増強する可能性がある
ことが知られている。また NSAIDs との尿細管分泌の競合により，メトトレキサー
ト，リチウム，ジギタリスの排泄遅延が生じ，それらの作用を増強する。NSAIDs
は血管拡張作用やナトリウム利尿作用を有するプロスタグランジンの合成を抑制す
ることから，ACE 阻害薬（アンジオテンシン変換酵素阻害薬）や利尿薬の効果を減
弱させる。特に，ACE 阻害薬の併用では，腎機能障害のリスクを上昇させ，まれに
高カリウム血症を来すことがある。

　NSAIDs とニューキノロン系抗菌薬＊を併用すると，ニューキノロン系抗菌薬の
中枢神経作用であるγ-アミノ酪酸受容体（GABA 受容体）応答抑制作用により閾
値を低下させ，痙攣を誘発することがある。特にてんかん患者や素因のある患者で
は痙攣のリスクが増加する可能性がある。NSAIDs とペメトレキセドとの併用はペ
メトレキセドの腎排泄を低下させる可能性があるので注意する。抗血小板療法に伴
う低用量アスピリンと NSAIDs との併用では，NSAIDs によって血小板の COX-1
の活性部位が先に占有されると，アスピリンが血小板の標的部位に結合できないた
め不可逆的な血小板機能阻害が起こらなくなり，アスピリンの抗血小板作用が発揮
されなくなる可能性がある。ダビガトランエテキシラートなどの抗凝固薬やチクロ
ピジン，クロピドグレルなどの抗血小板薬，パロキセチンなど選択的セロトニン再
取り込み阻害薬（SSRI）との併用により NSAIDs の血小板機能阻害作用により出血
傾向となるため，消化管出血の危険性が増強する可能性がある。また，2 種類以上
の NSAIDs を併用投与することで消化管障害のリスクが増加することにも注意する。

＊：ニューキノロン系抗菌薬
人工合成された抗菌薬の一系
列。細菌の DNA 複製に必須
の酵素（DNA ジャイレースな
ど）を阻害し殺菌的に作用す
る。幅広い抗菌スペクトルと
強い抗菌力が特徴（代表的な
薬剤としてオフロキサシン，
レボフロキサシンなど）。

5 精神依存・身体依存・耐性

オピオイドに関する誤解が疼痛治療の障害となっており，精神依存（psychological dependence），身体依存（physical dependence），耐性（tolerance）の 3 つの概念を正しく理解することが重要である。

精神依存，身体依存，耐性に関する定義は国際的にも統一されていない。本ガイドラインでは，米国疼痛学会（American Pain Society），米国疼痛医学会（American Academy of Pain Medicine），米国中毒医学会（American Society of Addiction Medicine），日本緩和医療学会で用いられている定義を用いる（表7）。

1 精神依存

❶ 定　義

精神依存は，薬物に対して抑えがたい欲求がある，症状がないにもかかわらず強迫的に薬物を使用する，有害な影響があるにもかかわらず薬物を持続して使用する，その薬物を求めるために違法な行為を起こしてしまう状態である。

❷ 薬理学的基盤

オピオイドの精神依存発現（図1）には，腹側被蓋野から側坐核に投射している中脳辺縁ドパミン神経系*の活性化が重要な役割を果たしている。事実，非疼痛下では中脳辺縁ドパミン神経系の起始核である腹側被蓋野に投射している γ-amino-butyric acid（GABA）介在神経上に多く分布している μ オピオイド受容体がモルヒネにより活性化され，抑制性 GABA 介在神経が抑制される。その結果，脱抑制機構により中脳辺縁ドパミン神経系は活性化され，投射先である前脳辺縁部の側坐核においてドパミン遊離が促進され，精神依存が形成される。一方，κ オピオイド受容体は主に側坐核領域に高密度に分布しており，活性化されると側坐核におけるドパミン遊離を抑制するために嫌悪効果を発現する。

慢性炎症性疼痛下におけるモルヒネの精神依存の形成抑制は μ，δ，κ オピオイ

＊：中脳辺縁ドパミン神経系
神経伝達物質としてドパミンを利用するドパミン神経系の一つ。脳幹の腹側被蓋野から，脳の辺縁系に軸索終末を投射する。快の情動や薬物依存などの神経機構などに関与。

表7　薬物依存に関する主な定義

用　語	定　義
精神依存/依存・嗜癖 （psychological dependence/addiction）	・一時性の慢性神経生物的疾患。その発症と進行は，遺伝的要因，心理社会的要因，環境的要因によって影響される ・以下のいずれか，または複数の特徴を有する ①自己制御できずに薬物を使用する ②症状（痛み）がないにもかかわらず強迫的に薬物を使用する ③有害な影響があるにもかかわらず持続して使用する ④薬物に対する強度の欲求がある
身体依存 （physical dependence）	オピオイドの投与が突然中止されるか大幅に減量された場合，あるいはオピオイドの拮抗薬が投与された場合に，離脱症候群によって特徴づけられる生理学的な反応
耐性 （tolerance）	薬物の長期的な使用によって効果が弱まり，同じ効果を得るためにその薬物の増量が必要となる生理学的な状態

米国疼痛学会（American Pain Society），米国疼痛医学会（American Academy of Pain Medicine），米国中毒医学会（American Society of Addiction Medicine），日本緩和医療学会の定義

図1　慢性疼痛下におけるオピオイドの精神依存不形成機構

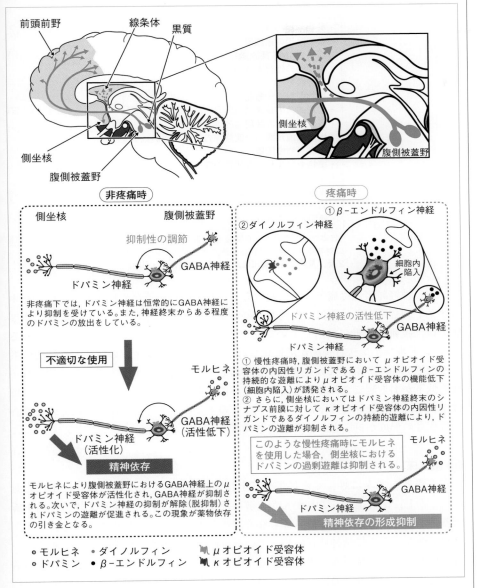

前頭前野　線条体　黒質

側坐核

腹側被蓋野

側坐核

腹側被蓋野

非疼痛時

側坐核　　　　　　腹側被蓋野

抑制性の調節

GABA神経

ドパミン神経

非疼痛下では，ドパミン神経は恒常的にGABA神経により抑制を受けている。また，神経終末からある程度のドパミンの放出をしている。

不適切な使用

モルヒネ

ドパミン神経
（活性化）

GABA神経
（活性低下）

精神依存

モルヒネにより腹側被蓋野におけるGABA神経上のμオピオイド受容体が活性化され，GABA神経が抑制される。次いで，ドパミン神経の抑制が解除（脱抑制）されドパミンの遊離が促進される。この現象が薬物依存の引き金となる。

疼痛時

①β-エンドルフィン神経

②ダイノルフィン神経

細胞内陥入

ドパミン神経の活性低下

GABA神経

ドパミン神経

① 慢性疼痛時，腹側被蓋野において μオピオイド受容体の内因性リガンドである β-エンドルフィンの持続的な遊離によりμオピオイド受容体の機能低下（細胞内陥入）が誘発される。
② さらに，側坐核においてはドパミン神経終末のシナプス前膜に対して κオピオイド受容体の内因性リガンドであるダイノルフィンの持続的遊離により，ドパミンの遊離が抑制される。

このような慢性疼痛時にモルヒネを使用した場合，側坐核におけるドパミンの過剰遊離は抑制される。

モルヒネ

GABA神経

ドパミン神経

精神依存の形成抑制

- ○モルヒネ　・ダイノルフィン　〜μオピオイド受容体
- ○ドパミン　●β-エンドルフィン　〜κオピオイド受容体

ド受容体のそれぞれの拮抗薬のなかで，κオピオイド受容体拮抗薬の処置によってのみ消失することから，炎症性疼痛下では内因性κオピオイド神経系の亢進が起きていると考えられる。前述のとおり，モルヒネは側坐核領域でのドパミンの著明な遊離を引き起こして精神依存を誘発するが，慢性炎症性疼痛モデルラットの側坐核におけるモルヒネ誘発ドパミン遊離は，非疼痛下のラットと比較して有意な抑制が認められた。これらの知見から，慢性炎症性疼痛下では，側坐核におけるκオピオイド神経系の亢進により，モルヒネによる中脳辺縁ドパミン神経系の活性化によるドパミン遊離が抑制され，モルヒネの精神依存形成が抑制されるという機序が想定されている。

表8　オピオイド鎮痛薬の不適切使用の危険因子

- ・薬物乱用の既往
- ・薬物乱用の家族歴
- ・若年者（45歳未満）
- ・若年時の性行為依存
- ・精神疾患
- ・薬物使用の一般化
- ・心理的ストレス
- ・多数の薬物の乱用
- ・生活環境が悪い（家族等の支援が弱い）
- ・喫煙（禁煙困難）
- ・薬物やアルコール依存の既往歴
- ・オピオイドへの関心
- ・痛みによる機能障害
- ・痛みの過度の訴え
- ・原因不明の痛みの訴え

〔日本ペインクリニック学会 編. 非がん性慢性疼痛に対するオピオイド鎮痛薬処方ガイドライン改訂第2版, 真興交易医書出版部, p59, 2017より引用〕

＊：内因性リガンド
受容体や酵素に結合し，生物活性を引き起こす物質（リガンド）のうち，特に体内で産生された物質を指す。

一方，神経障害性疼痛モデルにおけるモルヒネの精神依存の形成抑制には，κオピオイド神経系が部分的にしか関わっていないことが示されている。神経障害性疼痛では，腹側被蓋野に投射しているμオピオイド受容体の内因性リガンド＊であるβ-エンドルフィン含有神経が活性化され，β-エンドルフィンの遊離が持続的に生じるため，抑制性GABA介在神経上に分布しているμオピオイド受容体の脱感作・機能低下が引き起こされると考えられる。これらの結果から，神経障害性疼痛下では中脳辺縁ドパミン神経系がモルヒネなどのオピオイドで活性化されにくくなり，精神依存の形成が抑制されると想定される。

❸ 臨　床

がん患者の痛みに対してオピオイドを長期間使用しても，精神依存はまれである。しかし，がん治療によりがんが寛解したがんサバイバーや非がん性慢性痛を訴えるがん患者に対して，治療目標もなく漫然とオピオイドを使用することにより，気がつかないうちに精神依存に陥っている可能性もあるため注意が必要である。一方，痛みや炎症が長引き，慢性化することによって，下行性疼痛制御システムの活動が変化し，もともとの痛みや炎症の原因が消失しても脳の働きだけで痛みが生じる本態性疼痛あるいは一次性慢性痛が生じている可能性もある。そのため，患者の訴える痛みに耳を傾け，常に痛みの評価を行い，オピオイドの乱用・依存の危険因子（**表8**）を確認し，オピオイドの乱用・依存の早期発見につながる危険徴候（**表9**）を見逃さないことが重要である。

2　身体依存

❶ 定　義

身体依存は，オピオイドに限らず長期間薬物に曝露されることによって生じる生体の生理学的な適応状態である。身体依存が生じているかどうかは，薬物を中止し

表9　オピオイド鎮痛薬の不適切使用の早期発見のための危険徴候

軽微な徴候	重篤な徴候
・高用量のオピオイド鎮痛薬処方への欲求 ・激しい疼痛がないにもかかわらず薬物を貯める ・特定の薬物の処方希望 ・他の医療機関から同様の薬物の入手 ・許容を超える用量へ増量 ・痛み以外の症状の緩和のための不正使用 ・処方医の予測に反した薬物の精神効果の出現	・処方箋の転売 ・処方箋の偽造 ・他人からの薬物の入手 ・経口薬の注射のための液状化 ・医療機関以外からの処方薬物の入手 ・紛失のエピソードの多発 ・不法薬物の同時使用 ・指導があるにもかかわらず，度重なる内服量の増加 ・風貌の変化

〔日本ペインクリニック学会 編．非がん性慢性疼痛に対するオピオイド鎮痛薬処方ガイドライン改訂第2版，真興交易医書出版部，p59，2017 より引用〕

表10　ヒトにおけるモルヒネの退薬症候

第1度	眠気，あくび，全身違和，発汗，流涙，流涎，鼻漏，倦怠，ふるえ，不眠，食欲不振，不安など
第2度	神経痛様の疼痛，原疾患の疼痛の再現，鳥肌，悪寒戦慄，嘔気，嘔吐，腹痛，下痢，筋クローヌス，皮膚の違和知覚，苦悶など
第3度	もうろう感，興奮，暴発，失神，痙攣，心臓衰弱，虚脱など

薬物乱用時と異なり，がん疼痛の患者が医療用麻薬の投与を中断しても，違和感，発汗，流涙が第1度からせいぜい第2度止まりで軽微なものが多い。
〔麻薬中毒者又はその疑いのある者についての精神衛生鑑定医の行なう診断の方法及び基準について．厚生省薬務局長通知（薬発第526号），昭和38年10月5日より引用〕

た場合に，薬物に特徴的な離脱症候群が生じることで判断する。すなわち，薬物を中止したときに離脱症候がみられれば身体依存が形成されていることを示す。オピオイドの場合，下痢，鼻漏，発汗，身震いを含む自律神経症状と，中枢神経症状が離脱症候群として起こる（**表10**）。身体依存を形成する薬物はオピオイドのみではなく，バルビツール酸，アルコールがある。さらに，ニコチンも弱い身体依存を示す。

　身体依存はオピオイドの長期投与を受けるがん患者の多くで認められるが，痛みのためにオピオイドが投与されていれば生体に不利益を生じないこと，精神依存とは異なること，オピオイド以外の薬物でも生じる生理的な順応状態であることを理解する必要がある。

❷ 薬理学的基盤

　炎症性疼痛モデル動物でモルヒネの身体依存を検討した研究では，炎症性疼痛下におけるモルヒネの離脱症候が非疼痛下と比較して，有意に抑制されている。さらに，炎症性疼痛下でも急激な休薬では弱い離脱症候が認められるが，モルヒネの投与量を漸減した場合，非疼痛下では弱い離脱症候を示すものの，炎症性疼痛下では全く離脱症候を示さないことが明らかにされている。

　このような炎症性疼痛下での身体依存形成抑制機構に関する検討が行われ，κオピオイド受容体の内因性リガンドであるダイノルフィンはモルヒネ依存動物における離脱症候の発現を抑制すること，さらに，κオピオイド受容体拮抗薬がモルヒネの身体依存形成を増強することが報告されている。したがって，慢性炎症性疼痛下

におけるモルヒネの身体依存の形成抑制には内因性κオピオイド神経系の活性化が関与していると考えられる。

③ 臨　床

　身体依存はがん疼痛が存在し，オピオイドが継続投与される限りは問題にならない。臨床上問題となるのは，経口摂取ができなくなり経口投与していたオピオイドが内服できなくなるなど急に中断した場合，誤って投与量を極端に減量した場合，オピオイドスイッチングに伴い大量のオピオイドを一度に他のオピオイドに変更した場合に，離脱症候群を生じ得る。例えば，経口モルヒネ徐放性製剤からフェンタニル貼付剤へスイッチングした場合，一時的な下痢症状を呈することがあるが，これはモルヒネ身体依存に伴った離脱症候群の一つと考えられる。オピオイドの離脱症候群は，投与されていたオピオイドを少量投与することで症状は消失する。離脱症候群の発現を予防するためには，急にオピオイドを中断せず，減量が必要な場合には徐々に減量することが必要である。

3　耐　性

① 定　義

　耐性は，オピオイドに限らず長期間薬物に曝露されることによって生じる生体の生理学的な適応状態である。耐性が生じているかどうかは，同じ効果が得られることが見込まれるにもかかわらず，薬物を増量しても同じ効果が認められなくなることで判断する。耐性形成は薬物の薬理作用ごとに異なる。オピオイドの場合，悪心・嘔吐，眠気などには耐性を形成するが，便秘や縮瞳には耐性を形成しない。オピオイドの場合，痛みの原因となっている腫瘍の増大がないにもかかわらず鎮痛効果が弱くなること，あるいは，腫瘍の増大に伴った痛みに対してオピオイドを増量してもそれに見合った鎮痛効果が得られないことで判断される。

② 薬理学的基盤

　薬理学的研究は，炎症性疼痛モデル動物や神経障害性疼痛モデル動物をがん疼痛の一部を反映したモデルとみなして行われている。

　正常動物に対するオピオイドの慢性投与により鎮痛耐性が形成されることはあまりにも有名な現象である。一方，炎症性疼痛や神経障害性疼痛マウスを用いた検討では，オピオイドの鎮痛効果は反復投与でも正常動物に比べて比較的維持されており，鎮痛耐性は弱いと考えられる。各オピオイドによる鎮痛耐性の形成程度には差があるものの，過量投与では明確な鎮痛耐性を形成することから適切な投与量を設定することが重要である。

③ 臨　床

　痛みの評価を十分に行い，適切な量のオピオイドを投与していれば，鎮痛耐性が問題になることは少ない。予防としては，オピオイドの使用量をいたずらに増量しないようにし，必要に応じて痛みに応じた治療を併用する（NSAIDs，放射線治療，神経ブロック，鎮痛補助薬，非薬物的手段など）ことが重要である。増量に見合う

鎮痛効果が認められない場合には，オピオイドスイッチング，オピオイド以外の鎮痛手段などを検討する。

【参考文献】

1) Suzuki T, Kishimoto Y, Misawa M, et al. Role of the kappa-opioid system in the attenuation of the morphine-induced place preference under chronic pain. Life Sci 1999; 64: PL1-7
2) Narita M, Kishimoto Y, Ise Y, et al. Direct evidence for the involvement of the mesolimbic kappa-opioid system in the morphine-induced rewarding effect under an inflammatory pain-like state. Neuropsychopharmacology 2005; 30: 111-8
3) Ozaki S, Narita M, Narita M, et al. Suppression of the morphine-induced rewarding effect in the rat with neuropathic pain: implication of the reduction in mu-opioid receptor functions in the ventral tegmental area. J Neurochem 2002; 82: 1192-8
4) Petraschka M, Li S, Gilbert TL, et al. The absence of endogenous beta-endorphin selectively blocks phosphorylation and desensitization of mu opioid receptors following partial sciatic nerve ligation. Neuroscience 2007; 146: 1795-807
5) 日本ペインクリニック学会 非がん性慢性［疼］痛に対するオピオイド鎮痛薬処方ガイドライン作成ワーキンググループ編．非がん性慢性［疼］痛に対するオピオイド鎮痛薬処方ガイドライン，真興交易医書出版部，東京，2012; pp48-9

II章

背景知識

5 非オピオイド鎮痛薬

1 非ステロイド性抗炎症薬（NSAIDs）

❶ 薬理学的特徴

　NSAIDs はステロイド構造以外の抗炎症作用，鎮痛作用，解熱作用を有する薬物の総称である。

[作用機序]

　組織が損傷されると，細胞膜のリン脂質からアラキドン酸が遊離される。遊離されたアラキドン酸はシクロオキシゲナーゼ（COX）の基質となり，プロスタグランジン（PG）など種々の化学伝達物質が産生され，損傷組織へ放出される。PG は血流増加作用や血管透過性の亢進，白血球の浸潤増加などにより炎症を促す。痛みは組織の損傷や炎症で遊離されるブラジキニンなどの発痛物質が末梢神経の痛み受容体（侵害受容器）に結合し，その刺激が大脳に伝達されることにより生じる。PG は発痛物質の作用を増強させるが，NSAIDs は炎症部位での COX の働きを阻害することで PG の産生を抑制し，抗炎症作用，鎮痛作用を発揮する（図 1）。

　発熱時には種々のサイトカインの産生が促進され，視床下部にある体温調節中枢での PGE_2 産生を増加させ，体温を上昇させるように視床下部に働きかける。NSAIDs は発熱時の PGE_2 の産生を COX 阻害により抑制することで，解熱作用をもたらす。

　アスピリンは COX の活性部位をアセチル化して不可逆的に阻害するが，他の多くの NSAIDs は COX を可逆的に阻害する。

　NSAIDs は，投与量が多くなると副作用リスクも増強する。そのため，いわゆる常用量を超えないように注意し，副作用リスクが高くなるようなら NSAIDs の中止を検討する。

[COX アイソザイム選択性]

　COX には，COX-1 と COX-2 の 2 つのアイソザイムが存在する。COX-1 は大部分の組織に恒常的に発現し，身体機能の維持に関与している。例えば胃粘膜の上皮細胞では COX-1 が常に発現して胃粘膜保護作用をもつ PG の産生に関わっている。一方 COX-2 は，腎臓や脳，脊髄などの特定の臓器では恒常的に発現しているが，多くは組織での炎症に伴いサイトカインや炎症メディエーターによって 2～3 時間で大量に誘導される。

　NSAIDs は，COX-1 および COX-2 阻害の選択性の強さにより分類され（表 1），選択的 COX-2 阻害薬としてセレコキシブがある。

❷ 副作用

　NSAIDs の副作用は共通してみられるものと，個々の NSAIDs に特異的にみられるものがある。共通する主な副作用を表 2 に示す。

図1　アラキドン酸の代謝経路

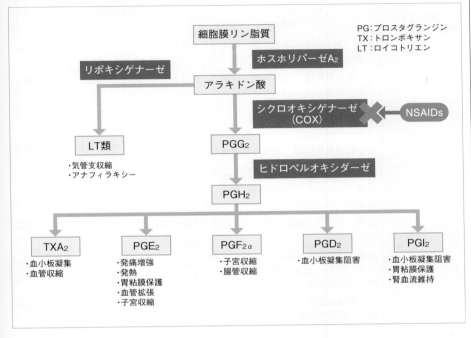

表1　COX 阻害の選択性による NSAIDs の分類

COX-1 阻害が優先	非選択的 COX-2 阻害薬	COX-2 阻害が優先	選択的 COX-2 阻害薬
フルルビプロフェン インドメタシン	アスピリン ロキソプロフェン イブプロフェン ナプロキセン	ジクロフェナク エトドラク メロキシカム	セレコキシブ

1）消化管障害

　NSAIDs の服用により消化性潰瘍，上部消化管出血のリスクは明らかに高まる。NSAIDs の服用中は潰瘍発生のリスクは持続するが，特に投与3カ月以内の発生リスクが高い。また，NSAIDs 服用中には出血などの合併症を有することが多く，消化管出血を起こす場合でも無症状の割合が高いと報告されている。NSAIDs 潰瘍のリスク因子としては，消化管出血を伴った潰瘍既往歴，中等度のリスク因子として2種類以上の NSAIDs（低用量アスピリン含む）使用，高用量 NSAIDs，抗凝固・抗血小板作用のある薬剤の併用，潰瘍の既往歴，高齢，*H.pylori* 陽性，糖質ステロイドの併用，重篤な全身疾患を有する，ビスホスホネートの併用などがある。これらの因子が増えるほど，消化管出血のリスクが高くなる。

　出血などの潰瘍合併症の予防には PG 製剤（ミソプロストール），症状を有する胃潰瘍，十二指腸潰瘍の予防にはプロトンポンプ阻害薬（PPI），PG 製剤および高用量 H_2 受容体拮抗薬が有効である。NSAIDs による胃粘膜障害は，粘膜上皮細胞における COX-1 阻害による胃粘膜保護作用をもつ PG の産生抑制が関わっており，選択的 COX-2 阻害薬は非選択的 COX 阻害薬に比べ，潰瘍発生率および出血を含む潰瘍

表2　NSAIDs に共通する主な副作用

部位など	症　状	考えられる機序の一部 備考
消化管	腹痛，悪心，食欲不振，胃びらん・潰瘍，胃腸管出血，穿孔，下痢	胃粘膜上皮細胞での COX-1 の阻害による PG の減少
腎　臓	水・電解質貯留，高 K 血症，浮腫，間質性腎炎，ネフローゼ症候群	腎における COX の阻害による PG 減少に伴う腎血流量と糸球体濾過速度の減少
肝　臓	肝機能検査値異常，肝不全	ジクロフェナク，スリンダクなど特に注意
血小板	血小板活性化阻害，出血の危険増加	血小板での COX-1 の阻害による TXA_2 の減少に伴う血小板凝集能の低下
不耐（過敏）症	血管（運動）神経性鼻炎，血管浮腫，喘息，じんま疹，気管支喘息，潮紅，低血圧，ショック	COX の阻害に伴う LT 類の合成増加など
中枢神経系	頭痛，めまい，錯乱，抑うつ，痙攣の閾値低下	痙攣の閾値低下：脳内での GABA の受容体結合阻害
皮膚・粘膜	皮疹，光過敏症（特にフェニルプロピオン酸系），皮膚粘膜眼症候群，中毒性表皮壊死症	光毒性 免疫・アレルギー的反応など
妊娠時	妊娠期間の延長，分娩阻害 胎児の動脈管閉鎖	COX の阻害に伴う PGE_2，PGF_{2a} の減少 妊娠後期では，NSAIDs 禁忌

合併症が少ない。しかし，消化性潰瘍歴があるなど高リスク患者においては，選択的 COX-2 阻害薬を使用する場合も PPI の併用を検討する。

2）腎機能障害

　PG は，腎血管を拡張させ腎血流量を維持しているため，NSAIDs は腎血流量を下げる作用をもつ。このため，腎機能障害，高齢，脱水症状，うっ血性心不全，腹水を伴う肝硬変の患者などでは NSAIDs の使用により腎機能の悪化する可能性がある。腎臓においては，COX-1 だけでなく COX-2 も常時発現しており恒常性維持に重要な役割を担っているので，腎機能障害患者，そのリスクが高い患者への NSAIDs の使用は選択的 COX-2 阻害薬を含むすべての NSAIDs で避けるべきである。NSAIDs 使用中は，尿量低下，浮腫，腎機能に注意し，腎機能悪化時には中止を検討する。

3）血小板，心血管系障害

　活性化した血小板では COX-1 の媒介によりトロンボキサン A_2（TXA_2）が生成され血栓形成を促進する。対照的に内皮細胞では COX-2 の媒介により PGI_2 が生成され抗血栓作用を示す。NSAIDs は COX を阻害し，TXA_2 の血小板形成を抑制するため血小板機能が障害され，出血傾向が現れることがある。血小板では主に COX-1 が発現しているため，選択的 COX-2 阻害薬では血小板機能障害が軽減される。

　心血管障害の発症増加のリスクは，選択的 COX-2 阻害薬であるコキシブ系薬剤の大規模臨床試験で明らかとなった。COX-2 を選択的に阻害するため，PGI_2 生成を阻害するが，TXA_2 生成には影響を与えず，抗血栓と血栓形成促進の間で不均等

を生じ血栓形成に傾くと考えられている。しかし，非選択的な COX 阻害薬である従来の NSAIDs（低用量アスピリンを除く）においても心血管障害の発症が報告されており，すべての NSAIDs において，心血管系疾患の既往，NSAIDs の用量，投与期間などがリスク上昇の要因となると考えられる。

4）アスピリン不耐（過敏）症

　アスピリンやその他の NSAIDs に過敏で，血管浮腫，全身性じんま疹，気管支喘息，喉頭浮腫，ショックなどのさまざまな症状を示す場合がある。アスピリン不耐（過敏）症の症状はアナフィラキシーとも類似しているが，免疫反応ではなく COX の阻害が関わっていると考えられている。選択的 COX-2 阻害薬のほうが起こりにくいとの報告もあるが，まずは既往の確認を行うことが重要である。

2　アセトアミノフェン

❶ 薬理学的特徴

　アセトアミノフェン〔別名（国際一般名）：パラセタモール〕はアスピリンと同等の鎮痛，解熱作用をもつ有用な薬物であるが，抗炎症作用は非常に弱い。主に代謝物が中枢に作用して鎮痛作用を発現すると考えられている。消化管，腎機能，血小板機能，心血管系に対する影響は少ないと考えられ，これらの障害で NSAIDs が使用しにくい場合にも用いることができる。

❷ 用法・用量

　中枢性の鎮痛作用，解熱作用をもつが，抗炎症作用はごく弱い。投与量が少ないと鎮痛の有効域まで血中濃度が上昇しないため注意する。がん疼痛では，2,400 mg〜4,000 mg/日程度が妥当な鎮痛量とされている。1 回量が 1,000 mg（注射剤では，体重 50 kg 以下の場合は 15 mg/kg），1 日量が 4,000 mg を超えないようにする。

❸ 副作用

　一般的な投与量では副作用は起こりにくいが，まれに皮膚粘膜眼症候群，皮疹，その他のアレルギー症状，過敏症状，肝機能障害，黄疸などが起こる。また，顆粒球減少症，間質性肺炎，間質性腎炎の報告例がある。最も重篤な急性の副作用は，過剰投与による肝細胞壊死である。

　薬剤性肝障害は作用機序によりアレルギー性，異常代謝性，中毒性の 3 つに分類され，臨床で遭遇する肝機能障害の大部分はアレルギー性肝障害である。アセトアミノフェンで注意すべきなのは，過剰投与によりアセトアミノフェン特有の中毒性肝障害（肝細胞壊死）を起こす点である。アセトアミノフェンは，肝臓で約 90％以上がグルクロン酸抱合または硫酸抱合を受け，腎臓から排泄される。数％が CYP2E1 によって中間代謝物の N-アセチル-P-ベンゾキノンイミン（NAPQI）になる。NAPQI は肝毒性がある中間代謝物であるが，通常は肝臓でグルタチオンにより無毒化される。過剰のアセトアミノフェンを摂取するとグルタチオンが枯渇し，NAPQI が増加し肝細胞壊死を引き起こす。1 回の服用で成分量 10〜15 g（150 mg〜250 mg/kg）を超えると肝細胞壊死が起こり，成分量 20〜25 g 以上では致命的にな

　るといわれている。この量は臨床での用量の 10 倍以上であり，一般的な使用量で重篤な肝細胞壊死まで進行することはほとんどないと思われる。しかしアルコール多量常飲者や低栄養状態，薬物代謝酵素（CYP2E1）を誘導する薬物（イソニアジドなど）との併用では中毒性肝障害のリスクが高まるので注意が必要となり，重篤な肝機能障害患者には禁忌となる。アセトアミノフェン過剰摂取時の解毒にはアセチルシステインが使用され，アセトアミノフェン血中濃度が一つの指標となる。

　アセトアミノフェンは市販の総合感冒薬，解熱薬，鎮咳薬などにも含まれていることが多く，意図しない過剰摂取にも注意が必要である。また，過剰摂取がなくても肝酵素の AST（GOT），ALT（GPT）の一過性の上昇が起こることがあると報告されている。中毒性肝障害の場合は，同時に血漿ビリルビンの上昇，プロトロンビン時間の延長もみられることが多い。アセトアミノフェンを 1,500 mg/日以上長期投与する場合には，定期的に肝機能などを確認する必要がある。

6　鎮痛補助薬

1　鎮痛補助薬の定義

［定　義］　主たる薬理作用には鎮痛作用を有しないが，鎮痛薬と併用することにより鎮痛効果を高め，特定の状況下で鎮痛効果を示す薬物である。

［解　説］　鎮痛補助薬「adjuvant analgesic」の定義には広義のものと狭義のものとがある。

「co-analgesic」は，鎮痛薬の副作用対策や痛み以外の症状緩和目的で，他の鎮痛薬と併用する薬剤も含む。本ガイドラインでは，Lussier らの Oxford Textbook of Palliative Medicine の記載を参考に，「鎮痛補助薬」として特定の痛みに対して鎮痛効果を有する狭義の定義を用いた。

2　鎮痛補助薬の概要

神経障害性疼痛をはじめとするオピオイド抵抗性の痛みに対して，現在，多くの薬剤が鎮痛補助薬として使用されているが，質の高い臨床試験は少なく，適正な使用方法についてはいまだに確立されていない。帯状疱疹後神経痛，糖尿病性末梢神経障害は，対象の痛みの性質が比較的均一と考えられ，これらの非がん性神経障害性疼痛の試験成績に基づき，NNT[*1]（number needed to treat）が小さく，NNH[*2]（number needed to harm）が大きな薬物を選択することが，神経障害性疼痛に対する効果的かつ安全な治療戦略となるが，前述のとおり，十分な臨床試験に基づくデータが少ないうえに，本邦で使用できる薬剤は限られる。また痛みに関連する保険適用を有する薬剤は，ミロガバリン，プレガバリン，アミトリプチリン，デュロキセチン，カルバマゼピン，メキシレチン以外，そのほとんどが保険適用外の使用となる。

これらをふまえたうえで，臨床における「参考」として**表1**に鎮痛補助薬の投与方法の目安を記載した。

［*1：NNT（number needed to treat）
1 例の効果を得るためにその治療を何人の患者に用いなければならないかを示す指標。

*2：NNH（number needed to harm）
何人の患者を治療すると1例の有害症例が出現するかを示す指標。］

3　各鎮痛補助薬の特徴

❶ 抗うつ薬

［作用機序・特徴］　中枢神経系のセロトニン，ノルアドレナリンの再取り込みを阻害し，下行性抑制系を賦活することによって鎮痛効果を発揮すると考えられている。鎮痛効果の発現は，通常の抗うつ作用が発現するとされている週単位よりも早く，投与開始1週間以内に効果発現し，かつ，うつ病の治療量よりも低用量で抗うつ作用を示さずに鎮痛効果が認められる。

選択的セロトニン再取り込み阻害薬（SSRI）より，セロトニンとノルアドレナリンの両方の作用をあわせもつ SNRI（serotonin noradrenaline reuptake inhibitor）の

表1　鎮痛補助薬の投与方法の目安（参考）

薬剤分類		成分名	用法用量		備考（主な副作用）
抗うつ薬	TCA	アミトリプチリン ノルトリプチリン	開始量：10 mg/日 PO （就寝前）	維持量：10〜75 mg/日 PO 1〜3日毎に副作用がなければ 20 mg→30 mg→50 mgと増量	眠気，口渇，便秘，排尿障害，霧視など
	SNRI	デュロキセチン	開始量：20 mg/日 PO （朝食後）	維持量：40〜60 mg/日 PO 7日毎に増量	悪心（開始初期に多い），食欲不振，頭痛，不眠，不安，興奮など
ガバペンチノイド（Ca^{2+}チャネル $\alpha_2\delta$ リガンド）		ミロガバリン	開始量：10 mg/日 PO （分2）	維持量：30 mg/日 PO 5 mgずつ1週間以上の間隔をあけて漸増 （腎機能により投与量調節）	眠気，めまい，浮腫など
		プレガバリン	開始量：50〜150 mg/日 PO （就寝前または分2）	維持量：300〜600 mg/日 PO 3〜7日毎に増量 （腎機能により投与量調節）	眠気，めまい，浮腫など
抗痙攣薬		バルプロ酸	開始量：200 mg/日 PO （就寝前）	維持量：400〜1,200 mg/日 PO	眠気，悪心，肝機能障害，高アンモニア血症など
		カルバマゼピン	開始量：200 mg/日 PO （就寝前）	維持量：600 mg/日 PO 1〜3日毎に眠気のない範囲で，300 mg就寝前→400 mg夕・就寝前→600 mg夕・就寝前と増量	ふらつき，眠気，めまい，骨髄抑制など
		フェニトイン	維持量：150〜300 mg/日 PO（分3）		眠気，運動失調，悪心，肝機能障害，皮膚症状など
		クロナゼパム	開始量：0.5 mg/日 PO （就寝前）	維持量：1〜2 mg/日 PO 1〜3日毎に眠気のない範囲で，1 mg→1.5 mg就寝前に増量	ふらつき，眠気，めまい，運動失調など
局所麻酔薬・抗不整脈薬		メキシレチン	開始量：150 mg/日 PO （分3）	維持量：300 mg/日 PO（分3）	悪心，食欲不振，腹痛，胃腸障害など
		リドカイン	開始量：5 mg/kg/日 CIV，CSC	維持量：5〜20 mg/kg/日 CIV，CSC 1〜3日毎に副作用のない範囲で，10→15→20 mg/kg/日まで増量	不整脈，耳鳴，興奮，痙攣，無感覚など
NMDA受容体拮抗薬		ケタミン	開始量：0.5〜1 mg/kg/日 CIV，CSC	維持量：100〜300 mg/日 CIV，CSC 1日毎に0.5〜1 mg/kgずつ精神症状を観察しながら0.5〜1 mg/kgずつ増量	眠気，ふらつき，めまい，悪夢，悪心，せん妄，痙攣（脳圧亢進）など
中枢性筋弛緩薬		バクロフェン	開始量：10〜15 mg/日 PO （分2〜3）	維持量：15〜30 mg/日 PO （分2〜3）	眠気，頭痛，倦怠感，意識障害など
コルチコステロイド		デキサメタゾン ベタメタゾン	①漸減法 　開始量：4〜8 mg/日（分1〜2：夕方以降の投与を避ける） 　維持量：0.5〜4 mg/日 ②漸増法 　開始量：0.5 mg/日 　維持量：4 mg/日		高血糖，骨粗しょう症，消化性潰瘍，易感染症など
Bone-modifying agents（BMA）		ゾレドロン酸	4 mgを15分以上かけてDIV，3〜4週毎		顎骨壊死，急性腎不全，うっ血性心不全，発熱，関節痛など
		デノスマブ	120 mgをSC，4週毎		低カルシウム血症，顎骨壊死・顎骨骨髄炎など
その他		オクトレオチド	0.2〜0.3 mg/日 CSCまたはSC（0.1 mg×3回）		注射部位の硬結・発赤・刺激感など
		ブチルスコポラミン	開始量：10〜20 mg/日 CSC，CIV		心悸亢進，口渇，眼の調節障害など

PO：経口，CIV：持続静注，CSC：持続皮下注，DIV：点滴静注，SC：皮下注
TCA：三環系抗うつ薬，SNRI：セロトニン・ノルアドレナリン再取り込み阻害薬

ほうが鎮痛補助薬として有用な可能性があることを示唆する知見により，近年の各種ガイドラインではSNRIの選択順位が高いものが多い。

[副作用]　アミトリプチリンなどの三環系抗うつ薬では，眠気，抗コリン作用（口内乾燥，便秘，排尿障害，霧視など），起立性低血圧，せん妄がみられる。重篤な副作用としては心毒性があり，鎮痛効果を示す投与量ではまれであるが，用量依存的であり，高齢者や多剤併用の場合にリスクが高まる。

　SNRIのデュロキセチンは，投与開始時に悪心，食欲不振の発現頻度が高く，その他の副作用として頭痛，不眠，興奮などがある。また，デュロキセチンはCYP2D6阻害作用を有しているため，CYP2D6で代謝される薬剤との相互作用にも注意を要する。

❷ ガバペンチノイド（Ca^{2+}チャネル$\alpha_2\delta$リガンド）

[作用機序・特徴]　シナプス前膜の電位依存性Ca^{2+}チャネルの$\alpha_2\delta$サブユニットに結合し，神経細胞興奮を抑制する。これにより，神経障害による異常発火が減弱し，興奮性神経伝達物質の遊離が抑制され痛みが緩和される。

　ミロガバリン，プレガバリンは肝臓での代謝をほとんど受けないため，薬物相互作用の影響を受けにくいという利点がある。一方，未変化体として尿中に排泄されるため，腎機能低下患者ならびに高齢者においては，クレアチニンクリアランスに応じた投与量の調節が必要である。近年，ガバペンチノイド（Ca^{2+}チャネル$\alpha_2\delta$リガンド）の神経障害性疼痛に対する有用性が知られることとなり，国際疼痛学会（IASP），日本ペインクリニック学会などの多数の神経障害性疼痛に対するガイドラインでは，第一選択薬となっている。

[副作用]　共通の副作用として，眠気，ふらつき，めまいがある。また継続投与により，体重増加，浮腫が出現する。

❸ 抗痙攣薬

[作用機序・特徴]　以下のような作用機序が考えられている。

- 神経細胞膜のNa^+チャネルに作用し，Na^+チャネルを阻害することにより，神経の興奮を抑制する。
- GABA受容体に作用し，過剰な神経興奮を抑制する。
- 電位依存性Ca^{2+}チャネルを遮断し，神経興奮を抑制する。

　さらに，ベンゾジアゼピン系で抗痙攣薬としても使用されるクロナゼパムは，GABAニューロンの作用を特異的に増強する。

　抗痙攣薬は，薬物相互作用を来す薬剤が多く，多剤併用に注意を要する。

[副作用]　抗痙攣薬に共通する副作用として，眠気，ふらつきがあるが，副作用の発現を抑えるためには低用量から開始することが望ましい。特徴的な副作用としては，以下のものがある。

　バルプロ酸では肝機能障害，高アンモニア血症を来すことがあるため，定期的な肝機能検査を行い，意識障害を認めた場合には血中アンモニア値の測定を行う。

　カルバマゼピンでは，心刺激伝導の抑制作用があるため，重篤な心障害（第II度以上の房室ブロック，高度の徐脈）のある患者は禁忌であるほか，骨髄抑制が認められるため化学療法・放射線治療・全身性骨転移で汎血球減少を来している患者で

は原則として使用しない。

❹ 局所麻酔薬・抗不整脈薬

［作用機序・特徴］　リドカイン，メキシレチンは，Vaughan-Williams 抗不整脈薬のクラスⅠb群に位置づけられており，Na^+チャネルを遮断するという電気生理学的な作用機序が考えられている。末梢神経の神経障害性疼痛では，損傷した神経において Na^+チャネルの量，質が変化し，正常ではない Na^+チャネルが発現し神経が過敏になることが関係している。全身投与されたリドカインは，正常な神経伝達を遮断せずに，これらの Na^+チャネルを遮断し，神経の過敏反応を抑制する。また，C 線維からの刺激により活性化する脊髄後角のニューロンの活動性を抑え，脊髄後根神経節の発火を抑えることにより，過剰な活動電位を抑制する。

　メキシレチンは，肝初回通過効果が小さく，腸管からの吸収が良好であり，生体内利用率が約 90％と高いために，経口で効果が期待できる。

［副作用］　リドカインは，刺激伝導抑制作用と心筋抑制作用を有するため，重篤な刺激伝導障害のある患者には禁忌である。リドカインの心血管系の副作用としては，血圧低下，徐脈などがある。重大な副作用としては，中枢神経系の症状（不安，興奮，耳鳴，振戦，末梢知覚異常など）があり，高濃度では意識消失，全身痙攣を引き起こすこともある。抗不整脈薬としての有効域は，$1.5〜5.0\ \mu g/mL$ とされ，$10\ \mu g/mL$ 以上で副作用が出現しやすくなる。これらの副作用は用量依存的であるが，全身状態の低下したがん患者では少量でも生じることがあるので，十分な観察を行う。また本剤は CYP3A4 で代謝され，活性を有する代謝物の蓄積が神経毒性を引き起こす。

　メキシレチンもまた，重篤な刺激伝導障害のある患者には禁忌である。その他の副作用としては，悪心・嘔吐，食欲不振，胃部不快症状などの消化器症状の出現頻度が高い。

❺ NMDA 受容体拮抗薬

［作用機序・特徴］　NMDA（N-methyl-D-aspartate）受容体は，グルタミン酸受容体のサブタイプの一つで，中枢性感作[*1]やワインドアップ現象[*2]の形成など，痛みに関連する侵害情報伝達に重要な役割を果たしている（P25，Ⅱ-1-1-3 神経障害性疼痛の項参照）。神経障害性疼痛の発生には，興奮性神経伝達物質であるグルタミン酸が遊離され，NMDA 受容体を活性化することも関与している。オピオイドの鎮痛耐性[*3]に拮抗し，鎮痛効果を増強する。

　ケタミンは，従来，麻酔薬として使用されてきたが，帯状疱疹後神経痛，幻肢痛を含むさまざまな神経障害性疼痛を緩和する。

　その他，イフェンプロジルや鎮咳薬のデキストロメトルファンなどが NMDA 受容体拮抗作用を有するが，臨床上の有用性についての知見は限られている。

［副作用］　ケタミンは，血圧上昇ならびに脳圧亢進作用があるため，脳血管障害，高血圧（収縮期圧 160 mmHg 以上，拡張期圧 100 mmHg 以上），脳圧亢進症，重症の心代償不全の患者は禁忌である。主な副作用として，眠気，ふらつき，めまい，唾液分泌過多がある。重大な副作用として，急性心不全，呼吸抑制，痙攣などがあり，特徴的な副作用としては，夢，呻吟，幻覚，興奮などが知られる。

※1：中枢性感作
脊髄後角における二次ニューロンの興奮性が上昇し，脳に過剰な感覚情報が与えられる変化。Ca^{2+}イオンの細胞内流入による NMDA 受容体の活性化が起こり，痛み刺激を強く感じる痛覚過敏や，低刺激でも痛みを感じるアロディニアが発生する。

※2：ワインドアップ現象
繰り返し痛みの刺激が加わると，痛覚神経終末（脊髄後角部）で伝達物質放出が増加し，最初の痛み情報が次に送られてくる痛み情報を増幅し，次第に痛みが増強する現象。

※3：鎮痛耐性
初期に投与されていた薬物の用量で得られていた鎮痛効果が時間経過とともに減退し，同じ鎮痛効果を得るためにより多くの用量が必要になること。

❻ 中枢性筋弛緩薬

[作用機序・特徴]　バクロフェンは，$GABA_B$ 受容体[*1]の作動薬であり，三叉神経痛，筋痙縮，筋痙性疼痛などに使用される。作用機序としては，シナプス前のカルシウム濃度を低下させ，興奮性アミノ酸の放出を減少させ，後シナプスではカリウムの伝導性を増加させて神経の過分極を起こす。

[副作用]　バクロフェンの主な副作用は，めまい，眠気，消化器症状である。中枢神経系に作用するため，重大な副作用として，意識障害，呼吸抑制などがある。腎排泄型の薬剤であるため腎機能低下時に注意が必要であり，また突然の中止により，離脱症候群（幻覚，興奮，痙攣など）を呈することがあるため，漸減ののち中止する。

❼ コルチコステロイド

[作用機序・特徴]　骨転移痛，腫瘍による神経圧迫，関節痛，頭蓋内圧亢進，管腔臓器の閉塞などによる痛みに使用される。作用機序は明確ではないが，痛みを感知する部位の浮腫の軽減，コルチコステロイド反応性の腫瘍の縮小，侵害受容器の活動性低下（プロスタグランジン，ロイコトリエンを主とする炎症物質の軽減）などとされる。

　鎮痛補助薬としては，作用時間が長く，電解質作用[*2]が比較的弱いデキサメタゾン，ベタメタゾンが広く使用されるが，プレドニゾロンを代替薬として使用することもある。

[副作用]　主な副作用として，口腔カンジダ症，高血糖，消化性潰瘍，易感染症，満月様顔貌，骨粗しょう症，精神神経症状（せん妄，抑うつ）などがある。投与が長期に及ぶと，副作用の出現頻度も高くなるため，高齢者や合併症を有するハイリスク患者の場合，生命予後を含めて投与開始時期ならびに継続について十分な検討が必要である。

❽ ビスホスホネート，デノスマブなどの bone-modifying agents（BMA）

[作用機序・特徴]　骨転移痛に使用されるビスホスホネート製剤の基本骨格は，無機のピロリン酸塩の誘導体であり，破骨細胞の活動を抑制し，骨吸収を阻害することにより鎮痛効果を得る。効果は用量依存性である。

　デノスマブは，RANKL（receptor activator of nuclear factor-kappa B ligand）と結合し，破骨細胞およびその前駆細胞膜上に発現する RANK への RANKL の結合を特異的に阻害する分子標的薬（ヒト型抗体 RANKL モノクローナル抗体）である。

　RANKL 経路を介した破骨細胞の形成，活性，生存を抑制し，骨破壊に起因する病的骨折などの骨関連事象（skeletal related event；SRE）の発現を抑制するとされ，鎮痛補助薬に分類するか否かは議論の余地があるが，骨痛改善に関与するという意味で補足的に付記する。

[副作用]　ビスホスホネートの主な副作用は，悪心，めまい，発熱，急性腎不全などであり，重篤な副作用として顎骨壊死・顎骨骨髄炎が出現することがある。報告された症例のほとんどが抜歯などの歯科処置や局所感染に関連して発現しており，悪性腫瘍，化学療法，コルチコステロイド治療，放射線治療，口腔内の不衛生，歯科処置の既往歴が要因として挙げられる。必要に応じて適切な歯科検査を実施し，

＊1：$GABA_B$ 受容体
中枢神経系ニューロンや星状細胞に発現しているγ-アミノ酪酸（GABA）受容体の一つ。$GABA_B$ 受容体は G 蛋白共役型として機能する。$GABA_B$ 受容体を介して作用する薬剤に三環系抗うつ薬などがある。

＊2：電解質作用
電解質のバランスを調整する作用。ステロイドは血中のNa を増加させ，K を減少させる作用がある。Na の増加は血圧の上昇，K の減少は脱力感や心不全などを引き起こすことがある。作用の強弱はステロイドの種類により異なる。

本剤投与中は，侵襲的な歯科処置はできる限り避け，異常が認められた場合には直ちに歯科・口腔外科を受診するよう患者に十分な説明を行う。また，急速点滴により腎不全が出現することがあるため，投与速度にも注意し，投与開始前に腎機能検査を実施し，腎機能により投与量を調節する。

　デノスマブの顎骨壊死・顎骨骨髄炎などは，ビスホスホネート製剤と同様であるが，最も注意すべきことが重篤な低カルシウム血症の出現である。死亡に至った症例が報告されたことにより，定期的に血液検査を行い，血清補正カルシウム値が高値でない限り，カルシウムおよびビタミンＤの経口補充のもとに投与するよう，警告措置となっている。

❾ その他

　オピオイドなどの鎮痛薬だけでは十分な鎮痛ができない痛みとして，腸閉塞による蠕動痛がある。蠕動痛ではオクトレオチド，ブチルスコポラミン臭化物などを併用するなど，痛みの原因に応じた治療を検討する。

【参考文献】

1) Lussier D, Portenoy RK. Adjuvant analgesics. Cherny N, Fallon M, Kaasa S, et al eds. Oxford Textbook of Palliative Medicine, 5th ed. Oxford University Press, New York, 2015
2) 日本ペインクリニック学会編. 神経障害性疼痛薬物療法ガイドライン改訂第2版. 真興交易医書出版部, 東京, 2016

7　患者のオピオイドについての認識

1　患者はオピオイドをどうとらえているか

　がん疼痛のコントロールを妨げる要因の一つに患者のオピオイドの認識による使用の躊躇が挙げられる。

　一般市民のオピオイドの認識について，本邦の一般市民を対象とした調査では，オピオイドに関して，約30％が「モルヒネは中毒になる」「モルヒネは寿命を縮める」といった印象をもっているという報告がある。また，がん対策に関する世論調査では，オピオイドに対する印象を約30％が「最後の手段だと思う」「だんだん効かなくなると思う」，約10％が「寿命を縮めると思う」「精神的におかしくなると思う」と誤解していた。一方で，約50％からは「正しく使用すればがんの痛みに効果的だと思う」「正しく使用すれば安全だと思う」という理解を得られている。

　がん患者のオピオイドの認識について，米国の終末期がん患者を対象とした調査では，約半数が中等度以上の強い痛みを体験していたが，痛みの治療をさらに求めていたのは約30％にすぎなかった。その理由は，「麻薬中毒の心配」が約40％，「オピオイドの副作用の心配」が約30％であった。

　本邦においては，転移・再発後の外来通院中のがん患者を対象とした調査では，約70％が「ほとんどのがんの痛みはオピオイドで和らげることができる」と認識していた。一方で，患者の約30％が「オピオイドは中毒性がある」「寿命を縮める」と認識しており，男性患者のほうがオピオイドに対する誤解をもっていた。緩和ケア病棟の入院中にオピオイドを開始した終末期がん患者では，オピオイドに関して，約40％に「精神症状の副作用がある」「寿命を縮める」「麻薬中毒になる」という心配があり，オピオイドを開始するかどうかの意思決定には心配の数が関係するといわれている。

　Ward らは，患者がオピオイド使用やオピオイド使用につながる痛みの報告を躊躇する8つの要因（barrier）を明らかにし（表1），これらを定量的に測定するための尺度として Barriers Questionnaire（BQ）を開発した。がん疼痛でオピオイドを経口投与している外来通院患者を対象とした BQ を用いた調査では，オピオイドに関する心配として，「病気の進行への心配（「痛みがあるのは病気が重くなっている

表1　Barriers Questionnaire の8項目

> 1）精神依存（「麻薬中毒」）になる
> 2）徐々に効果がなくなる
> 3）副作用が強い
> 4）痛みは病気の進行を示す
> 5）注射がこわい
> 6）痛みを治療しても和らげることができない
> 7）痛みを訴えない患者は「良い患者」であり，良い患者でいたい
> 8）医療者は痛みの話をすることを好まない

ためである」など）」「耐性の心配（「痛みが強くなったときに効かなくなる」など）」「習慣性の心配（「痛み止めの薬は習慣性が起こるので危ない」など）」が多かった。また，がん患者を在宅で介護する家族を対象としたBQを用いた調査では，家族も「病気の進行への心配」「習慣性の心配」「副作用の心配」を抱いていることを明らかにしている。

　患者・家族のオピオイドに関する認識として，オピオイドを使用すると「麻薬中毒になる」および「寿命が縮まる」といった誤解を生じていることがある。

2　医学的真実と一致しない誤解に対してどのように対応していくか

❶　「オピオイドを使用すると麻薬中毒になる」という誤解についての真実

＊：麻薬中毒
医学的には「依存性とは関係なく，大量投与時あるいは慢性的に投与した時に現れる有害反応」，法律用語では「麻薬，大麻又はあへんの慢性中毒」をいう。

　精神依存（いわゆる「麻薬中毒＊」）とは，自己制御できずに薬物を使用する，症状（痛み）がないにもかかわらず強迫的に薬物を使用するなどの行動によって特徴づけられる一次性の慢性神経生物学的疾患である。

　オピオイドはがん疼痛に有効な薬剤であるが，がん患者にとってオピオイドの精神依存は大きな懸念であり，オピオイド導入への障壁となる要因の一つである。しかし，現実には，がん疼痛に対してオピオイドを使用した場合に精神依存が生じることはまれであり，オピオイドを使用したがん患者を追跡したコホート研究では，550例中1例（0.2％）がPortenoyによる精神依存の基準を満たしたのみであった。

　したがって，がん疼痛で精神依存が生じる可能性は非常に低く，がん疼痛に対して精神依存になる懸念は，オピオイドの使用を控える理由とはならないと考えられる。

❷　「オピオイドを使用すると寿命が縮まる」という誤解についての真実

　WHO方式がん疼痛治療法が普及する以前は，「痛みに対してオピオイドを定期的に投与する」ことは少なかった。その結果，がん疼痛に対して，「痛みが耐えられなくなってから」全身状態の悪化している患者に「いよいよモルヒネの注射」を行うことが多かった。そのため，急激に血中濃度が上昇し，副作用を生じる場合もあったと推測される。このことが「モルヒネは死を早める」という印象を一般の人たちだけでなく医療者にも与えたと考えられる。しかし，WHO方式がん疼痛治療法に基づき，痛みの強さに応じてオピオイドを定期的に鎮痛に必要な量で投与すれば，患者の生命予後に影響を与えないことを3つのコホート研究が示唆している。

　Bercovitchらは，イスラエルの1つの緩和ケア病棟の終末期がん患者を対象に，オピオイドの使用量と入院から死亡までの生存期間との相関を検討した。入院中に投与された定期およびレスキュー薬のオピオイドの平均投与量がモルヒネ経口投与換算して300 mg/日以上の群と未満の群とでは，生存期間に有意な差はなかった。また，600 mg/日以上を使用した群，300～599 mg/日を使用した群，300 mg未満を使用した群の3群で比較しても生存期間に有意差はみられず，オピオイドの投与量は生命予後に影響を与えなかった。

　Moritaらは，緩和ケア病棟に入院している終末期がん患者を対象に，オピオイドの使用量と入院から死亡までの生存期間との相関を検討した。死亡前48時間にモル

ヒネ経口投与換算 600 mg 以上を使用した群，240～599 mg を使用した群，240 mg 未満を使用した群の 3 群で比較しても，生存期間に有意差はなかった。オピオイドの投与量を生命予後の予測式に追加してもオピオイドの投与量は生命予後に影響を与えなかった。

　Portenoy らは，米国の在宅ホスピスプログラムのケアを受けオピオイドを使用した患者（がん患者は 42%）を対象に，ホスピスプログラムに紹介されてから亡くなるまでのオピオイドの最大使用量および最終のオピオイドの増加率と，生存期間との相関を検討した。モルヒネ静脈内投与換算 200 mg/日以上を使用した群と 200 mg/日以下を使用した群では，モルヒネを大量に使用しているほうが生存期間は長かった。生存期間を目的変数として，モルヒネ投与量を説明変数とした回帰分析を行うと，モルヒネ投与量は，原疾患の診断，意識水準，痛みの強さなどと同様に生命予後の有意な説明要因であったが，どのモデルも説明率は 10% 未満であった。以上から，モルヒネの投与量は生命予後に相関したが，説明率は小さく，オピオイドを必要とした背景の要因（例えば呼吸困難など）の影響を受けている可能性があるため，「オピオイドが生命予後を短縮するかもしれない」との懸念はオピオイドによる鎮痛を差し控える理由にはならないと示唆される。

　したがって，オピオイドの使用が生命予後を短縮するという根拠はない。「オピオイドを使用すると寿命が縮まる」懸念のために，鎮痛のためのオピオイドを差し控えることは妥当ではないと考えられる。

❸ オピオイドに関する誤った認識への対応（表2）

　オピオイドの使用にあたり，患者は「麻薬中毒になるのではないか」「寿命が縮まるのではないか」といった真実ではない誤解を抱いていることが少なくない。また，副作用の出現を恐れて，オピオイドの使用を躊躇し，服用しないあるいは不適切に使用するといったことも起こり得る。

　オピオイドの導入時には，オピオイドの薬効や副作用の説明のみならず，オピオイドに対するイメージを確認していくことが必要である。患者がオピオイドの使用や増量を躊躇するときには，なぜオピオイドを使用したくないのか，その背景にある思いや理由を理解する姿勢で関わることも重要である。

　がん患者がもつオピオイドの認識として，医学的事実と一致しない「誤解」が生じている場合には，その認識に至った患者の思いや背景を十分に把握したうえで，がん疼痛やオピオイドについての正しい情報を提供していく必要がある。オピオイドが最後の手段や死を連想させることによる不安に対しては，「いったん始めても具合が悪ければ相談してやめてもよいこと」「痛みが軽減すれば用量を減らし終了す

表2　オピオイドに関する誤った認識への対応

内容
・オピオイドの薬効，副作用を説明する
・患者のオピオイドに対するイメージを確認し，オピオイドを躊躇する背景や理由を理解する
・オピオイドに関する誤解がある場合には，その認識に至った思いや背景に配慮しながら，正しい情報を提供する
・鎮痛の目標について話し合い，オピオイドの使用の意義を共有する
・副作用への配慮や対策を行う

ることもあること」を伝え，死の不安を念頭に置いた精神的なサポートを行っていく。オピオイドの使用による鎮痛が単に「楽になる」だけではなく，「今できないことができるようになること」を伝えて，鎮痛の目標を共有することも意義がある。

　患者は痛みがとれることだけを希望しているわけではなく，「バランスのとれた疼痛治療」を希望していることを念頭に置き，副作用への配慮や対策を十分に行うことが必要である。患者がオピオイドの副作用を心配している場合には，その副作用が出現することによって懸念している生活への影響を一緒に考えていき，痛みと副作用の両者のマネジメントを図っていくことが重要である。

【参考文献】

1）Morita T, Miyashita M, Shibagaki M, et al. Knowledge and beliefs about end-of-life care and the effects of specialized palliative care: a population-based survey in Japan. J Pain Symptom Manage 2006; 31: 306-16
2）内閣府大臣官房政府広報室：がん対策に関する世論調査（平成28年11月調査），4. 緩和ケアについて
https://survey.gov-online.go.jp/h28/h28-gantaisaku/2-4.html（2019/10/01 閲覧）
3）Weiss SC, Emanuel LL, Fairclough DL, et al. Understanding the experience of pain in terminally ill patients. Lancet 2001; 357: 1311-5
4）Akiyama M, Takebayashi T, Morita T, et al. Knowledge, beliefs, and concerns about opioids, palliative care, and homecare of advanced cancer patients: a nationwide survey in Japan. Support Care Cancer 2012; 20: 923-31
5）Morita T, Tsunoda J, Inoue S, et al. Concerns of Japanese hospice inpatients about morphine therapy as a factor in pain management: a pilot study. J Palliat Care 2000; 16: 54-8
6）Ward SE, Goldberg N, Miller-McCauley V, et al. Patient-related barriers to management of cancer pain. Pain 1993; 52: 319-24
7）近藤由香，渋谷優子．痛みのある外来がん患者のモルヒネ使用に対する懸念と服薬行動に関する研究．日がん看会誌 2002; 16: 5-16
8）Vallerand AH, Collins-Bohler D, Templin T, et al. Knowledge of and barriers to pain management in caregivers of cancer patients receiving homecare. Cancer Nurs 2007; 30: 31-7
9）Højsted J, Sjøgren P. Addiction to opioids in chronic pain patients: a literature review. Eur J Pain 2007; 11: 490-518
10）Bercovitch M, Waller A, Adunsky A. High dose morphine use in the hospice setting. A database survey of patient characteristics and effect on life expectancy. Cancer 1999; 86: 871-7
11）Morita T, Tsunoda J, Inoue S, et al. Effects of high dose opioids and sedatives on survival in terminally ill cancer patients. J Pain Symptom Manage 2001; 21: 282-9
12）Portenoy RK, Sibirceva U, Smout R, et al. Opioid use and survival at the end of life: a survey of a hospice population. J Pain Symptom Manage 2006; 32: 532-40

Ⅲ章

推 奨

●推奨の概要●
OVERVIEW

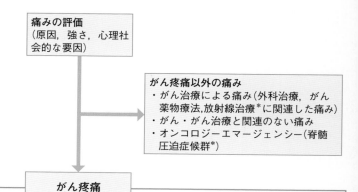

```
痛みの評価
（原因，強さ，心理社
会的な要因）
```

```
がん疼痛以外の痛み
・がん治療による痛み（外科治療，がん
　薬物療法,放射線治療*に関連した痛み）
・がん・がん治療と関連のない痛み
・オンコロジーエマージェンシー（脊髄
　圧迫症候群*）
```

```
がん疼痛
```

●鎮痛薬

疼痛強度(NRS)	軽度（1〜3）	中等度（4〜6）	高度（7〜10）‡	突出痛
推　奨	アセトアミノフェン，NSAIDs	モルヒネ¶，ヒドロモルフォン¶，オキシコドン¶，フェンタニル¶ タペンタドール		レスキュー薬☆
条件付き推奨	—	メサドン※ コデイン，トラマドール§，ブプレノルフィン#	—	経粘膜性フェンタニル★

●オピオイドの有害作用に対する治療

有害作用	便秘◇	悪心・嘔吐	眠気◆
推　奨	下剤	制吐薬	オピオイドの減量
条件付き推奨	末梢性μオピオイド受容体拮抗薬	オピオイドの変更・投与経路の変更	—

●特定の状況の治療

状況	神経障害性疼痛，骨転移	高度な腎機能障害**	適切な鎮痛効果が得られない	対処しうる治療を行っても許容できない有害作用
推　奨	鎮痛薬（アセトアミノフェン，NSAIDs，オピオイド）の投与	フェンタニル，ブプレノルフィンの注射剤†	投与中の鎮痛薬を増量	投与中の鎮痛薬の有害作用に対する治療
条件付き推奨	鎮痛補助薬，ケタミン‡	その他のオピオイド	アセトアミノフェン・NSAIDs の併用，鎮痛補助薬の併用，オピオイドの変更	オピオイドの変更・投与経路の変更

NRS：Numerical Rating Scale

NSAIDs：non-steroidal anti-inflammatory drugs，非ステロイド性抗炎症薬

PCA：patient controlled analgesia，自己調節鎮痛法

* 脊髄圧迫症候群を含む，神経圧迫に伴う痛み，放射線治療による一過性の痛みの悪化，脳転移やがん性髄膜炎による頭蓋内圧亢進症状に伴う頭痛があるとき，ステロイドを投与する。

‡ より早く鎮痛する目的で，オピオイドを持続静注または持続皮下注で開始してよい。

¶ オピオイドを持続静注または持続皮下注で投与するとき，PCA を使用してもよい。

※ メサドン以外の強オピオイドが投与されているにもかかわらず，適切な鎮痛効果が得られないとき。

§ 患者の選好，医療者の判断，医療現場の状況で，強オピオイドが投与できないとき。

高度の腎機能障害があるとき。他の強オピオイドが投与できないとき。

☆ 経口モルヒネ・ヒドロモルフォン・オキシコドン速放性製剤，オピオイド注射剤のボーラス投与，オピオイド坐剤のいずれか。

★ フェンタニル舌下錠またはバッカル錠。

◇ 下剤，末梢性 μ オピオイド受容体拮抗薬を除く，その他の便秘治療薬の投与については，明確な推奨はできない。

◆ 精神刺激薬の投与については，明確な推奨はできない。

⁂ eGFR 30 mL/min 未満

† トラマドール，オキシコドン，ヒドロモルフォン，メサドン，コデイン，モルヒネを注意して投与してもよい。ただし，コデイン，モルヒネは可能なら投与は避ける。投与するなら短期間で，少量から投与する。

‡ 強オピオイドや鎮痛補助薬が投与されても，適切な鎮痛効果が得られていない，難治性のがん疼痛に対して。

[備　考]

・鎮痛を目的とした薬物療法以外の，くも膜下鎮痛法を含む神経ブロック，放射線治療は，本ガイドラインの対象外とした。なお，両治療は，薬物療法と併行して適応を専門家と検討すること。

・薬物療法のビスホスホネート，抗 RANKL 抗体の投与も鎮痛を主目的として投与する薬剤ではないため対象外とした。

・下剤：浸透圧性下剤，大腸刺激性下剤。末梢性 μ オピオイド受容体拮抗薬：ナルデメジン。その他の便秘治療薬：ルビプロストンなど。

・制吐薬：メトクロプラミド，ドンペリドン，抗ヒスタミン薬，ハロペリドール，プロクロルペラジン，オランザピンなど。

・鎮痛補助薬：抗うつ薬，ガバペンチノイド，抗痙攣薬，抗不整脈薬。

・オピオイドの変更：オピオイドスイッチング，オピオイドローテーションのこと。

1 薬剤に関する臨床疑問

がん疼痛のある患者に対して，アセトアミノフェンの投与は推奨されるか？

推　奨

がん疼痛（軽度）のある患者に対して，アセトアミノフェンの投与（初回投与）を推奨する。

1C （強い推奨，弱い根拠に基づく）

- - - -

オピオイドが投与されているにもかかわらず，適切な鎮痛効果が得られていない，がん疼痛のある患者に対して，オピオイドとアセトアミノフェンの併用を条件付きで推奨する。

2C （弱い推奨，弱い根拠に基づく）

条件 オピオイドが投与されているにもかかわらず，十分な鎮痛効果が得られない，または有害作用のため，オピオイドを増量できないとき。

解　説

　本臨床疑問に関する臨床研究としては，ランダム化比較試験が5件ある。すべての研究で，強オピオイドが併用されており，アセトアミノフェンのみを投与した研究はなかった。1件の研究ではモルヒネからメサドンへオピオイドの変更も同時に行われており，アセトアミノフェンのみの効果は検証できていなかった。

■ がん疼痛の緩和

　すべての研究で，アセトアミノフェン（高用量：投与量3,000〜5,000 mg/日）を強オピオイドに追加投与しても，さらに痛みが緩和されることはないか，鎮痛効果はわずかであった。

■ QOL，有害作用

　QOLは3件で評価されており（QLQ-C30，AQEL，VAS well-being），両群間の差は認められなかった。

　有害作用は，4件で評価されており，全般的な有害作用の発生頻度は，両群間に差はなかった。眠気のみアセトアミノフェン併用群で多く，悪心，認知機能障害，便秘には差がなかった。

■ バイアスリスク

　割り付けの隠蔽（コンシールメント）の方法の記載なし（2件），医療者の盲検化なし（2件），アウトカム測定者の盲検化の記載なし（1件），ITT解析非実施（1件），アウトカム不完全報告（脱落率5〜20％：2件，20％＞：3件）を認めた。そ

の他のバイアス（利益相反の記載なし：3件，単施設研究：3件）を認めた。

＊＊

　これまでの研究では，オピオイドと高用量のアセトアミノフェンが併用された群とオピオイドのみが投与された群を比較して，鎮痛効果の差はなかった。有害作用は同程度であった。

　複数の研究で，アセトアミノフェンを強オピオイドに併用しても，鎮痛効果がさらに高まることはないことから，委員会の合意で，オピオイドとアセトアミノフェンの併用は，オピオイドが投与されているにもかかわらず，適切な鎮痛効果が得られないときの条件付き推奨とすると結論した。

　アセトアミノフェンは，がん疼痛の患者に対して，すでに鎮痛薬として臨床現場では広く投与されているため（Wiffen 2017, Leopoldino 2019），本ガイドラインでは，委員会の合意として，軽度のがん疼痛に対して，初回投与薬としてアセトアミノフェンの投与を推奨すると結論した。

　対象となった研究の観察期間は，5～7日間で，アセトアミノフェンが長期投与されたときの有害作用（肝機能障害，肝不全）については評価できていない可能性がある（Leopoldino 2019）。

　以上より，軽度のがん疼痛のある患者に対して，アセトアミノフェンの投与（初回投与）を推奨する。また，オピオイドが投与されているにもかかわらず，十分な鎮痛効果が得られない，または有害作用のためオピオイドを増量できないとき，オピオイドとアセトアミノフェンの併用を条件付きで推奨する。

　ただし，アセトアミノフェンを投与しても1週間程度で鎮痛できない場合は，他の鎮痛薬〔非ステロイド性抗炎症薬（NSAIDs）やオピオイド〕に変更する。一定期間，NSAIDsやオピオイドとアセトアミノフェンを併用してもよい。また，オピオイドが投与されているがん疼痛のある患者に対して，十分量のアセトアミノフェンを投与しても1週間程度で鎮痛効果が確認できなければ，投与を中止する。

【引用文献】

1) Israel FJ, Parker G, Charles M, et al. Lack of benefit from paracetamol（acetaminophen）for palliative cancer patients requiring high-dose strong opioids: a randomized, double-blind, placebo-controlled, crossover trial. J Pain Symptom Manage 2010; 39: 548-54
2) Cubero DI, del Giglio A. Early switching from morphine to methadone is not improved by acetaminophen in the analgesia of oncologic patients: a prospective, randomized, double-blind, placebo-controlled study. Support Care Cancer 2010; 18: 235-42
3) Axelsson B, Borup S. Is there an additive analgesic effect of paracetamol at step 3? A double-blind randomized controlled study. Palliat Med 2003; 17: 724-5
4) Nikles J, Mitchell GK, Hardy J, et al. Single-patient multiple crossover studies to determine the effectiveness of paracetamol in relieving pain suffered by patients with advanced cancer taking regular opioids: A pilot study. Palliat Med 2016; 30: 800-2
5) Stockler M, Vardy J, Pillai A, et al. Acetaminophen（paracetamol）improves pain and well-being in people with advanced cancer already receiving a strong opioid regimen: a randomized, double-blind, placebo-controlled cross-over trial. J Clin Oncol 2004; 22: 3389-94

【参考文献】

a) Wiffen PJ, Derry S, Moore RA, et al. Oral paracetamol（acetaminophen）for cancer pain. Cochrane Database Syst Rev 2017; 7: CD012637
b) Leopoldino AO, Machado GC, Ferreira PH, et al. Paracetamol versus placebo for knee and hip osteoarthritis. Cochrane Database Syst Rev 2019; 2: CD013273

CQ 2

がん疼痛のある患者に対して，NSAIDs の投与は推奨されるか？

（推 奨）

がん疼痛（軽度）のある患者に対して，NSAIDs の投与（初回投与）を推奨する。

1B（強い推奨，中等度の根拠に基づく）

オピオイドが投与されているにもかかわらず，適切な鎮痛効果が得られていない，がん疼痛のある患者に対して，オピオイドと NSAIDs の併用を条件付きで推奨する。

2C（弱い推奨，弱い根拠に基づく）

条 件 オピオイドが投与されているにもかかわらず，十分な鎮痛効果が得られない，または有害作用のため，オピオイドを増量できないとき。

解 説

　本臨床疑問に関する臨床研究としては，ランダム化比較試験が 40 件ある。NSAIDs とプラセボを比較した研究（3 件），NSAIDs と他の NSAIDs を比較した研究（16 件），NSAIDs とオピオイドを比較した研究（9 件），オピオイドと，オピオイドと NSAIDs の併用を比較した研究（9 件），NSAIDs，オピオイド，プラセボ，抗うつ薬のいずれかを組み合わせて比較した研究（3 件）があった。

■ がん疼痛の緩和

[NSAIDs とプラセボを比較した研究]

　NSAIDs とプラセボを比較した研究（3 件）では，うつ症状のある患者，高度の痛みのある患者では治療効果がなく（2 件），鎮痛薬を使用していない痛みのある患者では治療効果があった（1 件）。

[NSAIDs と他の NSAIDs を比較した研究]

　NSAIDs と他の NSAIDs を比較した研究（16 件）では，異なる NSAIDs では鎮痛効果の差がない（11 件），差がある研究（4 件）があった。同じ NSAIDs で投与量を変えた研究では，投与量が多いと鎮痛効果が良好（フルルビプロフェン：1 件，ナプロキセン：1 件）であった。

[NSAIDs とオピオイドを比較した研究]

　NSAIDs とオピオイドを比較した研究（9 件）では，単回投与の比較（ペンタゾシン 2 件，フェンタニル舌下錠 1 件），反復投与の比較（モルヒネ 2 件，コデインを含む 2 件）で鎮痛効果の差を認めなかった。NSAIDs のほうが鎮痛効果は良い研究〔2 件：ペンタゾシン 1 件（投与期間 8 日間），モルヒネ 1 件（単回投与）〕があった。

[オピオイドの単独投与と，オピオイドと NSAIDs またはアセトアミノフェンの併用を比較した研究]

　オピオイドの単独投与と，オピオイドと NSAIDs の併用を比較した研究（7 件）

では，NSAIDs の併用のほうが鎮痛効果が良好な研究（5 件），差がない研究（2 件）があった。NSAIDs の併用のほうがプラセボより，オピオイドの使用量（経時的に増量した投与量）が少なく（1 件），NSAIDs を 2 剤併用したほうが，NSAIDs を 1 剤併用するより鎮痛効果が良好（2 件）であった。

[NSAIDs，オピオイド，プラセボ，抗うつ薬のいずれかを組み合わせて比較した研究]

さまざまな薬剤を 3 群比較した研究（3 件）では，NSAIDs とオピオイドと NSAIDs＋オピオイド併用を比較した研究では鎮痛効果の差がなく（1 件），NSAIDs とプラセボとオピオイドを比較した研究では，NSAIDs が最も鎮痛効果があり（1件），NSAIDs と NSAIDs＋抗うつ薬と NSAIDs＋オピオイドを比較した研究では，鎮痛効果の差はなかった（1 件）。

■ QOL，有害作用

QOL を評価した研究（NSAIDs と他の NSAIDs の比較）の 2 件では，ketorolac と dexketoprofen，ketorolac とジクロフェナクを比較し差がなかった（Karnovsky performance, Spitzer test）。

有害作用については，プラセボとの比較では，プラセボと同等の研究（1 件），内訳（悪心，発熱，顔面浮腫，眠気，消化不良，頭痛，めまい）と頻度のみ記載されており，群間比較されていなかった研究があった（2 件）。

他の NSAIDs との比較では，内訳（悪心・嘔吐，消化不良，下痢，便秘，腹痛，肝機能異常，消化管出血，食欲不振，口渇，眠気，熱感，動悸，火照り）と頻度のみ記載されており，比較されていなかった研究（14 件），nimesulide のほうがジクロフェナクより有害作用が少なかった研究があった（1 件）。

オピオイドとの比較では，評価していない研究（1 件），内訳（眠気，食欲不振，消化不良，口内乾燥，心窩部痛）と頻度のみ記載されており，群間比較されていない研究（6 件），モルヒネのほうが全有害事象が多い研究（1 件），ペンタゾシンのほうが眠気，悪心・嘔吐が多かった研究があった（1 件）。

オピオイドと，オピオイドと NSAIDs の併用との比較では，オピオイドと NSAIDs を併用したほうが，胃部不快感が多い（1 件），差なし（1 件），比較されていないが併用したほうが消化器症状，血尿を認めた研究があった（1 件）。NSAIDs 2 剤＋オピオイドと NSAIDs 1 剤＋オピオイドを比較した研究では，便秘，眠気，めまいがみられた（1 件）。

NSAIDs，オピオイド，プラセボ，抗うつ薬のいずれかを組み合わせて比較した研究では，NSAIDs と，オピオイドと，NSAIDs とオピオイドの併用で，悪心・嘔吐，錯乱を認めたが，群間差はなかった（1 件）。NSAIDs と NSAIDs＋抗うつ薬と NSAIDs＋オピオイドで，胃部不快感，口渇，中枢神経障害を認めた頻度のみ記載されており，群間比較はされていなかった（1 件）。

■ バイアスリスク

NSAIDs とプラセボを比較した研究では，ランダム化の方法の記載なし（3 件），割り付けの隠蔽（コンシールメント）の方法の記載なし（3 件），参加者と医療者の盲検化の記載なし（1 件），アウトカム測定者の盲検化が内容から判断できない（1件），アウトカム不完全報告（脱落率 5〜20%：2 件），その他のバイアス（単施設研究：2 件，研究資金の記載なし：2 件）を認めた。

他の NSAIDs と比較した研究では，ランダム化の方法の記載なし（12 件），割り

付けの隠蔽（コンシールメント）の方法の記載なし（15件），参加者と医療者の盲検化なし（オープンラベル試験：5件），アウトカム測定者の盲検化が内容から判断できない（2件），ITT 解析非実施（5件），アウトカム不完全報告（脱落率5〜20％：5件，20％＞：6件），その他のバイアス（単施設研究：7件，研究資金の記載なし：13件，責任著者の所属が製薬会社：1件）を認めた。

　NSAIDs とオピオイドを比較した研究では，ランダム化の方法の記載なし（6件），割り付けの隠蔽（コンシールメント）の方法の記載なし（8件），参加者と医療者の盲検化なしまたは記載内容から判断できない（3件），アウトカム測定者の盲検化が内容から判断できない（3件），ITT 解析非実施（3件），アウトカム不完全報告（脱落率5〜20％：4件，20％＞：4件），その他のバイアス（単施設研究：4件，研究資金の記載なし：7件）を認めた。

　オピオイドと，オピオイドと NSAIDs の併用を比較した研究では，ランダム化の方法の記載なし（6件），割り付けの隠蔽（コンシールメント）の方法の記載なし（9件），参加者と医療者の盲検化なしまたは記載内容から判断できない（オープンラベル試験：2件，記載なし：2件），アウトカム測定者の盲検化が内容から判断できない（3件），ITT 解析非実施（3件），アウトカム不完全報告（脱落率5〜20％：3件，20％＞：2件），その他のバイアス（単施設研究：8件，製薬会社の資金：3件，研究資金の記載なし：2件）を認めた。

　NSAIDs，オピオイド，プラセボ，抗うつ薬のいずれかを組み合わせて比較した研究では，ランダム化の方法の記載なし（2件），割り付けの隠蔽（コンシールメント）の方法の記載なし（3件），参加者と医療者の盲検化なしまたは記載内容から判断できない（1件），アウトカム測定者の盲検化が内容から判断できない（1件），ITT 解析非実施（1件），アウトカム不完全報告（脱落率5〜20％：1件，20％＞：1件），その他のバイアス（単施設研究：2件，製薬会社の資金：1件，研究資金の記載なし：2件）を認めた。

＊＊

　これまでの研究では，NSAIDs の単独投与は，高度の痛みを除いて，プラセボと比較して鎮痛効果は強かった。異なる NSAIDs 同士の比較では，鎮痛効果は同程度であった。NSAIDs とオピオイドとの比較では，短期間であればオピオイドと鎮痛効果は同程度であった。NSAIDs とオピオイドを併用すると，オピオイドを単独投与するよりも，より鎮痛効果は強く，オピオイドの使用量（経時的に増量した投与量）が少なくなった。

　観察期間中の NSAIDs の有害作用は，オピオイドと比較すると少なく，オピオイドと併用すると多かった。しかし，観察期間が短いことから，十分に有害作用（胃，十二指腸潰瘍を含む胃腸障害，腸管出血をはじめとする消化器症状）が評価されていない可能性がある。

　一方で，観察期間が数時間から1週間未満の研究は，本ガイドラインでは採用したが，鎮痛効果や治療効果は臨床疑問に直接対応しているとはいえない。

　以上より，軽度のがん疼痛のある患者に対して，NSAIDs の投与（初回投与）を推奨する。また，オピオイドが投与されているにもかかわらず十分な鎮痛効果が得られない，または有害作用のためオピオイドを増量できないとき，オピオイドと NSAIDs の併用を条件付きで推奨する。

　ただし，NSAIDs の鎮痛効果については 1 週間程度で評価し，効果がなければ他の NSAIDs に変更せず，オピオイドに変更する。一定期間，オピオイドと NSAIDs を併用してもよい。

【引用文献】

1) Alamdarsaravi M, Ghajar A, Noorbala AA, et al. Efficacy and safety of celecoxib monotherapy for mild to moderate depression in patients with colorectal cancer: a randomized double-blind, placebo controlled trial. Psychiatry Res 2017; 255: 59-65

2) 内田正興，野口明彦，小川一誠．癌性疼痛に対する Ketoprofen 坐剤の二重盲検比較試験による検討 Indomethacin, placebo との比較．診療と新薬 1982; 19: 795-805

3) Stambaugh J, Drew J. A double-blind parallel evaluation of the efficacy and safety of a single dose of ketoprofen in cancer pain. J Clin Pharmacol 1988; 28（Suppl 1）: S34-9

4) Mohammadinejad P, Arya P, Esfandbod M, et al. Celecoxib versus diclofenac in mild to moderate depression management among breast cancer patients: a double-blind, placebo-controlled, randomized trial. Ann Pharmacother 2015; 49: 953-61

5) Rodríguez MJ, Contreras D, Gálvez R, et al. Double-blind evaluation of short-term analgesic efficacy of orally administered dexketoprofen trometamol and ketorolac in bone cancer pain. Pain 2003; 104: 103-10

6) Pannuti F, Robustelli della Cuna G, Ventaffrida V, et al. A double-blind evaluation of the analgesic efficacy and toxicity of oral ketorolac and diclofenac in cancer pain. The TD/10 recordati Protocol Study Group. Tumori 1999; 85: 96-100

7) Yalçin S, GüllüIH, Tekuzman G, et al. A comparison of two nonsteroidal antiinflammatory drugs（diflunisal versus dipyrone）in the treatment of moderate to severe cancer pain: a randomized crossover study. Am J Clin Oncol 1998; 21: 185-8

8) Toscani F, Piva L, Corli O, et al. Ketorolac versus diclofenac sodium in cancer pain. Arzneimittelforschung 1994; 44: 550-4

9) Gallucci M, Toscani F, Mapelli A, et al. Nimesulide in the treatment of advanced cancer pain. Double-blind comparison with naproxen. Arzneimittelforschung 1992; 42: 1028-30

10) Ventafridda V, Toscani F, Tamburini M, et al. Sodium naproxen versus sodium diclofenac in cancer pain control. Arzneimittelforschung 1990; 40: 1132-4

11) 古江尚，仁井谷久暢，栗原稔，他．LFP83 の癌性疼痛に対する有用性の検討 注射用ケトプロフェンとの二重盲検比較試験．臨と研 1989; 66: 2014-24

12) Levick S, Jacobs C, Loukas DF, et al. Naproxen sodium in treatment of bone pain due to metastatic cancer. Pain 1988; 35: 253-8

13) Turnbull R, Hills LJ. Naproxen versus aspirin as analgesics in advanced malignant disease. J Palliat Care 1986; 1: 25-8

14) Corli O, Cozzolino A, Scaricabarozzi I. Nimesulide and diclofenac in the control of cancer-related pain. Comparison between oral and rectal administration. Drugs 1993; 46（Suppl 1）: 152-5

15) Ventafridda V, De Conno F, Panerai AE, et al. Non-steroidal anti-inflammatory drugs as the first step in cancer pain therapy: double-blind, within-patient study comparing nine drugs. J Int Med Res 1990; 18: 21-9

16) Wool C, Prandoni P, Polistena P, et al. Ketorolac suppositories in the treatment of neoplastic pain: a randomized clinical trial versus diclofenac. Curr Ther Res 1991; 49: 854-61

17) Martino G, Ventafridda V, Parini J, et al. A controlled study on the analgesic activity of indoprofen inpatients with cancer pain. Bonica JJ, Albe-Fessard D, eds. Pharmacological Agents in Chronic Pain, Advances in Pain Research and Therapy. Vol. 1. New York, Raven Press, 1976: pp573-8

18) Sacchetti G, Camera P, Rossi AP, et al. Injectable ketoprofen vs. acetylsalicylic acid for the relief of severe cancer pain: a double-blind, crossover trial. Drug Intell Clin Pharm 1984; 18: 403-6

19) Saxena A, Andley M, Gnanasekaran N. Comparison of piroxicam and acetylsalicylic acid for pain in head and neck cancers: a double-blind study. Palliat Med 1994; 8: 223-9

20) Yousef AA, Alzeftawy AE. The efficacy of oral piroxicam fast-dissolving tablets versus sublingual fentanyl in incident breakthrough pain due to bone metastases: a double-blinded randomized study. Support Care Cancer 2019; 27: 2171-7

21) Rodríguez M, Barutell C, Rull M, et al. Efficacy and tolerance of oral dipyrone versus oral

morphine for cancer pain. Eur J Cancer 1994; 30A: 584-7

22) Dellemijn PL, Verbiest HB, van Vliet JJ, et al. Medical therapy of malignant nerve pain. A randomised double-blind explanatory trial with naproxen versus slow-release morphine. Eur J Cancer 1994; 30A: 1244-50

23) Carlson RW, Borrison RA, Sher HB, et al. A multiinstitutional evaluation of the analgesic efficacy and safety of ketorolac tromethamine, acetaminophen plus codeine, and placebo in cancer pain. Pharmacotherapy 1990; 10: 211-6

24) Minotti V, Patoia L, Roila F, et al. Double-blind evaluation of analgesic efficacy of orally administered diclofenac, nefopam, and acetylsalicylic acid (ASA) plus codeine in chronic cancer pain. Pain 1989; 36: 177-83

25) LFP83「癌性疼痛」研究会．LFP83 の癌性疼痛に対する有用性の検討　ペンタゾシンとの封筒法による比較試験．臨と研 1989; 66: 2303-11

26) 田口鉄男，太田潤，吉野肇一，他．癌性疼痛に対する LM-001 の二重盲検比較試験による臨床的有用性の検討　ペンタゾシンとの比較．Ther Res 1988; 9: 1033-46

27) Tonachella R, Curcio C, Grossi E. Diclofenac sodium in cancer pain: A double-blind within-patients comparison with pentazocine. Curr Ther Res 1985; 37 (6): 1130-3

28) Sunshine A, Olson NZ. Analgesic efficacy of ketoprofen in postpartum, general surgery, and chronic cancer pain. J Clin Pharmacol 1988; 28 (Suppl 1): S47-54

29) Duarte Souza JF, Lajolo PP, Pinczowski H, et al. Adjunct dipyrone in association with oral morphine for cancer-related pain: the sooner the better. Support Care Cancer 2007; 15: 1319-23

30) Björkman R, Ullman A, Hedner J. Morphine-sparing effect of diclofenac in cancer pain. Eur J Clin Pharmacol 1993; 44: 1-5

31) Stambaugh JE Jr, Drew J. The combination of ibuprofen and oxycodone/acetaminophen in the management of chronic cancer pain. Clin Pharmacol Ther 1988; 44: 665-9

32) Lomen PL, Samal BA, Lamborn KR, et al. Flurbiprofen for the treatment of bone pain in patients with metastatic breast cancer. Am J Med 1986; 80 (3A): 83-7

33) Mercadante S, Fulfaro F, Casuccio A. A randomised controlled study on the use of anti-inflammatory drugs in patients with cancer pain on morphine therapy: effects on dose-escalation and a pharmacoeconomic analysis. Eur J Cancer 2002; 38: 1358-63

34) Ferrer-Brechner T, Ganz P. Combination therapy with ibuprofen and methadone for chronic cancer pain. Am J Med 1984; 77: 78-83

35) Weingart WA, Sorkness CA, Earhart RH. Analgesia with oral narcotics and added ibuprofen in cancer patients. Clin Pharm 1985; 4: 53-8.

36) Moertel CG, Ahmann DL, Taylor WF, et al. Relief of pain by oral medications. A controlled evaluation of analgesic combinations. JAMA 1974; 229: 55-9

37) Liu Z, Xu Y, Liu ZL, et al. Combined application of diclofenac and celecoxib with an opioid yields superior efficacy in metastatic bone cancer pain: a randomized controlled trial. Int J Clin Oncol 2017; 22: 980-5

38) Staquet M, Renaud A. Double-blind, randomized trial of piroxicam and codeine in cancer pain. Current Therapeutic Research 1993; 53: 435-40

39) Moertel CG, Ahmann DL, Taylor WF, et al. Aspirin and pancreatic cancer pain. Gastroenterology 1971; 60: 552-3

40) Minotti V, De Angelis V, Righetti E, et al. Double-blind evaluation of short-term analgesic efficacy of orally administered diclofenac, diclofenac plus codeine, and diclofenac plus imipramine in chronic cancer pain. Pain 1998; 74: 133-7

CQ 3

がん疼痛のある患者に対して，モルヒネの投与は推奨されるか？

推奨

がん疼痛（中等度から高度）のある患者に対して，モルヒネの投与を推奨する。

1A （強い推奨，強い根拠に基づく）

解説

本臨床疑問に関する臨床研究としては，ランダム化比較試験が 77 件ある。

モルヒネとプラセボを比較した研究はなかった。

異なるモルヒネ製剤の比較研究が 40 件あった。オピオイドが投与されていない患者（3 件），オピオイドが投与されている患者（32 件）を対象とした研究，オピオイドが投与されている患者と投与されていない患者が混在した研究（4 件），オピオイドの投与が明記されていない（1 件）研究があった。

モルヒネの作用時間の異なる製剤を比較（速放性製剤と徐放性製剤：15 件），モルヒネ速放性製剤の投与方法を比較（2 件），徐放性製剤を初回投与したときに速放性製剤とプラセボの併用を比較（1 件），モルヒネ徐放性製剤と他のモルヒネ徐放性製剤の比較（8 件），投与時間を比較（1 件），投与回数を比較（8 件），投与経路を比較（4 件），コカインとアルコールの併用を比較した研究（1 件）があった。

モルヒネと他のオピオイドの比較研究が 39 件（うち 3 件は複数の強オピオイドを比較）あった。

NSAIDs と比較（2 件），弱オピオイドと比較（コデインまたはトラマドール 1件），トラマドールと比較（5 件），他の強オピオイドと比較（オキシコドン 14 件，フェンタニル貼付剤 6 件，ブプレノルフィン貼付剤 7 件，ヒドロモルフォン 3 件，タペンタドール 1 件），メサドンと比較（5 件）した研究があった（重複を含む）。

がん疼痛の緩和

モルヒネ速放性製剤と徐放性製剤との比較では，鎮痛効果の差がない（11 件），徐放性製剤が優れた効果（1 件），速放性製剤の投与方法によっても差がない（1 件），不明（4 件：総モルヒネ投与量 1 件，満足度のみ 1 件，突出痛の出現回数のみ 1 件，不明 1 件）の研究があった。

モルヒネ徐放性製剤と他のモルヒネ徐放性製剤の比較では，鎮痛効果の差がない（20 件），モルヒネ徐放性製剤の経直腸投与のほうが優れた効果（1 件）を示した研究があった。

モルヒネ以外の薬剤との鎮痛効果の比較では，NSAIDs と鎮痛効果の差がない（2件），弱オピオイド（コデインまたはトラマドール）よりモルヒネのほうが良好（1件），トラマドールと差がない（2 件），モルヒネのほうが良好（2 件）な研究があった。

オキシコドンとは鎮痛効果の差がない（13 件），フェンタニル貼付剤と差がない（6 件），ヒドロモルフォンのほうが良好（1 件），差がない（2 件），タペンタドールと差がない（1 件），メサドンと差がない（4 件），投与量の増量率がメサドンのほう

が良好（1件）な研究があった。

■ QOL

QOL を評価した研究（異なるモルヒネ製剤：10件）では，活動度，気分，睡眠の質，FACT-G，HRQOL-QLQ-C30 で差がない（8件），モルヒネ徐放性製剤と他のモルヒネ徐放性製剤を比較し，新薬のほうが睡眠の質・身体的/精神的障害の改善率，well-being が高かった（1件），モルヒネ徐放性製剤のほうが速放性製剤よりも，QOL スコアが高かった（1件）研究があった。

他剤との比較（4件）では，弱オピオイドよりモルヒネ群が良かった（ESAS の well being）（1件），フェンタニル貼付剤と比較して，歩行，通常の仕事の影響はモルヒネが（1件），日常動作の制限と夜間の睡眠はフェンタニルがモルヒネより（1件）良好，GPE（global perceived effect）がモルヒネと（1件）同等，ブプレノルフィン貼付剤のほうが，モルヒネ徐放性製剤よりも改善した（SF36：1件）研究があった。

■ 有害作用

有害作用を評価した研究（異なるモルヒネ製剤：38件）では，便秘，悪心・嘔吐，口渇，尿閉，日中の眠気，めまいなどに差がない（34件），モルヒネ徐放性製剤の直腸投与のほうが，経口投与に比べて，悪心が少ない（1件），硬膜外モルヒネ投与のほうが，経口投与に比べて，悪心・嘔吐が少ない（1件），速放性製剤のほうが，徐放性製剤に比べて，眠気が軽度（1件），徐放性製剤の違いにより，有害作用に差がある（1件）研究があった。

他剤と比較した研究では，弱オピオイドと差がない（1件），NSAIDs と比較して悪心・嘔吐が多い（1件），すべての副作用が多い（1件），トラマドールと比較して差がない（2件），悪心が多い（1件），オキシコドンと比較して差がない（7件），フェンタニル貼付剤と比較して悪心（1件），便秘（2件）が多い，ブプレノルフィン貼付剤と比較してめまい，便秘，悪心が多い（1件），ブプレノルフィン注射と比較して眠気，悪心・嘔吐が少ない（1件），ヒドロモルフォンと比較して便秘，悪心・嘔吐が多い（1件），タペンタドールと比較してすべての副作用が多い（1件），便秘，嘔吐が多い（1件），メサドンと比較して差がない（単回投与：1件），口渇が多い（2件）研究があった。

■ バイアスリスク

ランダム化の方法の記載なし（28件），両群のベースラインの不均衡あり（2件），割り付けの隠蔽（コンシールメント）の方法の記載なし（36件），参加者と医療者の盲検化なし（オープンラベル試験：16件），アウトカム測定者の盲検化なし（13件），ITT 解析非実施（25件），アウトカム不完全報告（脱落率5〜20%：21件，20%＞：12件），その他のバイアス（単施設研究：15件，製薬会社の資金：18件，研究資金の記載なし：9件）を認めた。

＊＊

これまでの研究では，異なるモルヒネ製剤（経口投与）の比較では，鎮痛効果は同程度であった。また弱オピオイド，トラマドールより鎮痛効果は強かった。他の強オピオイドと比較すると，適切な換算比で変更すれば，鎮痛効果は同程度であった。有害作用は，異なるモルヒネ製剤（経口投与）の比較では，同程度であった。

また，モルヒネの投与後は，軽度の痛み（VAS 30/100 mm 以下）に緩和された

患者がほとんど（90％＞）で，十分な鎮痛効果が得られていた（Wiffen 2016）。

　有害作用は，システマティックレビューの集計では，便秘，眠気，悪心，口渇，嘔吐があり（Wiffen 2014），1〜2割の患者が有害作用のため治療の変更が必要となる可能性があった（Wiffen 2017）。モルヒネを投与中は，同時に有害作用の治療を行う必要がある。

　したがって，がん疼痛（中等度から高度）のある患者に対して，モルヒネの投与を推奨する。

【引用文献】

1) Flöter T, Koch EMW, Kap-Cas study group. Comparison of two oral morphine formulations for chronic severe pain of malignant and nonmalignant origin. Clinical Drug Investigation 1997; 14: 183-91

2) Melzack R, Mount BM, Gordon JM. The Brompton mixture versus morphine solution given orally: effects on pain. Can Med Assoc J 1979; 120: 435-8

3) O'Brien T, Mortimer PG, McDonald CJ, et al. A randomized crossover study comparing the efficacy and tolerability of a novel once-daily morphine preparation（MXL capsules）with MST Continus tablets in cancer patients with severe pain. Palliat Med 1997; 11: 475-82

4) Vielvoye-Kerkmeer A, Van Tinteren H, Mattern C, et al. Sustained release morphine in cancer pain. Eur J Palliat Care 2002; 9: 137-40

5) Wilkinson TJ, Robinson BA, Begg EJ, et al. Pharmacokinetics and efficacy of rectal versus oral sustained-release morphine in cancer patients. Cancer Chemother Pharmacol 1992; 31: 251-4

6) Todd J, Rees E, Gwilliam B, et al. An assessment of the efficacy and tolerability of a 'double dose' of normal-release morphine sulphate at bedtime. Palliat Med 2002; 16: 507-12

7) 武田文和，小川秀道，平賀一陽，他．癌患者の疼痛治療における PF-402（硫酸モルヒネ持続性経口製剤）の臨床評価―硫酸モルヒネ徐放錠との比較．臨医薬 1998; 14: 853-69

8) Babul N, Provencher L, Laberge F, et al. Comparative efficacy and safety of controlled-release morphine suppositories and tablets in cancer pain. J Clin Pharmacol 1998; 38: 74-81

9) Broomhead A, Kerr R, Tester W, et al. Comparison of a once-a-day sustained-release morphine formulation with standard oral morphine treatment for cancer pain. J Pain Symptom Manage 1997; 14: 63-73

10) Ridgway D, Sopata M, Burneckis A, et al. Clinical efficacy and safety of once-daily dosing of a novel, prolonged-release oral morphine tablet compared with twice-daily dosing of a standard controlled-release morphine tablet in patients with cancer pain: a randomized, double-blind, exploratory crossover study. J Pain Symptom Manage 2010; 39: 712-20

11) Portenoy RK, Maldonado M, Fitzmartin R, et al. Oral controlled-release morphine sulfate. Analgesic efficacy and side effects of a 100-mg tablet in cancer pain patients. Cancer 1989; 63（Suppl 11）: 2284-8

12) Mignault GG, Latreille J, Viguié F, et al. Control of cancer-related pain with MS Contin: a comparison between 12-hourly and 8-hourly administration. J Pain Symptom Manage 1995; 10: 416-22

13) Smith KJ, Miller AJ, McKellar J, et al. Morphine at gramme doses: kinetics, dynamics and clinical need. Postgrad Med J 1991; 67（Suppl 2）: S55-9

14) Boureau F, Saudubray F, d'Arnoux C, et al. A comparative study of controlled-release morphine（CRM）suspension and CRM tablets in chronic cancer pain. J Pain Symptom Manage 1992; 7: 393-9

15) Hanks GW, Hanna M, Finlay I, et al. Efficacy and pharmacokinetics of a new controlled-release morphine sulfate 200-mg tablet. J Pain Symptom Manage 1995; 10: 6-12

16) Currow DC, Plummer JL, Cooney NJ, et al. A randomized, double-blind, multi-site, crossover, placebo-controlled equivalence study of morning versus evening once-daily sustained-release morphine sulfate in people with pain from advanced cancer. J Pain Symptom Manage 2007; 34: 17-23

17) 水口公信，武田文和，平賀一陽，他．癌患者の痛みに対する塩酸モルヒネ坐剤 AN-631 の有用性の検討―硫酸モルヒネ徐放錠との比較．臨医薬 1990; 6: 2357-76

18) Gourlay GK, Cherry DA, Onley MM, et al. Pharmacokinetics and pharmacodynamics of twenty-four-hourly Kapanol compared to twelve-hourly MS Contin in the treatment of

III章

推奨

severe cancer pain. Pain 1997; 69: 295-302

19) Hagen NA, Thirlwell M, Eisenhoffer J, et al. Efficacy, safety, and steady-state pharmacokinetics of once-a-day controlled-release morphine (MS Contin XL) in cancer pain. J Pain Symptom Manage 2005; 29: 80-90

20) Homsi J, Walsh D, Lasheen W, et al. A comparative study of 2 sustained-release morphine preparations for pain in advanced cancer. Am J Hosp Palliat Care 2010; 27: 99-105

21) Kerr RO, Tester WJ. A patient preference study comparing two extended-release morphine sulfate formulations (once-daily Kadian® versus twice-daily MS Contin®) for cancer pain. Clinical Drug Investigation 2000; 19: 25-32

22) Ferrell B, Wisdom C, Wenzl C, et al. Effects of controlled-released morphine on quality of life for cancer pain. Oncol Nurs Forum 1989; 16: 521-6

23) Hoskin PJ, Poulain P, Hanks GW. Controlled-release morphine in cancer pain. Is a loading dose required when the formulation is changed? Anaesthesia 1989; 44: 897-901

24) Finn JW, Walsh TD, MacDonald N, et al. Placebo-blinded study of morphine sulfate sustained-release tablets and immediate-release morphine sulfate solution in outpatients with chronic pain due to advanced cancer. J Clin Oncol 1993; 11: 967-72

25) Arkinstall WW, Goughnour BR, White JA, et al. Control of severe pain with sustained-release morphine tablets versus oral morphine solution. CMAJ 1989; 140: 653-7

26) Gillette JF, Ferme C, Moisy N, et al. Double-blind crossover clinical and pharmacokinetic comparison of oral morphine syrup and sustained release morphine sulfate capsules in patients with cancer-related pain. Clinical Drug Investigation 1997; 14 (Suppl 1): 22-7

27) Hanks GW, Twycross RG, Bliss JM. Controlled release morphine tablets: a double-blind trial in patients with advanced cancer. Anaesthesia 1987; 42: 840-4

28) Ventafridda V, Saita L, Barletta L, et al. Clinical observations on controlled-release morphine in cancer pain. J Pain Symptom Manage 1989; 4: 124-9

29) Walsh TD. Clinical evaluation of slow release morphine tablets. Adv Pain Res Ther 1985; 9: 727-31

30) Walsh TD, MacDonald N, Bruera E, et al. A controlled study of sustained-release morphine sulfate tablets in chronic pain from advanced cancer. Am J Clin Oncol 1992; 15: 268-72

31) Deschamps M, Band PR, Hislop TG, et al. The evaluation of analgesic effects in cancer patients as exemplified by a double-blind, crossover study of immediate-release versus controlled-release morphine. J Pain Symptom Manage 1992; 7: 384-92

32) Thirlwell MP, Sloan PA, Maroun JA, et al. Pharmacokinetics and clinical efficacy of oral morphine solution and controlled-release morphine tablets in cancer patients. Cancer 1989; 63 (Suppl 11): 2275-83

33) Klepstad P, Kaasa S, Jystad A, et al. Immediate- or sustained-release morphine for dose finding during start of morphine to cancer patients: a randomized, double-blind trial. Pain 2003; 101: 193-8

34) Xu GZ, Cai ZJ, Deng YP, et al. Clinical evaluation of the analgesic effect of sustained release morphine sulfate microgranules in patients with terminal cancer. Clinical Drug Investigation 1997; 14 (Suppl 1): 34-42

35) Dale O, Piribauer M, Kaasa S, et al. A double-blind, randomized, crossover comparison between single-dose and double-dose immediate-release oral morphine at bedtime in cancer patients. J Pain Symptom Manage 2009; 37: 68-76

36) Cundiff D, McCarthy K, Savarese JJ, et al. Evaluation of a cancer pain model for the testing of long-acting analgesics. The effect of MS Contin in a double-blind, randomized crossover design. Cancer 1989; 63 (Suppl 11): 2355-9

37) Panich A, Charnvej L. Comparison of morphine slow release tablet (MST) and morphine sulphate solution (MSS) in the treatment of cancer pain. J Med Assoc Thai 1993; 76: 672-6

38) De Conno F, Ripamonti C, Saita L, et al. Role of rectal route in treating cancer pain: a randomized crossover clinical trial of oral versus rectal morphine administration in opioid-naive cancer patients with pain. J Clin Oncol 1995; 13: 1004-8

39) Harris JT, Suresh Kumar K, Rajagopal MR. Intravenous morphine for rapid control of severe cancer pain. Palliat Med 2003; 17: 248-56

40) Vainio A, Tigerstedt I. Opioid treatment for radiating cancer pain: oral administration vs. epidural techniques. Acta Anaesthesiol Scand 1988; 32: 179-85

41) Dellemijn PL, Verbiest HB, van Vliet JJ, et al. Medical therapy of malignant nerve pain. A randomised double-blind explanatory trial with naproxen versus slow-release morphine. Eur J Cancer 1994; 30A: 1244-50

42）Rodríguez M, Barutell C, Rull M, et al. Efficacy and tolerance of oral dipyrone versus oral morphine for cancer pain. Eur J Cancer 1994; 30A: 584-7

43）Bandieri E, Romero M, Ripamonti CI, et al. Randomized trial of low-dose morphine versus weak opioids in moderate cancer pain. J Clin Oncol 2016; 34: 436-42

44）Kress HG, Koch ED, Kosturski H, et al. Tapentadol prolonged release for managing moderate to severe, chronic malignant tumor-related pain. Pain Physician 2014; 17: 329-43

45）Leppert W. Analgesic efficacy and side effects of oral tramadol and morphine administered orally in the treatment of cancer pain. Nowotwory 2001; 51: 257-66

46）Wilder-Smith CH, Schimke J, Osterwalder B, et al. Oral tramadol, a mu-opioid agonist and monoamine reuptake-blocker, and morphine for strong cancer-related pain. Ann Oncol 1994; 5: 141-6

47）平賀一陽，大熊誠太郎，浅野弘明，他．【トラマドール塩酸塩（トラマール）の臨床的研究】癌性疼痛を対象とした弱オピオイド鎮痛薬 NS-315（トラマドール塩酸塩）の第Ⅲ相臨床試験―モルヒネを対照としたランダム化二重盲検並行群間比較試験．臨医薬 2010a; 26: 569-84

48）平賀一陽，大熊誠太郎，浅野弘明，他．【トラマドール塩酸塩（トラマール）の臨床的研究】癌性疼痛を対象とした弱オピオイド鎮痛薬 NS-315（トラマドール塩酸塩）の第Ⅲ相臨床試験―モルヒネを対照としたランダム化二重盲検クロスオーバー試験．臨医薬 2010b; 26: 555-68

49）Lee KH, Kang JH, Oh HS, et al. Intravenous oxycodone versus intravenous morphine in cancer pain: a randomized, open-label, parallel-group, active-control study. Pain Res Manag 2017; 2017: 9741729

50）Nosek K, Leppert W, Nosek H, et al. A comparison of oral controlled-release morphine and oxycodone with transdermal formulations of buprenorphine and fentanyl in the treatment of severe pain in cancer patients. Drug Des Devel Ther 2017; 11: 2409-19

51）Zhang WZ, Yu WJ, Zhao XL, et al. Pharmacoeconomics evaluation of morphine, MS contin and oxycodone in the treatment of cancer pain. Asian Pac J Cancer Prev 2014; 15: 8797-800

52）Bruera E, Belzile M, Pituskin E, et al. Randomized, double-blind, cross-over trial comparing safety and efficacy of oral controlled-release oxycodone with controlled-release morphine in patients with cancer pain. J Clin Oncol 1998; 16: 3222-9

53）Corli O, Floriani I, Roberto A, et al.; CERP study of pain group. Are strong opioids equally effective and safe in the treatment of chronic cancer pain? A multicenter randomized phase IV 'real life' trial on the variability of response to opioids. Ann Oncol 2016; 27: 1107-15

54）Heiskanen T, Kalso E. Controlled-release oxycodone and morphine in cancer related pain. Pain 1997; 73: 37-45

55）Kalso E, Vainio A. Morphine and oxycodone hydrochloride in the management of cancer pain. Clin Pharmacol Ther 1990; 47: 639-46

56）Lauretti GR, Oliveira GM, Pereira NL. Comparison of sustained-release morphine with sustained-release oxycodone in advanced cancer patients. Br J Cancer 2003; 89: 2027-30

57）Mercadante S, Tirelli W, David F, et al. Morphine versus oxycodone in pancreatic cancer pain: a randomized controlled study. Clin J Pain 2010; 26: 794-7

58）Mucci-LoRusso P, Berman BS, Silberstein PT, et al. Controlled-release oxycodone compared with controlled-release morphine in the treatment of cancer pain: a randomized, double-blind, parallel-group study. Eur J Pain 1998; 2: 239-49

59）Riley J, Branford R, Droney J, et al. Morphine or oxycodone for cancer-related pain? A randomized, open-label, controlled trial. J Pain Symptom Manage 2015; 49: 161-72

60）Zecca E, Brunelli C, Bracchi P, et al. Comparison of the tolerability profile of controlled-release oral morphine and oxycodone for cancer pain treatment. An open-label randomized controlled trial. J Pain Symptom Manage 2016; 52: 783-94

61）武田文和，舘野政也，小山靖夫，他．癌患者の疼痛治療における S-8117（塩酸オキシコドン徐放錠）と硫酸モルヒネ徐放錠との比較試験―第Ⅲ相臨床試験．臨医薬 2005; 21: 295-313

62）Beaver WT, Wallenstein SL, Rogers A, et al. Analgesic studies of codeine and oxycodone in patients with cancer. II. Comparisons of intramuscular oxycodone with intramuscular morphine and codeine. J Pharmacol Exp Ther 1978; 207: 101-8

63）Ahmedzai S, Brooks D. Transdermal fentanyl versus sustained-release oral morphine in cancer pain: preference, efficacy, and quality of life. The TTS-Fentanyl Comparative Trial Group. J Pain Symptom Manage 1997; 13: 254-61

64）Mercadante S, Porzio G, Ferrera P, et al. Sustained-release oral morphine versus transdermal fentanyl and oral methadone in cancer pain management. Eur J Pain 2008; 12: 1040-6

65）van Seventer R, Smit JM, Schipper RM, et al. Comparison of TTS-fentanyl with sustained-release oral morphine in the treatment of patients not using opioids for mild-to-moderate pain. Curr Med Res Opin 2003; 19: 457-69

66) Wong JO, Chiu GL, Tsao CJ, et al. Comparison of oral controlled-release morphine with transdermal fentanyl in terminal cancer pain. Acta Anaesthesiol Sin 1997; 35: 25-32

67) Kjaer M, Henriksen H, Knudsen J. A comparative study of intramuscular buprenorphine and morphine in the treatment of chronic pain of malignant origin. Br J Clin Pharmacol 1982; 13: 487-92

68) Pasqualucci V, Tantucci C, Paoletti F, et al. Buprenorphine vs. morphine via the epidural route: a controlled comparative clinical study of respiratory effects and analgesic activity. Pain 1987; 29: 273-86

69) Pace MC, Passavanti MB, Grella E, Buprenorphine in long-term control of chronic pain in cancer patients. Front Biosci 2007; 12: 1291-9

70) Wang J, Cai B, Huang DX, et al. Decreased analgesic effect of morphine, but not buprenorphine, in patients with advanced P-glycoprotein（＋）cancers. Pharmacol Rep 2012; 64: 870-7

71) Choudhury K, Dasgupta P, Paul N, et al. A comparative study of transdermal buprenorphine and oral morphine in the treatment of chronic pain of malignant origin. Indian J Palliat Care 2018; 24: 500-4

72) Hanna M, Thipphawong J; 118 Study Group. A randomized, double-blind comparison of OROS® hydromorphone and controlled-release morphine for the control of chronic cancer pain. BMC Palliat Care 2008; 7: 17

73) Wirz S, Wartenberg HC, Nadstawek J. Less nausea, emesis, and constipation comparing hydromorphone and morphine? A prospective open-labeled investigation on cancer pain. Support Care Cancer 2008; 16: 999-1009

74) Moriarty M, McDonald CJ, Miller AJ. A randomised crossover comparison of controlled release hydromorphone tablets with controlled release morphine tablets in patients with cancer pain. J Clin Res 1999; 2: 1-8

75) Beaver WT, Wallenstein SL, Houde RW, et al. A clinical comparison of the analgesic effects of methadone and morphine administered intramuscularly, and of orally and parenterally administered methadone. Clin Pharmacol Ther 1967; 8: 415-26

76) Bruera E, Palmer JL, Bosnjak S, et al. Methadone versus morphine as a first-line strong opioid for cancer pain: a randomized, double-blind study. J Clin Oncol 2004; 22: 185-92

77) Ventafridda V, Ripamonti C, Bianchi M, et al. A randomized study on oral administration of morphine and methadone in the treatment of cancer pain. J Pain Symptom Manage 1986; 1: 203-7

【参考文献】

a) Wiffen PJ, Wee B, Moore RA. Oral morphine for cancer pain. Cochrane Database Syst Rev 2016; 4: CD003868

b) Wiffen PJ, Derry S, Moore RA. Impact of morphine, fentanyl, oxycodone or codeine on patient consciousness, appetite and thirst when used to treat cancer pain. Cochrane Database Syst Rev 2014; 5: CD011056

c) Wiffen PJ, Wee B, Derry S, et al. Opioids for cancer pain - an overview of Cochrane reviews. Cochrane Database Syst Rev 2017; 7: CD012592

CQ 4

がん疼痛のある患者に対して，ヒドロモルフォンの投与は推奨されるか？

推奨

がん疼痛（中等度から高度）のある患者に対して，ヒドロモルフォンの投与を推奨する。

1B （強い推奨，中等度の根拠に基づく）

解説

　本臨床疑問に関する臨床研究としては，ランダム化比較試験が8件ある。ヒドロモルフォンとプラセボを比較した研究はなかった。対象患者にオピオイドが投与されていない（2件），オピオイドを投与中（3件），オピオイドを投与しているか記載がない研究（1件）で，すべて他のオピオイドと鎮痛効果を比較した研究であった。痛みの程度を限定しない研究（2件），中等度から高度の痛みに限定した研究（2件）があった。また，有害作用を主調査項目として評価した研究（2件）があった。

■ がん疼痛の緩和

　すべての研究で，異なるオピオイドとの鎮痛効果の差は認められなかった。

■ QOL，有害作用

　QOL を評価した研究はなかった。

　有害作用が評価された研究（7件）では，有害作用の内訳のみ記載されており，比較できない（4件），オキシコドンと比較し，眠気，悪心が同等であった（1件），フェンタニル貼付剤，ブプレノルフィン貼付剤と比較し，悪心・嘔吐の程度は変わらず，便秘が少ない（1件），モルヒネと比較し，便秘，悪心・嘔吐が少ない（1件）研究があった。

■ バイアスリスク

　ランダム化の方法の記載なし（2件），割り付けの隠蔽（コンシールメント）の方法の記載なし（4件），参加者と医療者の盲検化なし（オープンラベル試験：2件），アウトカム測定者の盲検化なし（オープンラベル試験：2件），ITT 解析非実施（3件），アウトカム不完全報告（脱落率5〜20%：3件，20%＞：5件），その他のバイアス（製薬会社の資金：6件，単施設研究：2件）を認めた。

＊＊

　これまでの研究では，オピオイド間の換算比を適切に設定すれば，ヒドロモルフォンと他の強オピオイドの鎮痛効果と有害作用は同程度であった。

　以上より，がん疼痛（中等度から高度）のある患者に対して，ヒドロモルフォンの投与を推奨する。

【引用文献】

1) Inoue S, Saito Y, Tsuneto S, et al. A randomized, double-blind, non-inferiority study of hydromorphone hydrochloride immediate-release tablets versus oxycodone hydrochloride immediate-release powder for cancer pain: efficacy and safety in Japanese cancer patients. Jpn J

Clin Oncol 2018; 48: 542-7

2）Inoue S, Saito Y, Tsuneto S, et al. A randomized, double-blind study of hydromorphone hydro-chloride extended-release tablets versus oxycodone hydrochloride extended-release tablets for cancer pain: efficacy and safety in Japanese cancer patients（EXHEAL: a Phase Ⅲ study of EXtended-release HydromorphonE for cAncer pain reLief）. J Pain Res 2017; 10: 1953-62

3）Yu S, Shen W, Yu L, et al. Safety and efficacy of once-daily hydromorphone extended-release versus twice-daily oxycodone hydrochloride controlled-release in chinese patients with can-cer pain: a phase 3, randomized, double-blind, multicenter study. J Pain 2014; 15: 835-44

4）Hanna M, Thipphawong J; 118 Study Group. A randomized, double-blind comparison of OROS（R）hydromorphone and controlled-release morphine for the control of chronic cancer pain. BMC Palliat Care 2008; 7: 17

5）Hagen NA, Babul N. Comparative clinical efficacy and safety of a novel controlled-release oxycodone formulation and controlled-release hydromorphone in the treatment of cancer pain. Cancer 1997; 79: 1428-37

6）Moriarty M, McDonald CJ, Miller AJ. A randomised crossover comparison of controlled release hydromorphone tablets with controlled release morphine tablets in patients with can-cer pain. J Clin Res 1999; 2: 1-8

7）Wirz S, Wartenberg HC, Nadstawek J. Less nausea, emesis, and constipation comparing hydromorphone and morphine? A prospective open-labeled investigation on cancer pain. Support Care Cancer 2008; 16: 999-1009

8）Wirz S, Wittmann M, Schenk M, et al. Gastrointestinal symptoms under opioid therapy: a prospective comparison of oral sustained-release hydromorphone, transdermal fentanyl, and transdermal buprenorphine. Eur J Pain 2009; 13: 737-43

CQ 5

がん疼痛のある患者に対して，オキシコドンの投与は推奨されるか？

推奨

がん疼痛（中等度から高度）のある患者に対して，オキシコドンの投与を推奨する。

1B （強い推奨，中等度の根拠に基づく）

解説

　本臨床疑問に関する臨床研究としては，ランダム化比較試験が26件ある。オキシコドンとプラセボを比較した研究はなかった。強オピオイドが投与されていない（3件），投与されている患者が対象の研究（23件）であった。

　オキシコドンと，別のオピオイド〔モルヒネ（14件），フェンタニル（3件），ブプレノルフィン（2件），タペンタドール（1件），ヒドロモルフォン（2件），コデイン（1件），oxymorphone（1件），重複あり〕または作用時間の異なるオキシコドンと鎮痛効果を比較した研究（7件）であった。

■ がん疼痛の緩和

　すべての研究でオキシコドン徐放性製剤とその他のオピオイド，作用時間の異なるオキシコドンとの鎮痛効果に差はなかった。

■ QOL，有害作用

　QOLを評価した研究はなかった。

　有害作用（便秘，眠気，悪心・嘔吐など）が評価された研究（13件）では，頻度は集計されているが，検定されておらず，有害作用（便秘，眠気，悪心・嘔吐）の程度，頻度を対照薬と比較できない（3件），モルヒネと差がない（7件）研究があった。オキシコドンのほうが，重度の筋痙攣性ミオクローヌスが少ない（1件），便秘が有意に多く，嘔吐が有意に少ない（1件），オキシコドン徐放性製剤のほうが，速放性製剤よりも頭痛が少ない（1件）研究があった。

■ バイアスリスク

　ランダム化の方法の記載なし（18件），割り付けの隠蔽（コンシールメント）の方法の記載なし（19件），参加者と医療者の盲検化なし（11件：オープンラベル試験8件），アウトカム測定者の盲検化が内容から判断できない（12件），アウトカム不完全報告（脱落率5〜20％：10件，20％＞：10件），選択的アウトカム報告（有害作用の記載が十分ではない：4件），その他のバイアス（単施設研究：11件，製薬会社の資金：10件）を認めた。

＊＊

　これまでの研究では，オピオイド間の換算比を適切に設定すれば，オキシコドンと他の強オピオイドを比較した場合，作用時間の異なるオキシコドン同士を比較した場合に鎮痛効果は同程度であった。有害作用は（便秘，眠気，悪心・嘔吐）他の強オピオイドと同程度であった。

　以上より，がん疼痛（中等度から高度）のある患者に対して，オキシコドンの投

与を推奨する。

【引用文献】

1）Nosek K, Leppert W, Nosek H, et al. A comparison of oral controlled-release morphine and oxycodone with transdermal formulations of buprenorphine and fentanyl in the treatment of severe pain in cancer patients. Drug Des Devel Ther 2017; 11: 2409-19

2）Lee KH, Kang JH, Oh HS, et al. Intravenous oxycodone versus intravenous morphine in cancer pain: a randomized, open-label, parallel-group, active-control study. Pain Res Manag 2017; 2017: 9741729

3）Corli O, Floriani I, Roberto A, et al.; CERP STUDY OF PAIN GROUP. Are strong opioids equally effective and safe in the treatment of chronic cancer pain? A multicenter randomized phaseⅣ 'real life' trial on the variability of response to opioids. Ann Oncol 2016; 27: 1107-15

4）Imanaka K, Tominaga Y, Etropolski M, et al. Efficacy and safety of oral tapentadol extended release in Japanese and Korean patients with moderate to severe, chronic malignant tumor-related pain. Curr Med Res Opin 2013; 29: 1399-409

5）Lux EA, Janecki M, Maritz MA. Clinical evaluation of the first oxycodone once daily prolonged release tablet in moderate to severe chronic pain: a randomized, double-blind, multicenter, cross-over, non-inferiority study to investigate efficacy and safety in comparison with an established oxycodone twice daily prolonged release tablet. Curr Med Res Opin 2014; 30: 2365-75

6）Mercadante S, Tirelli W, David F, et al. Morphine versus oxycodone in pancreatic cancer pain: a randomized controlled study. Clin J Pain 2010; 26: 794-7

7）Riley J, Branford R, Droney J, et al. Morphine or oxycodone for cancer-related pain? A randomized, open-label, controlled trial. J Pain Symptom Manage 2015; 49: 161-72

8）Su J, Zhu Y, Wu W, et al. Observation of curative effects and adverse effects of oxycodone hydrochloride controlled- release tablets and fentanyl transdermal patches on the treatment of moderate or severe cancer pain. Anti-Tumor Pharmacy 2015; 5（6）: 444-8

9）Yu S, Shen W, Yu L, et al. Safety and efficacy of once-daily hydromorphone extended-release versus twice-daily oxycodone hydrochloride controlled-release in chinese patients with cancer pain: a phase 3, randomized, double-blind, multicenter study. J Pain 2014; 15: 835-44

10）Zecca E, Brunelli C, Bracchi P, et al. Comparison of the tolerability profile of controlled-release oral morphine and oxycodone for cancer pain treatment. An open-label randomized controlled trial. J Pain Symptom Manage 2016; 52: 783-94.

11）Zhang W-Z, Yu W-J, Zhao X-L, et al. Pharmacoeconomics evaluation of morphine, MS Contin and oxycodone in the treatment of cancer pain. Asian Pac J Cancer Prev 2014; 15: 8797-800

12）Beaver WT, Wallenstein SL, Rogers A, et al. Analgesic studies of codeine and oxycodone in patients with cancer. I. Comparisons of oral with intramuscular codeine and of oral with intramuscular oxycodone. J Pharmacol Exp Ther 1978; 207: 92-100

13）Beaver WT, Wallenstein SL, Rogers A, et al. Analgesic studies of codeine and oxycodone in patients with cancer. II. Comparisons of intramuscular oxycodone with intramuscular morphine and codeine. J Pharmacol Exp Ther 1978; 207: 101-8

14）Bruera E, Belzile M, Pituskin E, et al. Randomized, double-blind, cross-over trial comparing safety and efficacy of oral controlled-release oxycodone with controlled-release morphine in patients with cancer pain. J Clin Oncol 1998; 16: 3222-9

15）Gabrail NY, Dvergsten C, Ahdieh H. Establishing the dosage equivalency of oxymorphone extended release and oxycodone controlled release in patients with cancer pain: a randomized controlled study. Curr Med Res Opin 2004; 20: 911-8

16）Hagen NA, Babul N. Comparative clinical efficacy and safety of a novel controlled-release oxycodone formulation and controlled-release hydromorphone in the treatment of cancer pain. Cancer 1997; 79: 1428-37

17）Heiskanen T, Kalso E. Controlled-release oxycodone and morphine in cancer related pain. Pain 1997; 73: 37-45

18）Kalso E, Vainio A. Morphine and oxycodone hydrochloride in the management of cancer pain. Clin Pharmacol Ther 1990; 47: 639-46

19）Kaplan R, Parris WC, Citron ML, et al. Comparison of controlled-release and immediate-release oxycodone tablets in patients with cancer pain. J Clin Oncol 1998; 16: 3230-7

20）Lauretti GR, Oliveira GM, Pereira NL. Comparison of sustained-release morphine with sustained-release oxycodone in advanced cancer patients. Br J Cancer 2003; 89: 2027-30

21） Leow KP, Cramond T, Smith MT. Pharmacokinetics and pharmacodynamics of oxycodone when given intravenously and rectally to adult patients with cancer pain. Anesth Analg 1995; 80: 296-302

22） Mucci-LoRusso P, Berman BS, Silberstein PT, et al. Controlled-release oxycodone compared with controlled-release morphine in the treatment of cancer pain: a randomized, double-blind, parallel-group study. Eur J Pain 1998; 2: 239-49

23） Parris WC, Johnson BW Jr, Croghan MK, et al. The use of controlled-release oxycodone for the treatment of chronic cancer pain: a randomized, double-blind study. J Pain Symptom Manage 1998; 16: 205-11

24） Salzman RT, Roberts MS, Wild J, et al. Can a controlled-release oral dose form of oxycodone be used as readily as an immediate-release form for the purpose of titrating to stable pain control? J Pain Symptom Manage 1999; 18: 271-9

25） Stambaugh JE, Reder RF, Stambaugh MD, et al. Double-blind, randomized comparison of the analgesic and pharmacokinetic profiles of controlled- and immediate-release oral oxycodone in cancer pain patients. J Clin Pharmacol 2001; 41: 500-6

26） 武田文和，舘野政也，小山靖夫，他．癌患者の疼痛治療における S-8117（塩酸オキシコドン徐放錠）と硫酸モルヒネ徐放錠との比較試験—第Ⅲ相臨床試験．臨医薬 2005; 21: 295-313

Ⅲ章

推奨

CQ 6

がん疼痛のある患者に対して，フェンタニルの投与は推奨されるか？

（推　奨）

がん疼痛（中等度から高度）のある患者に対して，フェンタニルの投与を推奨する。

1B　（強い推奨，中等度の根拠に基づく）

- -

がん疼痛（中等度から高度）のある患者に対して，初回投与薬として，フェンタニル貼付剤の投与を条件付きで推奨する。

2C　（弱い推奨，弱い根拠に基づく）

条件　投与後に，傾眠，呼吸抑制の重篤な有害作用の有無を継続して観察できるとき。

解　説

　本臨床疑問に関する臨床研究としては，ランダム化比較試験が14件ある。強オピオイドが投与されていない患者（7件），強オピオイドが投与されている患者（7件）が対象であった。

　すべての研究で，フェンタニル貼付剤が投与されていた。フェンタニル注射剤の研究はなかった。

　フェンタニルと，プラセボ（1件），コデイン（2件），別のフェンタニル製剤（1件），モルヒネ（6件），オキシコドン（2件），メサドン（3件），ヒドロモルフォン（1件），ブプレノルフィン（3件），プレガバリン（1件）（重複あり）の鎮痛効果を比較した研究であった。

■ がん疼痛の緩和

　すべての研究で，フェンタニルと，他の強オピオイドとの鎮痛効果の差はなかった（10件）。アセトアミノフェンとコデインの併用よりも，鎮痛効果は強く（2件），フェンタニル貼付剤の違いにより鎮痛効果の差はなかった（1件）。神経障害性疼痛に対しては，プレガバリンよりも鎮痛効果は劣っていた（1件）。

■ QOL，有害作用

　QOL を評価した研究（8件）では，日常生活動作，睡眠の質，QOL 尺度〔GPE（global perceived effect），EuroQol5D，WHO scale EORTC，ECOG，G-BPI〕で測定された。歩行，通常の仕事への影響はモルヒネがフェンタニルより良好（1件），日常動作の制限と夜間の睡眠は，フェンタニルがモルヒネより良好（1件），GPE がモルヒネと同等（1件），メサドンが良好（1件），G-BPI はフェンタニルがアセトアミノフェン，コデイン，放射線治療より良好（1件），差がなかった（4件）研究があった。

　有害作用が評価された研究（14件）では，他のオピオイドと比較して，フェンタニルのほうが幻覚，錯乱（1件），モルヒネと比べて悪心（1件），便秘（2件）が軽

度であった。コデインと比べて悪心が軽度（1件），メサドンと比べて眠気，便秘，口渇が同等（2件）であった。ヒドロモルフォン（経口）と比べて，嘔吐が軽度（1件）であった。プレガバリンと比較して，フェンタニルのほうが悪心，傾眠，めまいが重度（1件）であった。ヒドロモルフォン，ブプレノルフィン貼付剤と比較して，便秘，悪心が同程度（1件）であった。

■ バイアスリスク

ランダム化の方法の記載なし（7件），割り付けの隠蔽（コンシールメント）の方法の記載なし（8件），参加者と医療者の盲検化なしまたは記載なし（オープンラベル試験：14件），アウトカム測定者の盲検化なしまたは記載なし（オープンラベル試験：14件），ITT解析非実施（10件），アウトカム不完全報告（脱落率5〜20%：11件），その他のバイアス（製薬会社の資金：5件，研究資金の記載なし：3件）を認めた。

＊＊

これまでの研究では，オピオイド間の換算比を適切に設定すれば，フェンタニル貼付剤は，他の強オピオイドと鎮痛効果は同程度であった。有害作用は便秘がモルヒネよりも少なかった。

他の系統的レビューでは，フェンタニルと他の強オピオイドを比較して，便秘以外の有害作用（悪心，腹痛，消化管出血，混乱）は，メタアナリシスができなかったと結論している（Hadley 2013）。

以上より，がん疼痛（中等度から高度）のある患者に対して，フェンタニル貼付剤の投与を推奨する。また，委員会でフェンタニル注射剤は，初回投与のオピオイドとして投与を推奨すると結論した。

次に，委員会では，強オピオイドが投与されていない患者に対する，フェンタニル貼付剤の初回投与について議論した。

これまでの研究では，強オピオイドが投与されていない患者に対する観察研究（7件）では，12〜25 µg/hr＊のフェンタニル貼付剤が初回投与のオピオイドとして投与されていた。また，有害作用のうち62%は軽度であったが，患者の8〜11%が有害作用のため治療を中止した（Kang 2015, Mercadante 2010）。

委員会では，フェンタニル貼付剤の初回投与は，投与が簡便であること，他の強オピオイドより有害作用（便秘）が軽いこと，非経口投与であることの利点があることから，最小投与量（6.25 µg/hr＊），医療環境（投与後は頻回に観察できる），患者の臨床的な状況（認知症，せん妄，在宅療養中で注射剤の使用が不向き，衰弱，消化管閉塞などで経口投与ができない）を加味して慎重に初回投与してよいと結論した。

以上より，投与後に，傾眠，呼吸抑制の重篤な有害作用の有無を継続して観察できるとき，初回投与薬として，フェンタニル貼付剤の投与を条件付きで推奨する。

＊：本ガイドライン作成時の，本邦でのフェンタニル貼付剤の最小投与量は 6.25 µg/hr である（2019 年 11 月 9 日現在）

【引用文献】

1) Nosek K, Leppert W, Nosek H, et al. A comparison of oral controlled-release morphine and oxycodone with transdermal formulations of buprenorphine and fentanyl in the treatment of severe pain in cancer patients. Drug Des Devel Ther 2017; 11: 2409-19
2) Corli O, Floriani I, Roberto A, et al; CERP STUDY OF PAIN GROUP. Are strong opioids equally effective and safe in the treatment of chronic cancer pain? A multicenter randomized

phaseⅣ 'real life' trial on the variability of response to opioids. Ann Oncol 2016; 27: 1107-15

3）Haumann J, van Kuijk SMJ, Geurts JW, et al. Methadone versus fentanyl in patients with radiation-induced nociceptive pain with head and neck cancer: a randomized controlled non-inferiority trial. Pain Pract 2018; 18: 331-40

4）Haumann J, Geurts JW, van Kuijk SM, et al. Methadone is superior to fentanyl in treating neuropathic pain in patients with head-and-neck cancer. Eur J Cancer 2016; 65: 121-9

5）Raptis E, Vadalouca A, Stavropoulou E, et al. Pregabalin vs. opioids for the treatment of neuropathic cancer pain: a prospective, head-to-head, randomized, open-label study. Pain Pract 2014; 14: 32-42

6）Wirz S, Wittmann M, Schenk M, Gastrointestinal symptoms under opioid therapy: a prospective comparison of oral sustained-release hydromorphone, transdermal fentanyl, and transdermal buprenorphine. Eur J Pain 2009; 13: 737-43

7）Ahmedzai S, Brooks D. Transdermal fentanyl versus sustained-release oral morphine in cancer pain: preference, efficacy, and quality of life. The TTS-Fentanyl Comparative Trial Group. J Pain Symptom Manage 1997; 13: 254-61

8）Kongsgaard UE, Poulain P. Transdermal fentanyl for pain control in adults with chronic cancer pain. Eur J Pain 1998; 2: 53-62

9）Kress HG, Von der Laage D, Hoerauf KH, et al. A randomized, open, parallel group, multicenter trial to investigate analgesic efficacy and safety of a new transdermal fentanyl patch compared to standard opioid treatment in cancer pain. J Pain Symptom Manage 2008; 36: 268-79

10）Mercadante S, Porzio G, Ferrera P, et al. Sustained-release oral morphine versus transdermal fentanyl and oral methadone in cancer pain management. Eur J Pain 2008; 12: 1040-6

11）Mystakidou K, Katsouda E, Kouloulias V, et al. Comparison of transdermal fentanyl with codeine/paracetamol, in combination with radiotherapy, for the management of metastatic bone pain. J Opioid Manag 2005; 1: 204-10

12）Pistevou-Gompaki K, Kouloulias VE, Varveris C, et al. Radiotherapy plus either transdermal fentanyl or paracetamol and codeine for painful bone metastases: a randomised study of pain relief and quality of life. Curr Med Res Opin 2004; 20: 159-63

13）van Seventer R, Smit JM, Schipper RM, et al. Comparison of TTS-fentanyl with sustained-release oral morphine in the treatment of patients not using opioids for mild-to-moderate pain. Curr Med Res Opin 2003; 19: 457-69

14）Wong JO, Chiu GL, Tsao CJ, et al. Comparison of oral controlled-release morphine with transdermal fentanyl in terminal cancer pain. Acta Anaesthesiol Sin 1997; 35: 25-32

【参考文献】

a）Hadley G, Derry S, Moore RA, et al. Transdermal fentanyl for cancer pain. Cochrane Database Syst Rev 2013; 10: CD010270

b）Kang JH, Oh SY, Song SY, et al. The efficacy of low-dose transdermal fentanyl in opioid-naïve cancer patients with moderate-to-severe pain. Korean J Intern Med 2015; 30: 88-95

c）Mercadante S, Porzio G, Ferrera P, et al. Low doses of transdermal fentanyl in opioid-naive patients with cancer pain. Curr Med Res Opin 2010; 26: 2765-8

CQ 7

がん疼痛のある患者に対して，タペンタドールの投与は推奨されるか？

推奨

がん疼痛（中等度から高度）のある患者に対して，タペンタドールの投与を推奨する。

1B（強い推奨，中等度の根拠に基づく）

解 説

　本臨床疑問に関する臨床研究としては，ランダム化比較試験が3件ある。オピオイドが投与されていない患者（1件），オピオイドが投与されている患者を含む（2件）研究があった。

■ がん疼痛の緩和

　すべての研究で，異なるオピオイドとの鎮痛効果の差は認められなかった。プラセボと比較した研究（1件：タペンタドールとモルヒネを比較し，さらにタペンタドールとプラセボを比較）でも，鎮痛効果の差は認められなかった（非劣性試験）。

■ QOL，有害作用

　QOL を評価した研究はなかった。

　有害作用が評価された研究は3件あった。タペンタドールと他のオピオイドが同程度（2件），タペンタドールがモルヒネより少ない（1件）研究があった。便秘，悪心はタペンタドールがオキシコドンに比べて少なく，嘔吐は同等であった。便秘，嘔吐はタペンタドールがモルヒネに比べて少なかった。胃腸症状，神経系症状はタペンタドールがモルヒネに比べて少なかった。

■ バイアスリスク

　ランダム化の方法の記載なし（1件），割り付けの隠蔽（コンシールメント）の方法の記載なし（1件），参加者と医療者の盲検化なし（1件），アウトカム測定者の盲検化が内容から判断できない（1件），アウトカム不完全報告〔2件：脱落率32%（試験期間4週間），43%（試験期間8週間）〕を認めた。すべての研究は製薬会社の資金で行われ，資金提供した製薬会社の社員が著者であった（3件：筆頭著者以外全員1件，全員2件）。

＊＊

　これまでの研究では，オピオイド間の換算比を適切に設定すれば，タペンタドールは他の強オピオイドと比較して，鎮痛効果と有害作用は同程度であった。

　以上より，がん疼痛（中等度から高度）のある患者に対して，タペンタドールの投与を推奨する。

【引用文献】

1）Imanaka K, Tominaga Y, Etropolski M, et al. Efficacy and safety of oral tapentadol extended release in Japanese and Korean patients with moderate to severe, chronic malignant tumor-related pain. Curr Med Res Opin 2013; 29: 1399-409

2) Imanaka K, Tominaga Y, Etropolski M, et al. Ready conversion of patients with well-controlled, moderate to severe, chronic malignant tumor-related pain on other opioids to tapentadol extended release. Clin Drug Investig 2014; 34: 501-11

3) Kress HG, Koch ED, Kosturski H, et al. Tapentadol prolonged release for managing moderate to severe, chronic malignant tumor-related pain. Pain Physician 2014; 17: 329-43

CQ 8

がん疼痛のある患者に対して，コデインの投与は推奨されるか？

推奨

がん疼痛（中等度）のある患者に対して，コデインの投与を条件付きで推奨する。

2C（弱い推奨，弱い根拠に基づく）

条件 患者の選好，医療者の判断，医療現場の状況で，強オピオイドが投与できないとき。

解説

本臨床疑問に関する臨床研究としては，ランダム化比較試験が 12 件ある。

対象患者は，オピオイドが投与されていない患者（7 件），オピオイドが投与されている患者（2 件），記載なし（3 件）であった。

コデインと，プラセボ（8 件），NSAIDs（1 件），他のオピオイド（2 件），投与法の異なるコデイン（1 件）を比較した研究があった。

単回投与かつ観察期間が 1 日未満（10 件），反復投与（2 件）の研究があった。

がん疼痛の緩和

プラセボと比較して，鎮痛効果の差がない（1 件），鎮痛効果が大きい（7 件），オピオイドと比較して，鎮痛効果が小さい（モルヒネ，オキシコドン：1 件），差がない（トラマドール，hydrocodone：1 件），NSAIDs と比較して差がない（1 件）という結果であった。

QOL，有害作用

QOL を評価した研究はなかった。

有害作用が評価された研究（7 件）では，有害作用の内訳（悪心・嘔吐，便秘，頭痛，口内乾燥，眠気）の頻度のみ記載されており，対照群と比較できなかった。

バイアスリスク

ランダム化の方法の記載なし（10 件），割り付けの隠蔽（コンシールメント）の方法の記載なし（12 件），参加者と医療者の盲検化の記載なし（3 件），アウトカム測定者の盲検化の記載なしまたは内容から判断できない（3 件），ITT 解析非実施（6 件），アウトカム不完全報告（脱落症例のアウトカムが不明確または記載されていない：3 件，脱落率 5～20％：6 件），その他のバイアス（単施設研究：7 件，製薬会社の資金：2 件，製薬会社からの薬剤の提供：4 件）を認めた。

＊＊

これまでの研究では，コデインは単回投与されており，鎮痛効果と有害作用は十分に評価できない。また，単回投与の研究を本ガイドラインでは採用せざるを得なかったため，鎮痛効果や治療効果は臨床疑問に直接対応しているとはいえない。

しかし，コデインは，がん疼痛に以前から広く使用されており安価であること（Straube 2014），本邦でも日常の診療でがん疼痛のある患者に対して，鎮痛薬として投与していることから，委員会では，がん疼痛のある患者に対して，中等度の痛

みで，患者の選好，医療者の判断，医療現場の状況で，強オピオイドが投与できないとき，コデインの投与を条件付きで推奨すると結論した。

【引用文献】

1） Jochimsen PR, Lawton RL, VerSteeg K, et al. Effect of benzopyranoperidine, a delta-9-THC congener, on pain. Clin Pharmacol Ther 1978; 24: 223-7

2） Beaver WT, Wallenstein SL, Rogers A, et al. Analgesic studies of codeine and oxycodone in patients with cancer. I. Comparisons of oral with intramuscular codeine and of oral with intramuscular oxycodone. J Pharmacol Exp Ther 1978; 207: 92-100

3） Beaver WT, Wallenstein SL, Rogers A, et al. Analgesic studies of codeine and oxycodone in patients with cancer. II. Comparisons of intramuscular oxycodone with intramuscular morphine and codeine. J Pharmacol Exp Ther 1978; 207: 101-8

4） Carlson RW, Borrison RA, Sher HB, et al. A multiinstitutional evaluation of the analgesic efficacy and safety of ketorolac tromethamine, acetaminophen plus codeine, and placebo in cancer pain. Pharmacotherapy 1990; 10: 211-6

5） Dhaliwal HS, Sloan P, Arkinstall WW, et al. Randomized evaluation of controlled-release codeine and placebo in chronic cancer pain. J Pain Symptom Manage 1995; 10: 612-23

6） Moertel CG, Ahmann DL, Taylor WF, et al. Aspirin and pancreatic cancer pain. Gastroenterology 1971; 60: 552-3

7） Noyes R Jr, Brunk SF, Avery DA, et al. The analgesic properties of delta-9-tetrahydrocannabinol and codeine. Clin Pharmacol Ther 1975; 18: 84-9

8） Rodriguez RF, Bravo LE, Castro F, et al. Incidence of weak opioids adverse events in the management of cancer pain: a double-blind comparative trial. J Palliat Med 2007; 10: 56-60

9） Stambaugh JE Jr, McAdams J. Comparison of the analgesic efficacy and safety oral ciramadol, codeine, and placebo in patients with chronic cancer pain. J Clin Pharmacol 1987; 27: 162-6

10） Staquet M, Luyckx A, Van Cauwenberge H. A double-blind comparison of alclofenac, pentazocine, and codeine with placebo control in pathologic pain. J Clin Pharmacol New Drugs 1971; 11: 450-5

11） Staquet M, Gantt C, Machin D. Effect of a nitrogen analog of tetrahydrocannabinol on cancer pain. Clin Pharmacol Ther 1978; 23: 397-401

12） Staquet M, Renaud A. Double-blind, randomized trial of piroxicam and codeine in cancer pain. Curr Ther Res 1993; 53: 435-40

【参考文献】

a） Straube C, Derry S, Jackson KC, et al. Codeine, alone and with paracetamol (acetaminophen), for cancer pain. Cochrane Database Syst Rev 2014; 9: CD006601

CQ 9

がん疼痛のある患者に対して，トラマドールの投与は推奨されるか？

推 奨

がん疼痛（中等度）のある患者に対して，トラマドールの投与を条件付きで推奨する。

2B （弱い推奨，中等度の根拠に基づく）

条件 患者の選好，医療者の判断，医療現場の状況で，強オピオイドが投与できないとき。

解 説

　本臨床疑問に関する臨床研究としては，ランダム化比較試験が10件ある。オピオイドが投与されていない患者（7件），オピオイドを含む鎮痛薬が投与されている患者（3件）が対象となった研究があった。

　トラマドールと，コデインまたは hydrocodone（1件），ジヒドロコデイン（1件），モルヒネ（4件），オキシコドン（1件），ブプレノルフィン（1件），プラセボ（1件）を比較した研究があった。トラマドールの製剤同士を（徐放性製剤と坐剤）を比較した研究（1件）があった。

■ がん疼痛の緩和

　トラマドールは，他の鎮痛薬と鎮痛効果の差がない（8件），トラマドールのほうが鎮痛効果が劣る（1件：ジヒドロコデインと比較）研究があった。単回投与でプラセボと比較して，鎮痛効果が優る研究（1件）があった。

■ QOL，有害作用

　QOL を評価した研究（2件）では，認知機能が対照薬（ジヒドロコデイン）より良かった研究（EORTC QLQ-C30），対照薬（モルヒネ）と差がない研究があった（EORTC QLQ-C30）。

　有害作用が評価された研究（10件）のうち，コデインまたは hydrocodone＋アセトアミノフェンと比較して，嘔吐，食欲不振，脱力感，めまいがトラマドールで多かった。プラセボと比較して，易疲労性がトラマドールで多かった。モルヒネと比較して差がない（2件），モルヒネと比較してトラマドールのほうが，排尿困難，発汗，めまいが少ない研究があった（1件）。悪心と便秘はモルヒネと比較してトラマドールのほうが少なかった（1件）。オキシコドンと比較して，副作用（眠気，悪心・嘔吐，発疹）の発現率がトラマドールで少なかった（1件）。

■ バイアスリスク

　ランダム化の方法の記載なし（3件），割り付けの隠蔽（コンシールメント）なし（5件），参加者と医療者の盲検化ができない（薬剤の違いで割り当てがわかるまたはオープンラベル試験：4件），アウトカム測定者の盲検化が内容から判断できない（5件），ITT 解析非実施（6件），アウトカム不完全報告（脱落率5〜20％：5件，20％＞：3件），選択的アウトカム報告（1件），その他のバイアス（単施設研究：4件，研究資金の記載なし：4件，製薬会社の資金：4件）を認めた。

＊＊

　これまでの研究では，トラマドールは他の弱オピオイド，強オピオイド（低用量）と比較して鎮痛効果と有害作用は同程度であった。

　委員会では，がん疼痛（中等度）のある患者に対して，患者の選好，医療者の判断，医療現場の状況で，強オピオイドが投与できないとき，トラマドールの投与を条件付きで推奨すると結論した。

【引用文献】

1) Leppert W, Majkowicz M. The impact of tramadol and dihydrocodeine treatment on quality of life of patients with cancer pain. Int J Clin Pract 2010; 64: 1681-7
2) Rodriguez RF, Bravo LE, Castro F, et al. Incidence of weak opioids adverse events in the management of cancer pain: a double-blind comparative trial. J Palliat Med 2007; 10: 56-60
3) Xu JM, Song ST, Feng FY, et al. Cobrotoxin-containing analgesic compound to treat chronic moderate to severe cancer pain: results from a randomized, double-blind, cross-over study and from an open-label study. Oncol Rep 2006; 16: 1077-84
4) Mercadante S, Arcuri E, Fusco F, et al. Randomized double-blind, double-dummy crossover clinical trial of oral tramadol versus rectal tramadol administration in opioid-naive cancer patients with pain. Support Care Cancer 2005; 13: 702-7
5) Brema F, Pastorino G, Martini MC, et al. Oral tramadol and buprenorphine in tumour pain. An Italian multicentre trial. Int J Clin Pharmacol Res 1996; 16: 109-16
6) Wilder-Smith CH, Schimke J, Osterwalder B, et al. Oral tramadol, a mu-opioid agonist and monoamine reuptake-blocker, and morphine for strong cancer-related pain. Ann Oncol 1994; 5: 141-6
7) Leppert W. Analgesic efficacy and side effects of oral tramadol and morphine administered orally in the treatment of cancer pain. Nowotwory 2001; 51: 257-66
8) 倉橋基尚, 梶山　徹, 塚本泰彦, 他. 中等度がん疼痛に対する経口トラマドールと少量オキシコドンの比較試験. 医療薬 2014; 40: 625-31
9) 平賀一陽, 大熊誠太郎, 浅野弘明, 他.【トラマドール塩酸塩（トラマール）の臨床的研究】癌性疼痛を対象とした弱オピオイド鎮痛薬 NS-315（トラマドール塩酸塩）の第Ⅲ相臨床試験　モルヒネを対照としたランダム化二重盲検クロスオーバー試験. 臨医薬 2010a; 26: 555-68
10) 平賀一陽, 大熊誠太郎, 浅野弘明, 他.【トラマドール塩酸塩（トラマール）の臨床的研究】癌性疼痛を対象とした弱オピオイド鎮痛薬 NS-315（トラマドール塩酸塩）の第Ⅲ相臨床試験　モルヒネを対照としたランダム化二重盲検並行群間比較試験. 臨医薬 2010b; 26: 569-84

CQ 10

中等度から高度のがん疼痛のあるがん患者に対して，メサドンの投与は推奨されるか？

推 奨

強オピオイドが投与されているにもかかわらず，適切な鎮痛効果が得られない*，中等度から高度のがん疼痛のある患者に対して，メサドンの投与を推奨する。

1B（強い推奨，中等度の根拠に基づく）

＊：オピオイドが投与されているにもかかわらず，十分な鎮痛効果が得られない，または有害作用のため，オピオイドを増量できないとき。

Ⅲ章

推　奨

解 説

本臨床疑問に関する臨床研究としては，ランダム化比較試験が8件ある。対象患者は，強オピオイドが投与されていない患者（7件），投与されている患者（1件）であった。すべての研究は，強オピオイドを投与中の患者に対して，メサドンと他のオピオイド〔モルヒネ（4件），フェンタニル貼付剤（2件），モルヒネまたはフェンタニル貼付剤（1件）〕と，メサドンの変更の方法（1件）で鎮痛効果を比較した研究であった。

がん疼痛の緩和

メサドンは，モルヒネと比較して，鎮痛効果の差はなかった（ただし，非劣性試験も含む）（6件）。フェンタニル貼付剤と比較して鎮痛効果が良かった（1件）。オピオイドの増量が必要な患者が，フェンタニル貼付剤，モルヒネよりも少なかった（4件）。

QOL，有害作用

QOLを評価した研究（4件）では，試験開始時に介入群，対照群の差がないことを評価しているが，介入後の解析はされていなかった（HADS, Euro QOL 4D, Spitzer QOL Index）（4件）。そのうち1件では，睡眠時間，KPS（Karnofsky performance status），立位保持時間が両群で改善していた。

有害作用が評価された研究（8件）では，口渇，悪心・嘔吐，便秘，傾眠，眠気が介入群，対照群の差がない（4件），内訳のみ記載されており，比較できない（3件），有害作用による試験脱落が，モルヒネ投与群よりも多い研究があった（1件）。

バイアスリスク

ランダム化の方法の記載なし（3件），割り付けの隠蔽（コンシールメント）の方法の記載なし（7件），参加者と医療者の盲検化ができない（薬剤の違いで割り当てがわかる：6件），アウトカム測定者の盲検化が内容から判断できない（6件），ITT解析非実施（2件），アウトカム不完全報告（脱落率5〜20％：2件，20％＞：6件），その他のバイアス（単施設研究：5件，製薬会社の資金：2件）を認めた。

＊＊

これまでの研究では，オピオイド間の換算比を適切に設定すれば，メサドンと他のオピオイドと鎮痛効果は同程度で，投与量の増量の必要な患者が少なかった。他のオピオイドと比較して，有害作用（口渇，悪心・嘔吐，便秘，傾眠，眠気）は同

程度であった。

　これまでの研究では，有害作用（心電図の QTc 時間の延長と，それに伴う tors-ades de pointes の発症）と薬物相互作用が，長期間フォローアップした研究が少ないため，十分に評価されていない可能性がある（Weschules 2008, van den Beuken-van Everdingen 2013）。

　また，これまでの研究の多くは，強オピオイドが投与されていない患者に対して，メサドンが初回投与されていた。委員会で，メサドンの初回投与について議論したが，実地臨床で利益と害の想定がまだ明確ではないこと，本邦における初回投与の経験が不足していることから，現時点では，メサドンの初回投与は推奨しないと結論した。

　以上より，強オピオイドが投与されているにもかかわらず，適切な鎮痛効果が得られない，中等度から高度のがん疼痛のあるがん患者に対して，メサドンの投与を推奨する。

【引用文献】

1) Haumann J, van Kuijk SMJ, Geurts JW, et al. Methadone versus fentanyl in patients with radiation-induced nociceptive pain with head and neck cancer: a randomized controlled non-inferiority trial. Pain Pract 2018; 18: 331-40
2) Haumann J, van Kuijk SMJ, Joosten EA, et al. The association between patient characteristics and opioid treatment response in neuropathic and nociceptive pain due to cancer. J Palliat Med 2019; 22: 157-63
3) Poulain P, Berleur MP, Lefki S, et al. Efficacy and safety of two methadone titration methods for the treatment of cancer-related pain: The EQUIMETH2 trial (methadone for cancer-related pain). J Pain Symptom Manage 2016; 52: 626-36
4) Mercadante S, Porzio G, Ferrera P, et al. Sustained-release oral morphine versus transdermal fentanyl and oral methadone in cancer pain management. Eur J Pain 2008; 12: 1040-6
5) Bruera E, Palmer JL, Bosnjak S, et al. Methadone versus morphine as a first-line strong opioid for cancer pain: a randomized, double-blind study. J Clin Oncol 2004; 22: 185-92
6) Mercadante S, Casuccio A, Agnello A, et al. Morphine versus methadone in the pain treatment of advanced-cancer patients followed up at home. J Clin Oncol 1998; 16: 3656-61
7) Ventafridda V, Ripamonti C, Bianchi M, et al. A randomized study on oral administration of morphine and methadone in the treatment of cancer pain. J Pain Symptom Manage 1986; 1: 203-7
8) Beaver WT, Wallenstein SL, Houde RW, et al. A clinical comparison of the analgesic effects of methadone and morphine administered intramuscularly, and of orally and parenterally administered methadone. Clin Pharmacol Ther 1967; 8: 415-26

【参考文献】

a) Weschules DJ, Bain KT, Richeimer S. Actual and potential drug interactions associated with methadone. Pain Med 2008; 9: 315-44
b) van den Beuken-van Everdingen MH, Geurts JW, Patijn J, et al. Prolonged QT interval by methadone: relevance for daily practice? A prospective study in patients with cancer and noncancer pain. J Opioid Manag 2013; 9: 263-7

CQ 11

がん疼痛のある患者に対して，ブプレノルフィンの投与は推奨されるか？

推奨

安定したがん疼痛（中等度から高度）のある患者に対して，ブプレノルフィンの投与を条件付きで推奨する。

2B（弱い推奨，中等度の根拠に基づく）

条件　高度の腎機能障害があるとき。他の強オピオイドが投与できないとき*。

Ⅲ章

推奨

＊：患者の選好，医療者の判断，医療現場の状況で，強オピオイドがすぐに投与できないとき。

解説

本臨床疑問に関する臨床研究としては，ランダム化比較試験が16件ある。ブプレノルフィン貼付剤（9件；鎮痛作用8件，有害作用1件），ブプレノルフィンの経口投与（1件），舌下投与（2件），注射（2件），硬膜外投与（1件），坐剤（1件）の投与方法の比較研究であった。

対照薬は，プラセボ（4件），トラマドール（1件），tilidine（1件），モルヒネ（7件；経口4件，注射2件，硬膜外1件），オキシコドン（2件），フェンタニル貼付剤（3件），ヒドロモルフォン（1件），ブプレノルフィン同士（1件），フェニトインの併用（1件）であった（重複あり）。

■ がん疼痛の緩和

ブプレノルフィン貼付剤は，プラセボより鎮痛効果があり（3件），モルヒネ，オキシコドン，フェンタニル貼付剤と鎮痛効果は同等（1件），モルヒネ徐放性製剤より鎮痛効果があった（1件）。ブプレノルフィンの経口投与は弱オピオイド（tilidine）より（1件），舌下投与よりトラマドールのほうが鎮痛効果があった（1件）。ブプレノルフィンの坐剤は同量の筋注と（1件），硬膜外投与はモルヒネと鎮痛効果が同等であった（1件）。

■ QOL，有害作用

QOLを評価した研究（2件）では，ブプレノルフィン（舌下投与）のほうが，トラマドールよりも改善（Spitzer's scheme：1件），ブプレノルフィン貼付剤のほうが，モルヒネ徐放性製剤よりも改善（SF36：1件）した研究があった。

有害作用が評価された研究（13件）では，ブプレノルフィン貼付剤のほうが，経口オキシコドン，フェンタニル貼付剤と比較して息切れが多く，モルヒネ徐放性製剤と比較してめまい，便秘，悪心が少なく，フェンタニル貼付剤，経口ヒドロモルフォンと比較して便秘，悪心が同程度であった。ブプレノルフィン（0.3 mg筋注）のほうがモルヒネ（10 mg筋注）よりも，めまい，悪心・嘔吐が多く，ブプレノルフィン（0.2 mg筋注）のほうが，ブプレノルフィン坐剤（0.2 mg）よりも眠気，悪心・嘔吐が多かった。有害作用の内訳（便秘，眠気，口渇，悪心・嘔吐，かゆみ，錯乱，めまい，紅斑，脱力）が記載されており，比較されていない研究（8件）があった。

■ バイアスリスク

　ランダム化の方法の記載なし（13件），割り付けの隠蔽（コンシールメント）の方法の記載なし（14件），参加者と医療者の盲検化なし（7件），アウトカム測定者の盲検化が内容から判断できない（7件），ITT解析非実施（4件），アウトカム不完全報告（脱落率5〜20％：5件），その他のバイアス（単施設研究：10件，利益相反の記載なし：8件，製薬会社の資金：2件）を認めた。

＊＊

　これまでの研究では，ブプレノルフィンは，プラセボよりも鎮痛効果があり，他の強オピオイドと鎮痛効果は同程度であった。また有害作用も，他の強オピオイドと同程度か少なかった。

　しかし，本ガイドラインで採用した研究は，貼付剤，舌下投与，経口投与，硬膜外投与で，本邦で使用されている状況と臨床疑問に直接対応しているとはいえない。

　委員会では，がん疼痛のある患者に対する，ブプレノルフィン貼付剤の投与について議論した＊1。これまでの研究では，投与量は，貼付剤では，20〜70 µg/時で評価されており，本邦で投与できる貼付剤（5〜20 µg/時に相当）より多い。また，現時点で投与量と鎮痛作用の関係について十分に検証されていないため，投与量の調整の方法が明らかになっていない。また，他の強オピオイドとの換算比も確立していない。最小量より徐々に増量し鎮痛作用を評価するほかなく，早く，確実に鎮痛するには不向きである（Schmidt-Hansen 2015）。

　したがって，①実地臨床で利益と害の想定がまだ明確ではないこと，②本邦における投与の経験が不足していること，③ブプレノルフィンのレスキュー薬はないため，他のオピオイドで代用する必要があることから，現時点では，一部の患者，すなわち安定したがん疼痛（中等度）のある患者に対して，高度の腎機能障害があるとき，および他の強オピオイドが投与できないとき＊2，ブプレノルフィンの投与を条件付きで推奨すると結論した。

＊1：本ガイドライン作成時では，本邦でのブプレノルフィン貼付剤の保険適用は，非オピオイド鎮痛薬で治療困難な変形性関節症，腰痛症に伴う慢性における鎮痛で，がん疼痛に対する保険適用はない（2019年11月9日現在）。

＊2：患者の選好，医療者の判断，医療現場の状況で，ブプレノルフィン以外の強オピオイドが直ぐに投与できないとき。

【引用文献】

1) Nosek K, Leppert W, Nosek H, et al. A comparison of oral controlled-release morphine and oxycodone with transdermal formulations of buprenorphine and fentanyl in the treatment of severe pain in cancer patients. Drug Des Devel Ther 2017; 11: 2409-19

2) Corli O, Floriani I, Roberto A, et al.; CERP STUDY OF PAIN GROUP. Are strong opioids equally effective and safe in the treatment of chronic cancer pain? A multicenter randomized phaseⅣ 'real life' trial on the variability of response to opioids. Ann Oncol 2016; 27: 1107-15

3) Choudhury K, Dasgupta P, Paul N, et al. A comparative study of transdermal buprenorphine and oral morphine in the treatment of chronic pain of malignant origin. Indian J Palliat Care 2018; 24: 500-4

4) Bauer M, Schmid H, Schulz-Wentland R. Gynecologic carcinoma patients with chronic pain. Comparison of sublingual buprenorphine with tilidine plus naloxone. Therapiewoche 1985; 35: 3943-7

5) Kjaer M, Henriksen H, Knudsen J. A comparative study of intramuscular buprenorphine and morphine in the treatment of chronic pain of malignant origin. Br J Clin Pharmacol 1982; 13: 487-92

6) Pasqualucci V, Tantucci C, Paoletti F, et al. Buprenorphine vs. morphine via the epidural route: a controlled comparative clinical study of respiratory effects and analgesic activity. Pain 1987; 29: 273-86

7) 檀健二郎，吉武潤一，田代英雄，他．軽度より中等度の癌性疼痛に対する塩酸ブプレノルフィン坐剤 0.2 mg と同注射剤 0.2 mg の二重盲検比較．医のあゆみ 1989; 148: 435-46

8) Yajnik S, Singh GP, Singh G, et al. Phenytoin as a coanalgesic in cancer pain. J Pain Symptom

Manage 1992; 7: 209-13

9）Brema F, Pastorino G, Martini MC, et al. Oral tramadol and buprenorphine in tumour pain. An Italian multicentre trial. Int J Clin Pharmacol Res 1996; 16: 109-16

10）Böhme K, Likar R. Efficacy and tolerability of a new opioid analgesic formulation, buprenorphine transdermal therapeutic system (TDS), in the treatment of patients with chronic pain. A randomised, double-blind, placebo controlled study. The Pain Clinic 2003; 15: 193-202

11）Sittl R, Griessinger N, Likar R. Analgesic efficacy and tolerability of transdermal buprenorphine in patients with inadequately controlled chronic pain related to cancer and other disorders: a multicenter, randomized, double-blind, placebo-controlled trial. Clin Ther 2003; 25: 150-68

12）Sorge J, Sittl R. Transdermal buprenorphine in the treatment of chronic pain: results of a phase III, multicenter, randomized, double-blind, placebo-controlled study. Clin Ther 2004; 26: 1808-20

13）Pace MC, Passavanti MB, Grella E, et al. Buprenorphine in long-term control of chronic pain in cancer patients. Front Biosci 2007; 12: 1291-9

14）Poulain P, Denier W, Douma J, et al. Efficacy and safety of transdermal buprenorphine: a randomized, placebo-controlled trial in 289 patients with severe cancer pain. J Pain Symptom Manage 2008; 36: 117-25

15）Wang J, Cai B, Huang DX, et al. Decreased analgesic effect of morphine, but not buprenorphine, in patients with advanced P-glycoprotein (＋) cancers. Pharmacol Rep 2012; 64: 870-7

16）Wirz S, Wittmann M, Schenk M, et al. Gastrointestinal symptoms under opioid therapy: a prospective comparison of oral sustained-release hydromorphone, transdermal fentanyl, and transdermal buprenorphine. Eur J Pain 2009; 13: 737-43

【参考文献】

a）Schmidt-Hansen M, Bromham N, Taubert M, et al. Buprenorphine for treating cancer pain. Cochrane Database Syst Rev 2015; 3: CD009596

Ⅲ章

推奨

CQ 12

がん疼痛のある患者に対して，オピオイドに加えて，抗うつ薬の投与は推奨されるか？

（推奨）

オピオイドが投与されているにもかかわらず，適切な鎮痛効果が得られていない，がん疼痛（神経障害性疼痛，骨転移による痛み）のある患者に対して，鎮痛補助薬として抗うつ薬の併用を条件付きで推奨する。

2C（弱い推奨，弱い根拠に基づく）

条件 オピオイドを増量しても，十分な鎮痛効果が得られない，または有害作用のため，オピオイドを増量できないとき。

解 説

本臨床疑問に関する臨床研究としては，ランダム化比較試験が9件ある。

■ がん疼痛の緩和

オピオイドが投与されているがん患者の神経障害性疼痛（5件），骨転移（1件）が対象であった。

デュロキセチン（1件），アミトリプチリン（5件），イミプラミン（2件），フルボキサミン（1件）が投与されていた（重複あり）。

デュロキセチン（オピオイド，プレガバリンを併用）は，プラセボと差がなかった（1件）。アミトリプチリンはプラセボより鎮痛効果がある（3件），なし（1件），ガバペンチンと差がない（1件）とする研究があった。イミプラミンは，プラセボやコデインより鎮痛効果がなく（1件），プレガバリンとの併用でより鎮痛効果があった（1件）。フルボキサミンはオピオイドの併用でより鎮痛効果があった（1件）。

■ QOL，有害作用

QOL を評価した研究（3件）では，介入群とコントロール群に差がなかった（Spitzer's quality of life, mood and sleep を評価：1件，General Condition, Daily activity, Emotion, Sleeping を評価：2件，EORTC QLQ-C15-PAL を評価：1件）。

有害作用が評価された研究（9件）では，デュロキセチンで眠気，めまい，悪心を，アミトリプチリンで倦怠感，口渇，便秘，眠気，混乱を，フルボキサミンで便秘を多く認めた。

■ バイアスリスク

ランダム化の方法の記載なし（5件），割り付けの隠蔽（コンシールメント）の方法の記載なし（8件），参加者と医療者の盲検化なし（オープンラベル試験：3件），医療者の盲検化なし（1件），アウトカム測定者の盲検化なし（試験薬がわかるなど：6件），ITT 解析非実施（5件），アウトカム不完全報告（脱落率5〜20%：2件，20%＞：2件，不明：1件），その他のバイアス（単施設研究：7件）を認めた。

＊＊

これまでの研究では，がん疼痛（神経障害性疼痛，骨転移による痛み）に対して，オピオイドに加えて，抗うつ薬を投与すると鎮痛効果が強まった。有害作用はプラ

セボと比較して多かった。

　以上より，オピオイドが投与されているにもかかわらず，適切な鎮痛効果が得られていない，がん疼痛（神経障害性疼痛，骨転移による痛み）のある患者に対して，鎮痛補助薬として抗うつ薬の併用を条件付きで推奨する。

【引用文献】

1) Kalso E, Tasmuth T, Neuvonen PJ. Amitriptyline effectively relieves neuropathic pain following treatment of breast cancer. Pain 1996; 64: 293-302

2) Minotti V, De Angelis V, Righetti E, et al. Double-blind evaluation of short-term analgesic efficacy of orally administered diclofenac, diclofenac plus codeine, and diclofenac plus imipramine in chronic cancer pain. Pain 1998; 74: 133-7

3) Mercadante S, Arcuri E, Tirelli W, et al. Amitriptyline in neuropathic cancer pain in patients on morphine therapy: a randomized placebo-controlled, double-blind crossover study. Tumori 2002; 88: 239-42

4) Mishra S, Bhatnagar S, Goyal GN, et al. A comparative efficacy of amitriptyline, gabapentin, and pregabalin in neuropathic cancer pain: a prospective randomized double-blind placebo-controlled study. Am J Hosp Palliat Care 2012; 29: 177-82

5) Nishihara M, Arai Y-CP, Yamamoto Y, et al. Combinations of low-dose antidepressants and low-dose pregabalin as useful adjuvants to opioids for intractable, painful bone metastases. Pain Physician 2013; 16: E547-52

6) Banerjee M, Pal S, Bhattacharya B, et al. A comparative study of efficacy and safety of gabapentin versus amitriptyline as coanalgesics in patients receiving opioid analgesics for neuropathic pain in malignancy. Indian J Pharmacol 2013; 45: 334-8

7) Xiao Y, Liu J, Huang XE, et al. Clinical study on fluvoxamine combined with oxycodone prolonged-release tablets in treating patients with moderate to severe cancer pain. Asian Pac J Cancer Prev 2014; 15: 10445-9

8) Matsuoka H, Iwase S, Miyaji T, et al. Additive duloxetine for cancer-related neuropathic pain nonresponsive or intolerant to opioid-pregabalin therapy: a randomized controlled trial (JORTC-PAL08). J Pain Symptom Manage 2019; 58: 645-53

9) Di C, Xu D. Effect of concomitant administration of oxycontin and amitriptyline on patients with severe cancer pain and depression. Trop J Pharm Res 2019; 18: 129-34

CQ13

がん疼痛のある患者に対して，オピオイドに加えて，抗痙攣薬，ガバペンチノイドの投与は推奨されるか？

推 奨

オピオイドが投与されているにもかかわらず，適切な鎮痛効果が得られていない，がん疼痛（神経障害性疼痛，骨転移による痛み）のある患者に対して，鎮痛補助薬として抗痙攣薬，ガバペンチノイドの併用を条件付きで推奨する。

2C （弱い推奨，弱い根拠に基づく）

条 件　オピオイドを増量しても，十分な鎮痛効果が得られない，または有害作用のため，オピオイドを増量できないとき。

解 説

　本臨床疑問に関する臨床研究としては，ランダム化比較試験が8件ある。すべての研究で，強オピオイド（モルヒネ，オキシコドン）がすでに投与されている患者（6件），オピオイドが未投与の患者（1件），記載なし（1件）を対象に，抗痙攣薬の鎮痛効果を比較した研究であった。

■ がん疼痛の緩和

　ガバペンチノイドを投与したほうが，鎮痛効果が良く（4件），オピオイドの投与量が少なかった（2件）。プレガバリンの治療効果がなかった研究（1件）もあった。フェニトインとブプレノルフィンの舌下投与を併用した研究（1件）では，鎮痛効果は良かったが，フェニトインのみの治療効果は判定できなかった。

■ QOL，有害作用

　QOLを評価した研究（2件）では，3カ月後のQOLが改善した（1件），変わらなかった（1件）研究があった。

　有害作用が評価された研究（8件）では，プレガバリン，ガバペンチン群で口渇，眠気，めまいを認めた（検定なし）（4件），オピオイド単独投与群と比較して差がなかった（1件），少なかった（3件）研究があった。

■ バイアスリスク

　ランダム化の方法の記載なし（5件），両群の背景因子に差がある（1件），割り付けの隠蔽（コンシールメント）の方法の記載なし（6件），参加者と医療者の盲検化なし（5件），アウトカム測定者（患者）の盲検化が内容から判断できない（5件），アウトカム不完全報告（脱落率5〜20％：3件，20％＞：3件），選択的アウトカム報告（結果が記載されていないアウトカムがある：1件），その他のバイアス（単施設研究：3件，製薬会社の資金：2件，研究資金が不明：1件）を認めた。

＊＊

　これまでの研究では，強オピオイドが投与されているがん疼痛（神経障害性疼痛，骨転移による痛み）に対して，プレガバリン，ガバペンチンの鎮痛効果を認めた。有害作用（口渇，眠気，めまい）は，プラセボと比較して多かった。

　以上より，オピオイドが投与されているにもかかわらず，適切な鎮痛効果が得ら

れていない，がん疼痛（神経障害性疼痛，骨転移による痛み）のある患者に対して，鎮痛補助薬として抗痙攣薬，ガバペンチノイドの併用を条件付きで推奨する。

【引用文献】

1) Dou Z, Jiang, Zhong J. Efficacy and safety of pregabalin in patients with neuropathic cancer pain undergoing morphine therapy. Asia Pac J Clin Oncol 2017; 13: e57-64
2) Chen DL, Li YH, Wang ZJ, et al. The research on long-term clinical effects and patients'satisfaction of gabapentin combined with oxycontin in treatment of severe cancer pain. Medicine (Baltimore) 2016; 95: e5144
3) Garassino MC, Piva S, Verde NL, et al. Randomised phase II trial（NCT00637975）evaluating activity and toxicity of two different escalating strategies for pregabalin and oxycodone combination therapy for neuropathic pain in cancer patients. PLoS One 2013; 8: e59981
4) Mercadante S, Porzio G, Aielli F, et al. The effects of low doses of pregabalin on morphine analgesia in advanced cancer patients. Clin J Pain 2013; 29: 15-9
5) Sjölund KF, Yang R, Lee KH, et al. Randomized study of pregabalin in patients with cancer-induced bone pain. Pain Ther 2013; 2: 37-48
6) Keskinbora K, Pekel AF, Aydinli I. Gabapentin and an opioid combination versus opioid alone for the management of neuropathic cancer pain: a randomized open trial. J Pain Symptom Manage 2007; 34: 183-9
7) Caraceni A, Zecca E, Bonezzi C, et al. Gabapentin for neuropathic cancer pain: a randomized controlled trial from the Gabapentin Cancer Pain Study Group. J Clin Oncol 2004; 22: 2909-17
8) Yajnik S, Singh GP, Singh G, et al. Phenytoin as a coanalgesic in cancer pain. J Pain Symptom Manage 1992; 7: 209-13

Ⅲ章

推奨

CQ14

がん疼痛のある患者に対して，オピオイドに加えて，抗不整脈薬の投与は推奨されるか？

（推 奨）

オピオイドが投与されているにもかかわらず，適切な鎮痛効果が得られていない，がん疼痛（神経障害性疼痛）のある患者に対して，オピオイドに加えて，鎮痛補助薬として抗不整脈薬の併用を条件付きで推奨する。

2C （弱い推奨，弱い根拠に基づく）

条件 オピオイドを増量しても，十分な鎮痛効果が得られない，または有害作用のため，オピオイドを増量できないとき。

解 説

本臨床疑問に関する臨床研究としては，ランダム化比較試験が4件ある。

■ がん疼痛の緩和

オピオイドが投与されていないがん患者の神経障害性疼痛（1件），オピオイドが投与されているがん患者を含む神経障害性疼痛（2件），オピオイド難治性疼痛（1件）が対象であった。

リドカイン静注（3件），リドカイン軟膏（1件）が投与されていた。すべての研究で（4件），リドカインは単回投与で鎮痛効果を評価していた。

リドカイン静注はプラセボより鎮痛効果がある（1件），ない（2件）研究があった。リドカイン軟膏はプラセボより鎮痛効果があった（1件）。

■ QOL，有害作用

QOLを評価した研究はなかった。

有害作用が評価された研究では，眠気，口唇のしびれ，ふらつき，耳鳴り，頭痛，アロディニアの一過性の悪化が認められた（3件）。対照薬（プラセボ）と比較した研究では差はなかった（1件）。

■ バイアスリスク

ランダム化の方法の記載なし（1件），割り付けの隠蔽（コンシールメント）の方法の記載なし（1件），参加者と医療者の盲検化の記載なし（2件），アウトカム測定者の盲検化の記載なし（2件），アウトカム不完全報告（脱落率5〜20％：2件），選択的アウトカム報告（結果が記載されていないアウトカムがある：1件），その他のバイアス（単施設研究：4件）を認めた。

＊＊

これまでの研究では，オピオイドが投与されているがん疼痛（神経障害性疼痛）に対して，抗不整脈薬（リドカイン）はプラセボと比較して，鎮痛効果と有害作用の結果は不一致であった。

単回投与の研究を本ガイドラインでは採用せざるを得なかったため，鎮痛効果や治療効果は臨床疑問に直接対応しているとはいえない。

しかし，抗不整脈薬（リドカイン）の鎮痛効果が得られる，一部のがん疼痛のあ

る患者が存在しているため，委員会では，オピオイドが投与されているにもかかわらず，適切な鎮痛効果が得られていない，がん疼痛のある患者に対して，オピオイドに加えて，鎮痛補助薬として抗不整脈薬の併用を条件付きで推奨すると結論した。

【引用文献】

1）Hasuo H, Sakuma H, Uchitani K, et al. Short-Term Effects of 10% Lidocaine Ointment on Allodynia in Cancer Pain: A Randomized, Double-Blind, Placebo-Controlled Crossover Study. J Palliat Med 2019; 22: 1364-9
2）Sharma S, Rajagopal MR, Palat G, et al. A phase II pilot study to evaluate use of intravenous lidocaine for opioid-refractory pain in cancer patients. J Pain Symptom Manage 2009; 37: 85-93
3）Bruera E, Ripamonti C, Brenneis C, et al. A randomized double-blind crossover trial of intravenous lidocaine in the treatment of neuropathic cancer pain. J Pain Symptom Manage 1992; 7: 138-40
4）Ellemann K, Sjögren P, Banning AM, et al. Trial of intravenous lidocaine on painful neuropathy in cancer patients. Clin J Pain 1989; 5: 291-4

Ⅲ章

推奨

CQ 15

がん疼痛のある患者に対して，オピオイドに加えて，ケタミンの投与は推奨されるか？

推 奨

強オピオイドや鎮痛補助薬が投与されても，適切な鎮痛効果が得られていない，難治性のがん疼痛のある患者に対して，オピオイドに加えて，ケタミンの併用を条件付きで推奨する。

2C （弱い推奨，弱い根拠に基づく）

条件　強オピオイドや鎮痛補助薬を増量しても，十分な鎮痛効果が得られない，または有害作用のため，強オピオイドや鎮痛補助薬を増量できないとき。

解説

本臨床疑問に関する臨床研究としては，ランダム化比較試験が3件ある。

強オピオイドが投与されているがん疼痛のある患者（1件），モルヒネによって痛みが緩和されていない患者（2件，そのうち1件は神経障害性疼痛の患者のみ）を対象とした研究であった。

ケタミンの全身投与（2件），髄腔内投与（1件）を，プラセボ（2件），モルヒネと併用（1件）と比較した研究であった。

■ がん疼痛の緩和

ケタミンの皮下注，静注による全身投与では，プラセボと比較して鎮痛効果の差は認められない（1件），認めた（1件）研究があった。髄腔内投与では，投与前と鎮痛効果の差を比較しているが，ケタミンの併用で，必要となるモルヒネの投与量を減らせたが，鎮痛効果の増強効果は測定されていなかった。

■ QOL，有害作用

QOLを評価した研究（1件）では，ケタミンの髄腔内投与は，生活の制限，睡眠障害を改善した。

有害作用が評価された研究（3件）では，注射部位の刺激（ケタミンに多い），眠気，認知機能障害，めまい，悪心，幻覚，火照り，耳鳴り，排尿困難，嘔吐，便秘，かゆみが報告されていた。ケタミンが投与されている患者のほうが，有害作用の重症度が高かった（1件）。ケタミンの投与量が多いほうが眠気が強かった（1件）。

■ バイアスリスク

ランダム化の方法の記載なし（2件），割り付けの隠蔽（コンシールメント）の方法の記載なし（2件），参加者と医療者の盲検化なし（2件），アウトカム測定者の盲検化が内容から判断できない（2件），ITT解析非実施（2件），アウトカム不完全報告〔脱落率20％＞：1件（60％）〕，その他のバイアス（単施設研究：1件）を認めた。

＊＊

これまでの研究で，ケタミンは，質の高いランダム化比較試験において，強オピオイドと鎮痛補助薬が投与されても痛みが緩和されていないがん疼痛に対する鎮痛

効果は，プラセボと比較して同程度であった。また有害作用はケタミンのほうがプラセボに比較して多かった。

　したがって，強オピオイドと鎮痛補助薬で鎮痛効果が得られないとき，すべての患者にケタミンを投与することは推奨できない。

　一方，ケタミンが有効な患者群は中枢性感作が関与した神経障害性疼痛と想定されているが，これらの患者群だけで行われた臨床試験はない（Fallon 2018a）。したがって，難治性疼痛の何らかのサブグループにおいてケタミンの効果がないとは断定できない。

　海外のガイドラインでは，神経障害性疼痛のあるがん患者に対して，ケタミンをルーチンに投与することについての推奨はできないとしている（Fallon 2018b）。本ガイドラインと同じ研究を対象にした系統的レビューでは，難治性のがん疼痛に対するオピオイドとケタミンの併用に関して，益と害を評価するためのエビデンスが十分ではないと結論している（Bell 2017）。

　以上より，委員会では，強オピオイドと他の鎮痛補助薬の投与を行っても痛みが緩和されていない，難治性のがん疼痛のある患者に対して，オピオイドに加えて，ケタミンを投与してもよいと結論した。ただし，投与後は短期間で鎮痛効果と有害作用を注意深く確認し，投与の継続を検討することと結論した。

【引用文献】

1）Hardy J, Quinn S, Fazekas B, et al. Randomized, double-blind, placebo-controlled study to assess the efficacy and toxicity of subcutaneous ketamine in the management of cancer pain. J Clin Oncol 2012; 30: 3611-7
2）Mercadante S, Arcuri E, Tirelli W, et al. Analgesic effect of intravenous ketamine in cancer patients on morphine therapy: a randomized, controlled, double-blind, crossover, double-dose study. J Pain Symptom Manage 2000; 20: 246-52
3）Yang CY, Wong CS, Chang JY, et al. Intrathecal ketamine reduces morphine requirements in patients with terminal cancer pain. Can J Anaesth 1996; 43: 379-83

【参考文献】

a）Fallon MT, Wilcock A, Kelly CA, et al. Oral ketamine vs placebo in patients with cancer-related neuropathic pain: a randomized clinical trial. JAMA Oncol 2018a; 4: 870-2
b）Fallon M, Giusti R, Aielli F, et al.; ESMO Guidelines Committee. Management of cancer pain in adult patients: ESMO Clinical Practice Guidelines. Ann Oncol 2018b; 29 (Suppl 4): iv166-91
c）Bell RF, Eccleston C, Kalso EA. Ketamine as an adjuvant to opioids for cancer pain. Cochrane Database Syst Rev 2017; 6: CD003351

CQ16

がん疼痛のある患者に対して，ステロイドの投与は推奨されるか？

【推奨】

がん疼痛のある患者に対して，鎮痛補助薬としてステロイドの投与を条件付きで推奨する。

2C（弱い推奨，弱い根拠に基づく）

[条件] 脊髄圧迫症候群を含む，神経圧迫に伴う痛み，放射線治療による一過性の痛みの悪化，脳転移やがん性髄膜炎による頭蓋内圧亢進症状に伴う頭痛があるとき。

【解説】

　本臨床疑問に関する臨床研究としては，ランダム化比較試験が17件ある。研究のうち，主調査項目が痛み（9件），QOLで，系統的評価（LASA，EORTC-C-30，ESAS）に痛みを含んだ研究（8件）があった。

　多発性骨髄腫（1件），脊椎の転移，骨腫瘍（3件），脊髄圧迫症候群がある進行がん患者を対照とした研究（2件）があった。

■ がん疼痛の緩和

　プラセボと比較して，鎮痛効果がある（5件），ない（4件），オピオイドの併用が記載されていない（9件）研究があった。オピオイドが投与されている患者に，ステロイドを併用（1件），神経ブロックや骨セメント，放射線治療にステロイドを併用（3件）した研究ではすべて鎮痛効果があった。

■ QOL，有害作用

　QOLを評価した研究（6件）では，ステロイドの投与により改善された（5件），変わらない（1件）研究があった。

　有害作用が評価された研究（9件）では，ステロイドの投与で新たな有害作用がなかった（4件），有害作用の内訳〔口腔症状，精神症状（うつ，不穏，不安，不眠，気分障害），浮腫，筋力低下，食欲不振，痛み，嚥下障害，悪心・嘔吐，目のかすみ〕のみ記載されており，比較できない（5件）研究があった。オピオイドとステロイドの併用と，オピオイドの単独投与の有害作用を比較した研究では，有害作用の差はなかった（1件）。

■ バイアスリスク

　ランダム化の方法の記載なし（10件），割り付けの隠蔽（コンシールメント）の方法の記載なし（9件），参加者と医療者の盲検化なし（5件），アウトカム測定者の盲検化なし（8件），ITT解析非実施（7件），アウトカム不完全報告（脱落率5〜20％：9件，20％＞：4件），選択的アウトカム報告（5件），早期試験中止（1件），その他のバイアス（製薬会社の資金：1件，単施設研究：9件）を認めた。

＊＊

　これまでの研究では，ステロイドの単独投与は，プラセボと比較して鎮痛効果は不一致（あり5件，なし4件）だが，オピオイド，神経ブロック，骨セメント，放

射線治療とステロイドを併用すると鎮痛効果が強かった。有害作用はプラセボと比較して同程度であった。

　ほとんどの研究で試験期間が1カ月未満であるため，ステロイドの長期投与による有害作用〔ステロイドミオパチー，口腔カンジダ症，高血糖，精神症状（うつ，不眠，せん妄），消化器症状，易感染性，骨粗鬆症〕は十分に評価されていない可能性がある（Vyvey 2010, Haywood 2015）。

　これまでの研究と委員会での議論より，①脊髄圧迫症候群を含む神経圧迫に伴う痛み，②放射線治療による一過性の痛みの悪化，③脳転移やがん性髄膜炎による頭蓋内圧亢進症状に伴う頭痛に対して，ステロイドを投与することとした（Chow 2015, Chang 2019）。

　以上より，がん疼痛のある患者に対して，鎮痛補助薬としてステロイドの投与を条件付きで推奨する。

【引用文献】

1) Yennurajalingam S, Williams JL, Chisholm G, et al. Effects of dexamethasone and placebo on symptom clusters in advanced cancer patients: a preliminary report. Oncologist 2016; 21: 384-90

2) Yousef AA, El-Mashad NM. Pre-emptive value of methylprednisolone intravenous infusion in patients with vertebral metastases. A double-blind randomized study. J Pain Symptom Manage 2014; 48: 762-9

3) Twycross RG, Guppy D. Prednisolone in terminal breast and bronchogenic cancer. Practitioner 1985; 229: 57-9

4) Bruera E, Roca E, Cedaro L, et al. Action of oral methylprednisolone in terminal cancer patients: a prospective randomized double-blind study. Cancer Treat Rep 1985; 69: 751-4

5) Della Cuna GR, Pellegrini A, Piazzi M. Effect of methylprednisolone sodium succinate on quality of life in preterminal cancer patients: a placebo-controlled, multicenter study. The Methylprednisolone Preterminal Cancer Study Group. Eur J Cancer Clin Oncol 1989; 25: 1817-21

6) Popiela T, Lucchi R, Giongo F. Methylprednisolone as palliative therapy for female terminal cancer patients. The Methylprednisolone Female Preterminal Cancer Study Group. Eur J Cancer Clin Oncol 1989; 25: 1823-9

7) Vecht CJ, Haaxma-Reiche H, van Putten WL, et al. Initial bolus of conventional versus high-dose dexamethasone in metastatic spinal cord compression. Neurology 1989; 39: 1255-7

8) Teshima T, Inoue T, Inoue T, et al. Symptomatic relief for patients with osseous metastasis treated with radiation and methylprednisolone: a prospective randomized study. Radiat Med 1996; 14: 185-8

9) Fosså SD, Slee PH, Brausi M, et al. Flutamide versus prednisone in patients with prostate cancer symptomatically progressing after androgen-ablative therapy: a phase III study of the European organization for research and treatment of cancer genitourinary group. J Clin Oncol 2001; 19: 62-71

10) Bruera E, Moyano JR, Sala R, et al. Dexamethasone in addition to metoclopramide for chronic nausea in patients with advanced cancer: a randomized controlled trial. J Pain Symptom Manage 2004; 28: 381-8

11) Graham PH, Capp A, Delaney G, et al. A pilot randomised comparison of dexamethasone 96 mg vs 16 mg per day for malignant spinal-cord compression treated by radiotherapy: TROG 01.05 Superdex study. Clin Oncol (R Coll Radiol) 2006; 18: 70-6

12) Mercadante SL, Berchovich M, Casuccio A, et al. A prospective randomized study of corticosteroids as adjuvant drugs to opioids in advanced cancer patients. Am J Hosp Palliat Care 2007; 24: 13-9

13) Lee SJ, Richardson PG, Sonneveld P, et al. Bortezomib is associated with better health-related quality of life than high-dose dexamethasone in patients with relapsed multiple myeloma: results from the APEX study. Br J Haematol 2008; 143: 511-9

14) Basile A, Masala S, Banna G, et al. Intrasomatic injection of corticosteroid followed by vertebroplasty increases early pain relief rather than vertebroplasty alone in vertebral bone

neoplasms: preliminary experience. Skeletal Radiol 2012; 41: 459-64

15）Lauretti GR, Rizzo CC, Mattos AL, et al. Epidural methadone results in dose-dependent analgesia in cancer pain, further enhanced by epidural dexamethasone. Br J Cancer 2013; 108: 259-64

16）Yennurajalingam S, Frisbee-Hume S, Palmer JL, et al. Reduction of cancer-related fatigue with dexamethasone: a double-blind, randomized, placebo-controlled trial in patients with advanced cancer. J Clin Oncol 2013; 31: 3076-82

17）Paulsen Ø, Klepstad P, Rosland JH, et al. Efficacy of methylprednisolone on pain, fatigue, and appetite loss in patients with advanced cancer using opioids: a randomized, placebo-controlled, double-blind trial. J Clin Oncol 2014; 32: 3221-8

【参考文献】

a）Vyvey M. Steroids as pain relief adjuvants. Can Fam Physician 2010; 56: 1295-7

b）Haywood A, Good P, Khan S, et al. Corticosteroids for the management of cancer-related pain in adults. Cochrane Database Syst Rev 2015; 4: CD010756

c）Chow E, Meyer RM, Ding K, et al. Dexamethasone in the prophylaxis of radiation-induced pain flare after palliative radiotherapy for bone metastases: a double-blind, randomised placebo-controlled, phase 3 trial. Lancet Oncol 2015; 16: 1463-72

d）Chang SM, Messersmith H, Ahluwalia M, et al. Anticonvulsant prophylaxis and steroid use in adults with metastatic brain tumors: ASCO and SNO Endorsement of the Congress of Neurological Surgeons Guidelines. J Clin Oncol 2019; 37: 1130-5

2 有害作用に関する臨床疑問

CQ 17

オピオイドが原因で，便秘のあるがん患者に対して，下剤，その他の便秘治療薬の投与は推奨されるか？

推奨

オピオイドが原因で，便秘のあるがん患者に対して，オピオイドの投与と同時に，または投与後に，下剤*1 を定期投与することを推奨する。

1C（強い推奨，弱い根拠に基づく）

- - -

オピオイドが原因で，便秘のあるがん患者に対して，末梢性μオピオイド受容体拮抗薬*2 の投与を条件付きで推奨する。

2B（弱い推奨，中等度の根拠に基づく）

条件 複数の下剤が投与されていても緩和されないとき。

- - -

オピオイドが原因で便秘のあるがん患者に対する，その他の便秘治療薬（ルビプロストンなど）の投与について，明確な推奨はできない。

*1：下剤
浸透圧性下剤，大腸刺激性下剤
*2：末梢性μオピオイド受容体拮抗薬
ナルデメジン

解説

　本臨床疑問に関する臨床研究としては，ランダム化比較試験が11件ある。オピオイド投与中の非がん患者を対象とした研究も，臨床疑問に対する非直接性は低いと判断し，対象研究として採用した。

　二次解析の研究（ナルデメジン1件，ルビプロストン2件）は除外した。

　すべて，痛みに対してオピオイドが投与され，便秘を伴う（オピオイド誘発性便秘，opioid-induced constipation；OIC）がん患者（2件），がん患者以外（8件），患者背景が記載されていない（1件）が対象の研究であった。ナルデメジンが投与された研究では，すでに下剤が投与されていて緩和できない OIC が対象であった。

■ 便秘の緩和

　ナルデメジンが投与された研究（5件）では，すべて便秘症状が改善していた。ルビプロストンが投与された研究では（5件）プラセボと比較して，便秘症状が改善した（3件），センナと比較して，効果の差がなかった（1件）研究があった。ルビプロストンはメサドンを投与中の患者には，便秘症状の改善がなかった（2件）。

■ QOL，有害作用

　QOL を評価した研究（7件）では，ルビプロストン（4件）では，試験開始時のみ評価（1件），試験開始時と介入後の差はなかった（3件）（PAC-SYM，PAC QOL，

EQ-5D）。ナルデメジン（4 件）では，介入後の QOL の差はなかった。

　有害作用が評価された研究（10 件）では，ルビプロストンで，悪心，下痢，腹部症状がプラセボより多かった（3 件）。ナルデメジン 0.2 mg ではプラセボと比較して，差がない（1 件），0.4 mg の投与量で下痢が多い研究があった（1 件）。

■ バイアスリスク

　ランダム化の方法の記載なし（3 件），割り付けの隠蔽（コンシールメント）の方法の記載なし（9 件），参加者と医療者の盲検化なし（6 件），アウトカム測定者の盲検化なし（6 件），ITT 解析非実施（4 件），アウトカム不完全報告（脱落率 5～20％：2 件，20％＞：2 件）を認めた。その他のバイアスとして，すでに行われた複数の試験の結果を二次解析した研究（ルビプロストン，2 件）を認めた。ルビプロストン（4 件），ナルデメジン（5 件）は，製薬会社の資金で研究が行われた。

＊＊

　これまでの研究では，OIC に対して，ポリエチレングリコール，ナルデメジン，ルビプロストンは，便秘の緩和作用を認めた。有害作用は，ナルデメジン，ルビプロストンは，プラセボと比較して多かった。

　OIC に対しては，臨床現場では，浸透圧性下剤（酸化マグネシウム，ラクツロース），大腸刺激性下剤（センナ，ピコスルファート）が一般的に広く投与されている。また，OIC に関する，海外のガイドラインでは，ほとんどの患者に効果があり，安全性が高く，コストが安いことから，下剤が第一選択薬で，末梢性 μ オピオイド受容体拮抗薬は，下剤を投与しても十分な効果が得られない難治性の OIC の患者に投与するとされている（Crockett 2019, Müller-Lissner 2017）。

　委員会では，オピオイドの投与と同時に下剤を定期投与すること（いわゆる予防投与）は，実地臨床でよく行われており推奨すると結論した。

　さらに，委員の臨床での実践，他のガイドラインの推奨，系統的レビューの結果より，OIC に対しては，まず下剤を投与し，下剤を投与しても緩和されないとき，末梢性 μ オピオイド受容体拮抗薬を投与することとした（Candy 2018, Rossi 2019）。

　その他の便秘治療薬（ルビプロストンなど）の投与は，すべての研究で対象患者が非がん患者であったこと，委員の臨床での実践でも使用経験が不十分で合意に至らなかったため，明確な推奨はできないと結論した。

　オピオイドが原因で，便秘のあるがん患者に対して，オピオイドの投与後に下剤，末梢性 μ オピオイド受容体拮抗薬を，またオピオイドの投与と同時に下剤を定期投与することを推奨する。

【引用文献】

1) Freedman MD, Schwartz HJ, Roby R, et al. Tolerance and efficacy of polyethylene glycol 3350/electrolyte solution versus lactulose in relieving opiate induced constipation: a double-blinded placebo-controlled trial. J Clin Pharmacol 1997; 37: 904-7

2) Cryer B, Katz S, Vallejo R, et al. A randomized study of lubiprostone for opioid-induced constipation in patients with chronic noncancer pain. Pain Med 2014; 15: 1825-34

3) Marciniak CM, Toledo S, Lee J, et al. Lubiprostone vs Senna in postoperative orthopedic surgery patients with opioid-induced constipation: a double-blind, active-comparator trial. World J Gastroenterol 2014; 20: 16323-33

4) Jamal MM, Adams AB, Jansen JP, et al. A randomized, placebo-controlled trial of lubiprostone for opioid-induced constipation in chronic noncancer pain. Am J Gastroenterol 2015; 110: 725-32

5) Hale M, Wild J, Reddy J, et al. Naldemedine versus placebo for opioid-induced constipation (COMPOSE-1 and COMPOSE-2): two multicentre, phase 3, double-blind, randomised, parallel-group trials. Lancet Gastroenterol Hepatol 2017; 2: 555-64

6) Katakami N, Oda K, Tauchi K, et al. Phase IIb, randomized, double-blind, placebo-controlled study of naldemedine for the treatment of opioid-induced constipation in patients with cancer. J Clin Oncol 2017; 35: 1921-8

7) Webster LR, Yamada T, Arjona Ferreira JC. A phase 2b, randomized, double-blind placebo-controlled study to evaluate the efficacy and safety of naldemedine for the treatment of opioid-induced constipation in patients with chronic noncancer pain. Pain Med 2017; 18: 2350-60

8) Webster LR, Brewer RP, Lichtlen P, et al. Efficacy of lubiprostone for the treatment of opioid-induced constipation, analyzed by opioid class. Pain Med 2018; 19: 1195-205

9) Spierings ELH, Drossman DA, Cryer B, et al. Efficacy and safety of lubiprostone in patients with opioid-induced constipation: phase 3 study results and pooled analysis of the effect of concomitant methadone use on clinical outcomes. Pain Med 2018; 19: 1184-94

10) Webster LR, Nalamachu S, Morlion B, et al. Long-term use of naldemedine in the treatment of opioid-induced constipation in patients with chronic noncancer pain: a randomized, double-blind, placebo-controlled phase 3 study. Pain 2018; 159: 987-94

11) Katakami N, Harada T, Murata T, et al. Randomized phase III and extension studies of naldemedine in patients with opioid-induced constipation and cancer. J Clin Oncol 2017; 35: 3859-66.

【参考文献】

a) Crockett SD, Greer KB, Heidelbaugh JJ, et al.; American Gastroenterological Association Institute Clinical Guidelines Committee. American Gastroenterological Association Institute Guideline on the Medical Management of Opioid-Induced Constipation. Gastroenterology 2019; 156: 218-26

b) Müller-Lissner S, Bassotti G, Coffin B, et al. Opioid-induced constipation and bowel dysfunction: a clinical guideline. Pain Med 2017; 18: 1837-63

c) Candy B, Jones L, Vickerstaff V, et al. Mu-opioid antagonists for opioid-induced bowel dysfunction in people with cancer and people receiving palliative care. Cochrane Database Syst Rev 2018; 6: CD006332

d) Rossi M, Casale G, Badiali D, et al. Opioid-induced bowel dysfunction: suggestions from a multidisciplinary expert Board. Support Care Cancer 2019; 27: 4083-90

Ⅲ章

推奨

CQ 18

オピオイドが原因で，悪心・嘔吐のあるがん患者に対して，制吐薬の投与は推奨されるか？

（推奨）

オピオイドが原因[*]で，悪心・嘔吐のあるがん患者に対して，制吐薬の投与を推奨する。

1C （強い推奨，弱い根拠に基づく）

＊：オピオイドの初回投与の直後や，増量の直後に悪心・嘔吐があったとき。

CQ 19

オピオイドが原因で，悪心・嘔吐のあるがん患者に対して，他のオピオイドへの変更，投与経路の変更は推奨されるか？

（推奨）

オピオイドが原因[*]で，悪心・嘔吐のあるがん患者に対して，オピオイドの変更，投与経路の変更を条件付きで推奨する。

2C （弱い推奨，弱い根拠に基づく）

条件 制吐薬を投与しても，悪心・嘔吐が緩和しないとき。

解説

　本臨床疑問に関する臨床研究としては，ランダム化比較試験が18件ある。制吐薬とプラセボを比較（2件），投与しているオピオイドの変更（4件），オピオイドの比較（8件），投与経路の比較（3件），オピオイドの換算比の比較（1件）研究であった。

■ **悪心・嘔吐の緩和**

　制吐薬（プロクロルペラジン，オンダンセトロン，メトクロプラミド）とプラセボを比較した研究では，制吐薬の治療効果を認めないか，治療効果の差が検出されなかった。

　投与しているオピオイドの変更では，すべての研究は鎮痛効果が主調査項目で，有害作用を副次調査項目として調査していた。モルヒネとフェンタニルの持続皮下投与では悪心の差はなく，ブプレノルフィンはプラセボよりも悪心の人数が少なかった（しかしプラセボ群でもレスキュー薬としてブプレノルフィン舌下錠を使用でき，かつプラセボ群のほうがレスキュー薬の使用が多かった）。フェンタニルはプラセボと同程度，モルヒネまたはオキシコドンはメサドンと同程度であった。

　投与しているオピオイドの比較では，すべての研究は異なるオピオイドのランダム化比較試験であり，鎮痛効果が主調査項目で，有害作用を副次調査項目として調査していた。悪心・嘔吐の頻度を検定した研究（5件），頻度を比較した研究（3件）であった。トラマドールが投与された群〔フェンタニル貼付剤と併用（1件），単独

投与（1件）〕で，悪心・嘔吐が多かった。モルヒネは，オキシコドン（1件），ブプレノルフィン（ただし，両群ともトラマドールを併用：1件）よりも悪心・嘔吐が多かった。

投与経路の比較では，すべての研究は，モルヒネの異なる投与経路のランダム化比較試験であり，鎮痛効果が主調査項目で，有害作用を副次調査項目として調査していた。坐剤は徐放性製剤に比べて悪心が少ない（1件），差がない（1件）研究があり，徐放性製剤と皮下注射は差がない（1件）研究があった。

換算比の比較は，モルヒネとヒドロモルフォンの換算比を比較したランダム化比較試験で，鎮痛効果が主調査項目で，有害作用を副次調査項目として調査していた。悪心・嘔吐の頻度は報告されているが，検定はされていなかった。モルヒネ比1:8換算のヒドロモルフォンのほうが，モルヒネ比1:5と比較して悪心・嘔吐が高率であった。

■ QOL，有害作用

QOL を評価した研究（3件）があった。制吐薬による QOL について評価された研究（1件）は，プロクロルペラジンとプラセボとの比較で QOL（EORTC-C15-PAL）に差がなかった。

制吐薬の有害作用が評価された研究（2件）では，プロクロルペラジンで，便秘，傾眠，食欲不振が報告されているが，有害作用の差は検定されていない。メトクロプラミド，オンダンセトロンで，人数のみ記載があるが，有害作用の差は検定されていないため，評価できなかった。

■ バイアスリスク

ランダム化の方法の記載なし（11件），割り付けの隠蔽（コンシールメント）の方法の記載なし（13件），参加者と医療者の盲検化なし（9件），アウトカム測定者の盲検化が内容から判断できない（9件），アウトカム不完全報告（脱落率5〜20%：9件，20%＞：4件），早期試験中止（患者のリクルートが困難：1件），その他のバイアス〔製薬会社の資金：8件，製薬会社からの薬剤の提供：5件（資金提供と重複が3件），単施設研究：4件〕を認めた。

＊＊

これまでの研究では，オピオイド投与と同時に制吐薬を定期投与しても，プラセボと比較して悪心・嘔吐は同程度であった。また，オピオイドによる悪心・嘔吐がある患者に対して制吐薬を投与した試験では，途中で試験が中断されたため，臨床的に意味のある効果の差は検出力が十分ではなかった。

オピオイドの変更では悪心・嘔吐は同程度であった。またトラマドール，モルヒネは他のオピオイドと比較して，悪心・嘔吐が多かった。オピオイドの投与経路の違いでは，悪心・嘔吐は同程度であった。

これまでの研究では，制吐薬の治療効果を評価した，質の高い研究は不足しており，臨床疑問について明確な推奨ができないため，委員会での議論の結果を重視した。

委員会では，オピオイドが原因で，悪心・嘔吐のあるがん患者に対する制吐薬の投与は臨床現場では一般的で，推奨すると結論した。しかし，どの制吐薬の投与を推奨するかについては，合意に至らなかった。さらに，オピオイド投与中のがん患者の悪心・嘔吐に対して，制吐薬を投与しても悪心・嘔吐が緩和しないとき，オピ

オイドの変更，投与経路の変更を条件付きで推奨すると結論した。

【引用文献】

1）Tsukuura H, Miyazaki M, Morita T, et al. Efficacy of Prophylactic Treatment for Oxycodone-Induced Nausea and Vomiting Among Patients with Cancer Pain（POINT）: a randomized, placebo-controlled, double-blind trial. Oncologist 2018; 23: 367-74

2）Inoue S, Saito Y, Tsuneto S, et al. A randomized, double-blind, non-inferiority study of hydromorphone hydrochloride immediate-release tablets versus oxycodone hydrochloride immediate-release powder for cancer pain: efficacy and safety in Japanese cancer patients. Jpn J Clin Oncol 2018; 48: 542-7

3）Inoue S, Saito Y, Tsuneto S, et al. A double-blind, randomized comparative study to investigate the morphine to hydromorphone conversion ratio in Japanese cancer patients. Jpn J Clin Oncol 2018; 48: 442-9

4）Inoue S, Saito Y, Tsuneto S, et al. A randomized, double-blind study of hydromorphone hydrochloride extended-release tablets versus oxycodone hydrochloride extended-release tablets for cancer pain: efficacy and safety in Japanese cancer patients（EXHEAL: a Phase III study of EXtended-release HydromorphonE for cAncer pain reLief）. J Pain Res 2017; 10: 1953-62

5）Nosek K, Leppert W, Nosek H, et al. A comparison of oral controlled-release morphine and oxycodone with transdermal formulations of buprenorphine and fentanyl in the treatment of severe pain in cancer patients. Drug Des Devel Ther 2017; 11: 2409-19

6）Shimoyama N, Gomyo I, Teramoto O, et al. Efficacy and safety of sublingual fentanyl orally disintegrating tablet at doses determined from oral morphine rescue doses in the treatment of breakthrough cancer pain. Jpn J Clin Oncol 2015; 45: 189-96

7）Hardy J, Daly S, McQuade B, et al. A double-blind, randomised, parallel group, multinational, multicentre study comparing a single dose of ondansetron 24 mg p.o. with placebo and metoclopramide 10 mg t.d.s. p.o. in the treatment of opioid-induced nausea and emesis in cancer patients. Support Care Cancer 2002; 10: 231-6

8）Hunt R, Fazekas B, Thorne D, et al. A comparison of subcutaneous morphine and fentanyl in hospice cancer patients. J Pain Symptom Manage 1999; 18: 111-9

9）Babul N, Provencher L, Laberge F, et al. Comparative efficacy and safety of controlled-release morphine suppositories and tablets in cancer pain. J Clin Pharmacol 1998; 38: 74-81

10）Bruera E, Fainsinger R, Spachynski K, et al. Clinical efficacy and safety of a novel controlled-release morphine suppository and subcutaneous morphine in cancer pain: a randomized evaluation. J Clin Oncol 1995; 13: 1520-7

11）De Conno F, Ripamonti C, Saita L, et al. Role of rectal route in treating cancer pain: a randomized crossover clinical trial of oral versus rectal morphine administration in opioid-naive cancer patients with pain. J Clin Oncol 1995; 13: 1004-8

12）Kalso E, Vainio A. Morphine and oxycodone hydrochloride in the management of cancer pain. Clin Pharmacol Ther 1990; 47: 639-46

13）Kongsgaard UE, Poulain P. Transdermal fentanyl for pain control in adults with chronic cancer pain. Eur J Pain 1998; 2: 53-62

14）Pace MC, Passavanti MB, Grella E, et al. Buprenorphine in long-term control of chronic pain in cancer patients. Front Biosci 2007; 12: 1291-9

15）Marinangeli F, Ciccozzi A, Aloisio L, et al. Improved cancer pain treatment using combined fentanyl-TTS and tramadol. Pain Pract 2007; 7: 307-12

16）Rodriguez RF, Bravo LE, Castro F, et al. Incidence of weak opioids adverse events in the management of cancer pain: a double-blind comparative trial. J Palliat Med 2007; 10: 56-60

17）Poulain P, Denier W, Douma J, et al. Efficacy and safety of transdermal buprenorphine: a randomized, placebo-controlled trial in 289 patients with severe cancer pain. J Pain Symptom Manage 2008; 36: 117-25

18）Moksnes K, Dale O, Rosland JH, et al. How to switch from morphine or oxycodone to methadone in cancer patients? a randomised clinical phase II trial. Eur J Cancer 2011; 47: 2463-70

CQ 20

オピオイドが原因で，眠気のあるがん患者に対して，精神刺激薬の投与は推奨されるか？

推　奨

オピオイドが原因で眠気のあるがん患者に対する，精神刺激薬（メチルフェニデート，カフェイン，ペモリン）の投与について，明確な推奨はできない。

解　説

　本臨床疑問に関する臨床研究としては，ランダム化比較試験が4件ある。精神刺激薬（カフェイン1件，メチルフェニデート3件）をオピオイド投与中のがん患者の眠気に対して投与された研究があった。

眠気の緩和

　オピオイドが投与されているがん患者に対して，メチルフェニデートは，すべての研究で（3件），眠気，認知機能，運動機能，精神活動の改善を認めた。

QOL，有害作用

　QOLを評価した研究はなかった。

　有害作用が評価された研究（4件）では，プラセボと比較して有害作用の差は認められなかった（観察期間：メチルフェニデート　3〜10日間，カフェイン　4〜6日間）。

バイアスリスク

　ランダム化の方法の記載なし（3件），割り付けの隠蔽（コンシールメント）の方法の記載なし（4件），ITT解析非実施（4件），アウトカム不完全報告（脱落率5〜20％：2件，20％＞：1件），その他のバイアス（単施設研究：3件）を認めた。

＊＊

　これまでの研究では，メチルフェニデートはオピオイドが投与されているがん患者の眠気を改善した。また有害作用はプラセボと同程度だった。しかし，これまでの研究では，メチルフェニデート，カフェインを10日間を超えて投与したときの有害作用は評価されていない。

　メチルフェニデートは日本では，2007年に難治性・遷延性うつ病への適応が削除された。適正使用の観点から，処方できる医師，調剤できる薬局は限定され，ナルコレプシー，注意欠陥，多動性障害の患者に投与が限定されている。

　臨床現場では一般的に，オピオイドの眠気に対しては，オピオイドの減量，変更が行われている。

　委員会では，メチルフェニデートの代替薬として，カフェイン，ペモリンの投与を議論したが，ペモリンを投与することはまれで，認知機能の改善が得られるかは不確かであった。最終的に，すべての精神刺激薬の投与について明確な推奨はできないと結論した。

　以上より，オピオイドが原因で，眠気のあるがん患者に対する，精神刺激薬（メチルフェニデート，カフェイン，ペモリン）の投与について，明確な推奨はできない。

【引用文献】

1) Mercadante S, Serretta R, Casuccio A. Effects of caffeine as an adjuvant to morphine in advanced cancer patients. A randomized, double-blind, placebo-controlled, crossover study. J Pain Symptom Manage 2001; 21: 369-72
2) Bruera E, Miller MJ, Macmillan K, et al. Neuropsychological effects of methylphenidate in patients receiving a continuous infusion of narcotics for cancer pain. Pain 1992; 48: 163-6
3) Wilwerding MB, Loprinzi CL, Mailliard JA, et al. A randomized, crossover evaluation of methylphenidate in cancer patients receiving strong narcotics. Support Care Cancer 1995; 3: 135-8
4) Bruera E, Chadwick S, Brenneis C, et al. Methylphenidate associated with narcotics for the treatment of cancer pain. Cancer Treat Rep 1987; 71: 67-70

3 治療法に関する臨床疑問

CQ 21

がん疼痛のある患者に対して，病態（原発臓器，痛みの部位・種類）により特定のオピオイドを投与することは推奨されるか？

推奨

がん疼痛のある患者に対して，病態（原発臓器，痛みの部位・種類）により，特定のオピオイドを投与することについて明確な推奨はできない。

解説

本臨床疑問に関する臨床研究としては，ランダム化比較試験が5件ある。オピオイドが投与されていないがん患者に対して，2種類のオピオイドの効果を比較した研究（3件），オピオイドが投与されていない，化学療法，放射線性粘膜炎のあるがん患者に対して，2種類のオピオイドの効果を比較した研究（2件)があった。

■ がん疼痛の緩和

原発部位により，オピオイドの効果に差があった（頭頸部，腹部，2件），なかった（膵臓，1件）研究があった。粘膜炎の痛みでは，オピオイドの効果に差がなかった（頭頸部，2件）。

オピオイドの効果に差があった研究（メサドン＞フェンタニル貼付剤）でも，効果に差があった時期は限定されていた。

■ QOL，有害作用

QOL を評価した研究（3件）では，頭頸部のがん患者に対して，メサドンとフェンタニル貼付剤で QOL（BPI：brief pain inventory の pain interference の項目，GPE：global perceived effect）に差はなかった。腹部のがん患者に対して，ブプレノルフィン貼付剤は，モルヒネ徐放性製剤よりも，QOL の改善を認めた（POMS，SF-36：ブプレノルフィンは SF-36，POMS のいずれの項目も改善を認め，モルヒネはそれらのうち活動性の項目以外で改善を認めた。SF-36 の痛み，精神的健康，活力，POMS の怒り，活動性，疲労感，気分障害でブプレノルフィンは有意に優れていた）。放射線性粘膜炎のがん患者に対して，メサドンはフェンタニル貼付剤よりも一定時期のみ QOL（BPI，GPE）を改善した。

有害作用が評価された研究（5件）では，メサドンとフェンタニル貼付剤（口渇，不眠，めまい，悪心），モルヒネ徐放性製剤とオキシコドン徐放性製剤（悪心，眠気，混乱），ブプレノルフィン貼付剤とモルヒネ徐放性製剤（めまい，眠気，頭痛，便秘，悪心）に差がなかった。放射線性粘膜炎の研究では，メサドンとフェンタニル貼付剤（口渇，副作用による脱落），モルヒネ静注とフェンタニル貼付剤（眠気，悪心・嘔吐，便秘）に差がなかった。

■ **バイアスリスク**

ランダム化の方法の記載なし（1件），割り付けの隠蔽（コンシールメント）が行われていない（5件），参加者と医療者の盲検化ができない（薬剤の違いで割り当てがわかる：5件），アウトカム測定者の盲検化が内容から判断できない（5件），アウトカム不完全報告（脱落率20%＞：3件），その他のバイアス（単施設研究：4件，研究費，利益相反の記載なし：3件）を認めた。

＊＊

これまでの研究では，病態（原発臓器）により異なるオピオイドの鎮痛効果と有害作用は同程度であった。

委員会では，がん疼痛に対して，病態（原発臓器，痛みの部位・種類）により，特定のオピオイドを投与することについて，明確な推奨はできないと結論した。

【引用文献】

1) Haumann J, Geurts JW, van Kuijk SM, et al. Methadone is superior to fentanyl in treating neuropathic pain in patients with head-and-neck cancer. Eur J Cancer 2016; 65: 121-9
2) Mercadante S, Tirelli W, David F, et al. Morphine versus oxycodone in pancreatic cancer pain: a randomized controlled study. Clin J Pain 2010; 26: 794-7
3) Pace MC, Passavanti MB, Grella E, et al. Buprenorphine in long-term control of chronic pain in cancer patients. Front Biosci 2007; 12: 1291-9
4) Haumann J, van Kuijk SMJ, Geurts JW, et al. Methadone versus fentanyl in patients with radiation-induced nociceptive pain with head and neck cancer: a randomized controlled non-inferiority trial. Pain Pract 2018; 18: 331-40
5) Ergenoğlu P, Özbek H, Gündüz M, et al. Comparison of the analgesic efficacy of intravenous morphine infusion and transdermal fentanyl in oncology patients with mucositis. Anatol J Clin Investig 2010; 4: 133-40

CQ 22

がん疼痛のある，高度の腎機能障害患者に対して，特定のオピオイドの投与は推奨されるか？

推奨

がん疼痛（中等度から高度）のある，高度の腎機能障害（eGFR 30 mL/min未満）患者に対して，初回投与のオピオイドとして，フェンタニル，ブプレノルフィンの注射剤を投与することを推奨する。

1C （強い推奨，弱い根拠に基づく）

解説

　本臨床疑問に関する臨床研究としては，ランダム化比較試験はなかった。そのため，臨床疑問に合致する検索式より，観察研究・コホート研究（7件），症例集積研究（5件）を対象研究とした。

腎機能障害に対するオピオイド

　モルヒネの代謝産物を測定した研究（7件）では，腎機能と血中濃度に関連はあったが，代謝産物と鎮痛効果に関連はない（1件），オピオイドの有害作用との関連はない（2件），有害作用と関連がある（3件），他のオピオイドに変更と関連がない（2件）研究があった。

　オキシコドンの代謝産物を測定した研究では，クレアチニンクリアランスとモルヒネの代謝産物の血中濃度に関連はあったが，オキシコドンの代謝産物とは関連がなかった（1件）。

　ヒドロモルフォンが投与された患者の研究では，腎機能障害の有無にかかわらずすべての患者で先行オピオイドの有害作用が改善した（1件）。腎機能障害のある患者に対して，ヒドロモルフォン（注射）で，神経毒性について検討した研究が（1件）あった。

　ペチジン（1件）では，腎機能障害があると代謝産物の血中濃度が上がり，精神症状の出現と関連があった。ブプレノルフィン貼付剤（腎機能障害のある患者）とフェンタニル（腎機能障害のない患者）の比較（1件）では，両者で鎮痛効果の差はなかった。

　オピオイド治療を受けているがん患者の症例集積研究（横断研究）（1件）では，モルヒネ，オキシコドン，フェンタニルが投与された患者のうち中等度から高度の腎機能低下は，それぞれ，15％，16％，22％であった*。腎機能障害がありモルヒネが投与された患者では，腎機能障害と有害作用（強度の便秘，食欲低下）に関連があった。オキシコドン，フェンタニルが投与された患者では，腎機能障害と有害作用に関連がなかった。モルヒネ，オキシコドンの代謝産物の血中濃度と有害作用に関連はあったが，フェンタニルの代謝産物とは関連がなかった。

*：中等度から高度の腎機能低下：60 mL/min/1.73 m^{2}未満，Cockroft-Gault の式でeGFR を算出

バイアスリスク

　観察研究・コホート研究，症例集積研究が対象であるため，選択バイアス（研究対象の偏り：どのオピオイドを投与するか，治療者が経験的にあらかじめ決定して

表　腎機能障害のある患者に対するオピオイド

eGFR (mL/min)	推　奨	注意して投与	可能なら，投与は避ける**
eGFR 30 未満	フェンタニル，ブプレノルフィン*	トラマドール，ヒドロモルフォン，オキシコドン，メサドン	コデイン，モルヒネ
eGFR 30〜89	どのオピオイドを使用してもよい		

＊フェンタニル，ブプレノルフィンの注射剤を少量から投与する
＊＊投与する場合は短期間で，少量から投与する

いる），実行バイアス（介入，ケアの実行に系統的に差がある：腎機能障害のある患者には，オピオイドを慎重に投与する。有害作用を軽減するため投与量を控えめにする），検出バイアス（アウトカム測定に系統的な差がある：治療者自身がアウトカムを測定している）はすべての研究で認めた。その他のバイアスとして，製薬会社の資金での研究（オキシコドン：1件）を認めた。

＊＊

これまでの研究では，モルヒネ，オキシコドンの代謝産物は腎機能障害により血中濃度が上昇する。その結果，オピオイドの有害作用と関連があると結論する研究が複数あった。一方で，フェンタニルは，代謝産物の血中濃度が上昇せず，フェンタニルとヒドロモルフォンは，有害作用が軽減した研究があった。

しかし，質の高い研究はなく，がん疼痛のある，高度の腎機能障害の患者に対して，特定のオピオイドを推奨する根拠は不十分である。

委員会では，過去のシステマティックレビュー（Sande 2017），腎機能障害のある患者に対するオピオイドの投与に関するガイドライン（King 2011, Caraceni 2012），本邦のガイドライン（薬剤性腎障害の診療ガイドライン作成委員会 2016），各委員の臨床経験から表のように結論した。

初回投与のオピオイドとして，がん疼痛のある軽度から中等度（eGFR 30〜89 mL/min）の腎機能障害の患者に対しては，投与量を減量すれば，どのオピオイドを使用してもよい。がん疼痛のある重度（eGFR 30 mL/min 未満）の腎機能障害の患者に対しては，フェンタニル，ブプレノルフィンの注射剤の投与を推奨し，ヒドロモルフォン，オキシコドン，メサドン，トラマドールは，注意して投与することを条件に推奨することとした。

さらに，腎機能障害のある患者に対しては，モルヒネ，コデインは可能なら投与は避け，投与する場合は短期間で少量から投与することを推奨することとした。

以上より，がん疼痛（中等度から高度）のある高度の腎機能障害（eGFR 30 mL/min 未満）患者に対して，初回投与のオピオイドとして，フェンタニル，ブプレノルフィンの注射剤を投与することを推奨する。

【引用文献】

1）Kaiko RF, Foley KM, Grabinski PY, et al. Central nervous system excitatory effects of meperidine in cancer patients. Ann Neurol 1983; 13: 180-5
2）Somogyi AA, Nation RL, Olweny C, et al. Plasma concentrations and renal clearance of morphine, morphine-3-glucuronide and morphine-6-glucuronide in cancer patients receiving

morphine. Clin Pharmacokinet 1993; 24: 413-20

3）Tiseo PJ, Thaler HT, Lapin J, et al. Morphine-6-glucuronide concentrations and opioid-related side effects: a survey in cancer patients. Pain 1995; 61: 47-54

4）Ashby M, Fleming B, Wood M, et al. Plasma morphine and glucuronide（M3G and M6G）concentrations in hospice inpatients. J Pain Symptom Manage 1997; 14: 157-67

5）Wood MM, Ashby MA, Somogyi AA, et al. Neuropsychological and pharmacokinetic assessment of hospice inpatients receiving morphine. J Pain Symptom Manage 1998; 16: 112-20

6）Lee MA, Leng ME, Tiernan EJ. Retrospective study of the use of hydromorphone in palliative care patients with normal and abnormal urea and creatinine. Palliat Med 2001; 15: 26-34

7）Riley J, Ross JR, Rutter D, et al. A retrospective study of the association between haematological and biochemical parameters and morphine intolerance in patients with cancer pain. Palliat Med 2004; 18: 19-24

8）Riley J, Ross JR, Rutter D, et al. No pain relief from morphine? Individual variation in sensitivity to morphine and the need to switch to an alternative opioid in cancer patients. Support Care Cancer 2006; 14: 56-64

9）Narabayashi M, Saijo Y, Takenoshita S, et al. Opioid rotation from oral morphine to oral oxycodone in cancer patients with intolerable adverse effects: an open-label trial. Jpn J Clin Oncol 2008; 38: 296-304

10）Paramanandam G, Prommer E, Schwenke DC. Adverse effects in hospice patients with chronic kidney disease receiving hydromorphone. J Palliat Med 2011; 14: 1029-33

11）Melilli G, Samolsky Dekel BG, Frenquelli C, et al. Transdermal opioids for cancer pain control in patients with renal impairment. J Opioid Manag 2014; 10: 85-93

12）Kurita GP, Lundström S, Sjøgren P, et al. Renal function and symptoms/adverse effects in opioid-treated patients with cancer. Acta Anaesthesiol Scand 2015; 59: 1049-59

【参考文献】

a）Sande TA, Laird BJ, Fallon MT. The use of opioids in cancer patients with renal impairment-a systematic review. Support Care Cancer 2017; 25: 661-75

b）King S, Forbes K, Hanks GW, et al. A systematic review of the use of opioid medication for those with moderate to severe cancer pain and renal impairment: a European Palliative Care Research Collaborative opioid guidelines project. Palliat Med 2011; 25: 525-52

c）Caraceni A, Hanks G, Kaasa S, et al.; European Palliative Care Research Collaborative（EPCRC）; European Association for Palliative Care（EAPC）. Use of opioid analgesics in the treatment of cancer pain: evidence-based recommendations from the EAPC. Lancet Oncol 2012; 13: e58-68

d）薬剤性腎障害診療ガイドライン 2016. 日腎会誌 2016; 58: 477-555.
https://cdn.jsn.or.jp/academicinfo/report/CKD-guideline2016.pdf（2019 年 9 月 18 日閲覧）

CQ 23

がん疼痛のある患者に対して，初回投与のオピオイドは，強オピオイドと弱オピオイドのどちらが推奨されるか？

推　奨

がん疼痛（中等度から高度）のある患者に対して，強オピオイドの投与を推奨する。

1B　（強い推奨，中等度の根拠に基づく）

- -

がん疼痛（中等度）のある患者に対して，弱オピオイドの投与を条件付きで推奨する。

2C　（弱い推奨，弱い根拠に基づく）

条件　患者の選好，医療者の判断，医療現場の状況で，強オピオイドが投与できないとき。

解　説

　本臨床疑問に関する臨床研究としては，ランダム化比較試験が3件ある。

　すべて，オピオイドが投与されていない患者を対象としており（3件），うち中等度の痛み（NRS 4〜6）が対象（1件），軽度から中等度の痛み（VAS 6以下）が対象（1件），軽度の痛み（NRS 0〜3）が対象（1件）の研究であった。

■ **がん疼痛の緩和**

　すべての研究で，強オピオイドを投与した群は，弱オピオイド群と比較して，より鎮痛効果があった（3件）。

■ **QOL，有害作用**

　QOLが評価された研究（2件）では，強オピオイド（モルヒネ）群が良かった（ESASのwell being）（1件），差がなかった（評価尺度不明，1件）研究があった。

　有害作用が評価された研究（3件）では，28日以内の有害作用は同等（1件），食欲不振，便秘は強オピオイドで多い（1件），悪心は強オピオイドに多いが，嘔吐，便秘，精神症状に差はない（1件）研究があった。

■ **バイアスリスク**

　ランダム化の方法の記載なし（2件），割り付けの隠蔽（コンシールメント）の方法の記載なし（2件），参加者・医療者・アウトカム測定者の盲検化なし（オープンラベル試験：3件），アウトカム不完全報告〔脱落率5.4％：1件，記載なし（ただし患者の死亡まで追跡されており試験期間が定められていない）：2件〕，早期試験中止（1件）を認めた。

＊＊

　これまでの研究では，質の高いランダム化比較試験において，オピオイドが投与されていない中等度のがん疼痛のある患者に対して，強オピオイドを投与したほうが，弱オピオイドを投与するよりも鎮痛効果は強く，有害作用は同程度であった。

　委員会では，初回投与のオピオイドとして，中等度から高度のがん疼痛のある患者には強オピオイドをまず投与し，弱オピオイドは，患者の選好，医療者の判断，医療現場の状況で強オピオイドが投与できないとき，中等度のがん疼痛のある患者に投与すると結論した。

【引用文献】

1）Marinangeli F, Ciccozzi A, Leonardis M, et al. Use of strong opioids in advanced cancer pain: a randomized trial. J Pain Symptom Manage 2004; 27: 409-16
2）Maltoni M, Scarpi E, Modonesi C, et al. A validation study of the WHO analgesic ladder: a two-step vs three-step strategy. Support Care Cancer 2005; 13: 888-94
3）Bandieri E, Romero M, Ripamonti CI, et al. Randomized trial of low-dose morphine versus weak opioids in moderate cancer pain. J Clin Oncol 2016; 34: 436-42

Ⅲ章

推奨

CQ 24

がん疼痛のある患者に対して，より早く鎮痛するために，オピオイドを持続静注または持続皮下注で投与することは推奨されるか？

推 奨

がん疼痛（高度）のある患者に対して，より早く鎮痛する目的で，オピオイドを持続静注または持続皮下注で開始することを推奨する。

1C （強い推奨，弱い根拠に基づく）

解 説

　本臨床疑問に関する臨床研究としては，ランダム化比較試験が2件ある。オピオイドが投与されていない（1件），強オピオイド（1件）が投与されている患者が対象であった。

■ がん疼痛の緩和

　オピオイドが投与されている患者に対しては，モルヒネ静注と経口を比較すると，静注したほうが早く鎮痛できた（1件）。モルヒネ注射剤の投与方法（皮下，静注）の違いで鎮痛効果の差はなかった（1件）。

■ QOL，有害作用

　QOL を評価した研究はなかった。

　有害作用が評価された研究（2件）では，用量調整の方法で有害作用（便秘，眠気，嘔吐）の差はなかった（2件）。

■ バイアスリスク

　ランダム化の方法の記載なし（2件），両群のベースラインの不均衡あり（1件），割り付けの隠蔽（コンシールメント）の方法の記載なし（2件），参加者・医療者・アウトカム測定者の盲検化なし（オープンラベル試験：2件），アウトカム不完全報告（脱落率5〜20％：2件），その他のバイアス（単施設研究：2件）を認めた。

＊＊

　これまでの研究では，オピオイドの用量調整の方法は，経口投与よりも非経口投与（静注）したほうが，早く鎮痛が得られた。また，有害作用の差は用量調整の方法で差はなかった。

　しかし，どちらの研究もモルヒネを間欠的に投与しており，持続投与を行っていないため，鎮痛効果や治療効果は臨床疑問に直接対応しているとはいえない。

　臨床疑問に対する，推奨を結論する根拠が不十分だが，委員会では，他のガイドラインの推奨と（Fallon 2018, NCCN 2019），各委員の臨床経験から，がん疼痛（高度）のある患者に対して，より早く鎮痛するために，オピオイドを持続静注または持続皮下注で少量から投与し，鎮痛が得られるまで徐々に増量する方法を推奨すると結論した。

【引用文献】

1）Harris JT, Suresh Kumar K, Rajagopal MR. Intravenous morphine for rapid control of severe

cancer pain. Palliat Med 2003; 17: 248-56
2）Elsner F, Radbruch L, Loick G, et al. Intravenous versus subcutaneous morphine titration in patients with persisting exacerbation of cancer pain. J Palliat Med 2005; 8: 743-50

【参考文献】

a）Fallon M, Giusti R, Aielli F, et al.; ESMO Guidelines Committee. Management of cancer pain in adult patients: ESMO Clinical Practice Guidelines. Ann Oncol 2018; 29（Suppl 4）: iv166-91
b）NCCN Clinical Practice Guidelines in Oncology（NCCN Guidelines®）Adult Cancer Pain Version 2.2019 - March 15, 2019
　https://www.nccn.org/professionals/physician_gls/pdf/pain.pdf（2019 年 11 月 11 日閲覧）

Ⅲ
章

推
奨

CQ25

がん疼痛の突出痛のある患者に対して，どの強オピオイドの投与が推奨されるか？

> **推 奨**

がん疼痛の突出痛のある患者に対して，レスキュー薬*1 の投与を推奨する。

1B （強い推奨，中等度の根拠に基づく）

- -

がん疼痛の突出痛のある患者に対して，経粘膜性フェンタニル*2 の投与を条件付きで推奨する。

2A （弱い推奨，強い根拠に基づく）

条件 オピオイドが定時投与されており，経口投与のレスキュー薬を投与しても，鎮痛効果が得られるまで時間を要し，患者が満足できる鎮痛ができないとき。

> *1：経口モルヒネ・ヒドロモルフォン・オキシコドン速放性製剤，オピオイド注射剤のボーラス投与，オピオイド坐剤のいずれか
>
> *2：フェンタニル舌下錠またはバッカル錠
>
> *3：本邦で使用できない製剤も，薬理学的に使用できる製剤と同等と判断した。

> **解 説**

　本臨床疑問に関する臨床研究としては，ランダム化比較試験が23件ある。オピオイドが投与されている患者に対して，経粘膜性フェンタニル（9件），フェンタニルバッカル錠（6件），フェンタニル経鼻スプレー（6件），フェンタニルバッカル溶解シート（1件），フェンタニル舌下スプレー（1件）の研究があった*3。

　プラセボ（14件），モルヒネ（6件），異なる経粘膜性フェンタニルの比較（1件），フェンタニルバッカル錠の投与量（定時投与量から換算と最小用量から投与）を比較した研究（1件），経粘膜性フェンタニルの投与量を比較し鎮痛効果を評価した研究（1件）があった。

　対照薬としてモルヒネが投与された研究はあるが，モルヒネとプラセボを比較した研究はなかった。ヒドロモルフォン，オキシコドンの速放性製剤が投与された研究はなかった。

■ 突出痛の緩和

　経粘膜性フェンタニルは，プラセボより効果がある（14件），モルヒネ静注と比較し，15分では鎮痛効果の差があるが（モルヒネ静注＞フェンタニル）30分では差なし（1件），モルヒネ皮下注と同等（非劣性なし）（1件），経口モルヒネ速放性製剤と比較し，30分以内では差があるが（フェンタニル＞経口モルヒネ）それ以降では差なし（1件），経口モルヒネより鎮痛効果が良い（15〜60分後）（3件）とする研究があった。

　対照薬として経口モルヒネ速放性製剤が投与された研究はあるが，経口ヒドロモルフォン，経口オキシコドンの速放性製剤とプラセボを比較した研究はなかった。

■ QOL，有害作用

　QOL を評価した研究はなかった。

　有害作用が評価された研究（12件）では，内訳（めまい，悪心，眠気，便秘）と

発生頻度〔平均54％（範囲：6.1〜82.5％）〕のみ記載されていた。対照薬と有害作用を比較検定した研究はなかった。

■ バイアスリスク

ランダム化の方法の記載なし（10件），割り付けの隠蔽（コンシールメント）の方法の記載なし（8件），参加者と医療者の盲検化なし（オープンラベル試験：6件），アウトカム測定者の盲検化をしていない（オープンラベル試験：6件），アウトカム不完全報告（脱落率5〜20％：17件，20％＞：2件），その他のバイアス（単施設研究：2件，製薬会社の資金：15件）を認めた。

＊＊

これまでの研究では，経粘膜性フェンタニルは，プラセボと比較すると，突出痛に対する鎮痛効果が強かった。経口モルヒネ速放性製剤と比較すると，30分以内の鎮痛効果は，経粘膜性フェンタニルのほうが強かったが，30分を超えると鎮痛効果は同程度であった。

モルヒネの注射（静注，皮下注）との比較では，30分以内の鎮痛効果は，モルヒネのほうが強かった研究もあったが，30分の時点では同程度であった。

有害作用は，経粘膜性フェンタニルは，プラセボと比較して多かった。

委員会では，効果発現までの時間，投与のしやすさ，コスト（経粘膜性フェンタニルはレスキュー薬より高価）を総合的に判断して，突出痛に対してはまずレスキュー薬を投与し，鎮痛効果の発現まで時間を要し，患者が満足できる鎮痛ができないとき，さらにオピオイドが定時投与されており，早く突出痛の緩和が必要な患者に対してのみ，経粘膜性フェンタニルを使用することと結論した。

【引用文献】

1) Farrar JT, Cleary J, Rauck R, et al. Oral transmucosal fentanyl citrate: randomized, double-blinded, placebo-controlled trial for treatment of breakthrough pain in cancer patients. J Natl Cancer Inst 1998; 90: 611-6

2) Portenoy RK, Payne R, Coluzzi P, et al. Oral transmucosal fentanyl citrate（OTFC）for the treatment of breakthrough pain in cancer patients: a controlled dose titration study. Pain 1999; 79: 303-12

3) Coluzzi PH, Schwartzberg L, Conroy JD, et al. Breakthrough cancer pain: a randomized trial comparing oral transmucosal fentanyl citrate（OTFC）and morphine sulfate immediate release（MSIR）. Pain 2001; 91: 123-30

4) Portenoy RK, Taylor D, Messina J, et al. A randomized, placebo-controlled study of fentanyl buccal tablet for breakthrough pain in opioid-treated patients with cancer. Clin J Pain 2006; 22: 805-11

5) Mercadante S, Villari P, Ferrera P, et al. Transmucosal fentanyl vs intravenous morphine in doses proportional to basal opioid regimen for episodic-breakthrough pain. Br J Cancer 2007; 96: 1828-33

6) Slatkin NE, Xie F, Messina J, et al. Fentanyl buccal tablet for relief of breakthrough pain in opioid-tolerant patients with cancer-related chronic pain. J Support Oncol 2007; 5: 327-34

7) Kress HG, Orońska A, Kaczmarek Z, et al. Efficacy and tolerability of intranasal fentanyl spray 50 to 200 microg for breakthrough pain in patients with cancer: a phase III, multinational, randomized, double-blind, placebo-controlled, crossover trial with a 10-month, open-label extension treatment period. Clin Ther 2009; 31: 1177-91

8) Mercadante S, Radbruch L, Davies A, et al. A comparison of intranasal fentanyl spray with oral transmucosal fentanyl citrate for the treatment of breakthrough cancer pain: an open-label, randomised, crossover trial. Curr Med Res Opin 2009; 25: 2805-15.

9) Rauck RL, Tark M, Reyes E, et al. Efficacy and long-term tolerability of sublingual fentanyl orally disintegrating tablet in the treatment of breakthrough cancer pain. Curr Med Res

Opin 2009; 25: 2877-85

10）Lennernäs B, Frank-Lissbrant I, Lennernäs H, et al. Sublingual administration of fentanyl to cancer patients is an effective treatment for breakthrough pain: results from a randomized phase II study. Palliat Med 2010; 24: 286-93

11）Portenoy RK, Burton AW, Gabrail N, et al. A multicenter, placebo-controlled, double-blind, multiple-crossover study of Fentanyl Pectin Nasal Spray（FPNS）in the treatment of breakthrough cancer pain. Pain 2010; 151: 617-24

12）Rauck R, North J, Gever LN, et al. Fentanyl buccal soluble film（FBSF）for breakthrough pain in patients with cancer: a randomized, double-blind, placebo-controlled study. Ann Oncol 2010; 21: 1308-14

13）Fallon M, Reale C, Davies A, et al.; Fentanyl Nasal Spray Study 044 Investigators Group. Efficacy and safety of fentanyl pectin nasal spray compared with immediate-release morphine sulfate tablets in the treatment of breakthrough cancer pain: a multicenter, randomized, controlled, double-blind, double-dummy multiple-crossover study. J Support Oncol 2011; 9: 224-31

14）Rauck R, Reynolds L, Geach J, et al. Efficacy and safety of fentanyl sublingual spray for the treatment of breakthrough cancer pain: a randomized, double-blind, placebo-controlled study. Curr Med Res Opin 2012; 28: 859-70

15）Kosugi T, Hamada S, Takigawa C, et al. A randomized, double-blind, placebo-controlled study of fentanyl buccal tablets for breakthrough pain: efficacy and safety in Japanese cancer patients. J Pain Symptom Manage 2014; 47: 990-1000

16）Novotna S, Valentova K, Fricova J, et al. A randomized, placebo-controlled study of a new sublingual formulation of fentanyl citrate（fentanyl ethypharm）for breakthrough pain in opioid-treated patients with cancer. Clin Ther 2014; 36: 357-67

17）Shimoyama N, Gomyo I, Teramoto O, et al. Efficacy and safety of sublingual fentanyl orally disintegrating tablet at doses determined from oral morphine rescue doses in the treatment of breakthrough cancer pain. Jpn J Clin Oncol 2015; 45: 189-96

18）Shimoyama N, Gomyo I, Katakami N, et al. Efficacy and safety of sublingual fentanyl orally disintegrating tablet at doses determined by titration for the treatment of breakthrough pain in Japanese cancer patients: a multicenter, randomized, placebo-controlled, double-blind phase III trial. Int J Clin Oncol 2015; 20: 198-206

19）Thronæs M, Popper L, Eeg M, et al. Efficacy and tolerability of intranasal fentanyl spray in cancer patients with breakthrough pain. Clin Ther 2015; 37: 585-96

20）Mercadante S, Adile C, Cuomo A, et al. Fentanyl buccal tablet vs. oral morphine in doses proportional to the basal opioid regimen for the management of breakthrough cancer pain: a randomized, crossover, comparison study. J Pain Symptom Manage 2015; 50: 579-86

21）Mercadante S, Aielli F, Adile C, et al. Fentanyl pectin nasal spray versus oral morphine in doses proportional to the basal opioid regimen for the management of breakthrough cancer pain: a comparative study. J Pain Symptom Manage 2016; 52: 27-34

22）Zecca E, Brunelli C, Centurioni F, et al. Fentanyl sublingual tablets versus subcutaneous morphine for the management of severe cancer pain episodes in patients receiving opioid treatment: a double-blind, randomized, noninferiority trial. J Clin Oncol 2017; 35: 759-65

23）Mercadante S, Gatti A, Porzio G, Dosing fentanyl buccal tablet for breakthrough cancer pain: dose titration versus proportional doses. Curr Med Res Opin 2012; 28: 963-8

CQ 26

オピオイドが投与されているにもかかわらず，適切な鎮痛効果が得られない，がん疼痛のある患者に対して，オピオイドの変更は推奨されるか？

（推奨）

オピオイドが投与されているにもかかわらず，適切な鎮痛効果が得られない，がん疼痛のある患者に対して，オピオイドの変更を条件付きで推奨する。

2C （弱い推奨，弱い根拠に基づく）

条件　投与されているオピオイドを増量しても，予測される鎮痛効果が得られないとき。

CQ 27

オピオイドによる許容できない有害作用のある，がん疼痛のある患者に対して，オピオイドの変更は推奨されるか？

（推奨）

オピオイドによる許容できない有害作用のある，がん疼痛のある患者に対して，オピオイドの変更を条件付きで推奨する。

2C （弱い推奨，弱い根拠に基づく）

条件　対処しうる有害作用の治療を行っても，十分な治療効果が得られないとき。

解説

　本臨床疑問に関する臨床研究としては，ランダム化比較試験が5件ある。オピオイドが投与されているにもかかわらず，疼痛コントロールが不良な患者を対象とした研究（4件），初回投与のオピオイドで，疼痛コントロールが不良の患者を対象とした研究（1件）があった。
　変更前のオピオイドはモルヒネまたはオキシコドン（2件），弱オピオイド，詳細な記載なし（3件）であった。
　変更後のオピオイドは，モルヒネとオキシコドンの変更（2件），モルヒネまたはオキシコドンからメサドン（1件），あらゆるオピオイドからブプレノルフィン貼付剤（1件），フェンタニル貼付剤もしくはフェンタニル貼付剤とオキシコドンの変更（1件）であった。

■ がん疼痛の緩和
　すべて（5件）の研究において，オピオイドの変更により痛みが緩和した。

■ QOL，有害作用
　QOL を評価した研究（1件）では，フェンタニル貼付剤に変更した群と，経口オキシコドンとフェンタニル貼付剤を併用した群で QOL に関するスコア（BPI の一

Ⅲ章

推奨

部）は同程度だった。

有害作用が評価された研究（4件）では，有害作用の内訳のみ記載されているが，オピオイドの変更の前後で評価されていなかった（3件）。メサドンに変更する前後では，眠気，悪心，食欲不振，口渇が軽減した（1件）。

■ バイアスリスク

ランダム化の方法の記載なし（2件），割り付けの隠蔽（コンシールメント）の方法の記載なし（4件），参加者と医療者の盲検化なし（オープンラベル試験：3件），アウトカム測定者の盲検化が内容から判断できない（オープンラベル試験：3件），その他のバイアス（単施設研究：3件，製薬会社の資金：1件）を認めた。

＊＊

これまでの研究では，適切な鎮痛効果が得られない患者に対して，オピオイドを変更または併用しているが，オピオイドの変更を行う群と行わない群を比較しておらず，臨床疑問に直接対応しているとはいえない。また，どのオピオイドから，他のどのオピオイドに変更するとより痛みが緩和するかを評価した研究もない。

他のガイドラインでは，オピオイドの変更は，オピオイドを増量しても予測される鎮痛効果が得られないときや，対処しうる有害作用の治療を行っても十分な治療効果が得られないときに行うことが推奨されている（Caraceni 2012, Fallon 2018）。

またオピオイドの変更について，明確な推奨ができないと結論するガイドラインでは，個々の患者の臨床状況に応じて，オピオイドの変更を行うこととされている（WHO 2018）。

委員会では，他のガイドラインの推奨と（Caraceni 2012, Fallon 2018），各委員の臨床経験を総合的に判断し，オピオイドの変更について以下のように結論した。

オピオイドが投与されているにもかかわらず緩和されない，がん疼痛のある患者に対して，投与されているオピオイドを増量しても予測される鎮痛効果が得られないとき，オピオイドの変更を条件付きで推奨する。

また，オピオイドが投与され，患者が許容できない有害作用のあるがん疼痛のある患者に対して，対処しうる有害作用の治療を行っても十分な治療効果が得られないとき，オピオイドの変更を条件付きで推奨する。

【引用文献】

1) Kim HJ, Kim YS, Park SH. Opioid rotation versus combination for cancer patients with chronic uncontrolled pain: a randomized study. BMC Palliat Care 2015; 14: 41
2) Riley J, Branford R, Droney J, et al. Morphine or oxycodone for cancer-related pain? A randomized, open-label, controlled trial. J Pain Symptom Manage 2015; 49: 161-72
3) Moksnes K, Dale O, Rosland JH, et al. How to switch from morphine or oxycodone to methadone in cancer patients? A randomised clinical phase II trial. Eur J Cancer 2011; 47: 2463-70
4) Poulain P, Denier W, Douma J, et al. Efficacy and safety of transdermal buprenorphine: a randomized, placebo-controlled trial in 289 patients with severe cancer pain. J Pain Symptom Manage 2008; 36: 117-25
5) Kalso E, Vainio A. Morphine and oxycodone hydrochloride in the management of cancer pain. Clin Pharmacol Ther 1990; 47: 639-46

【参考文献】

a) Caraceni A, Hanks G, Kaasa S, et al.; European Palliative Care Research Collaborative (EPCRC); European Association for Palliative Care (EAPC). Use of opioid analgesics in the treatment of cancer pain: evidence-based recommendations from the EAPC. Lancet Oncol 2012; 13: e58-68

b) Fallon M, Giusti R, Aielli F, et al.; ESMO Guidelines Committee. Management of cancer pain in adult patients: ESMO Clinical Practice Guidelines. Ann Oncol 2018; 29（Suppl 4）: iv166-91

c) WHO guidelines for the pharmacological and radiotherapeutic management of cancer pain in adults and adolescents. Geneva: World Health Organization; 2018.
https://www.who.int/ncds/management/palliative-care/cancer-pain-guidelines/en/（2019 年 11 月 10 日閲覧）

*：オピオイドのボーラス投与は，「フラッシュ」「早送り」と同義。

CQ 28

がん疼痛の突出痛のある患者に対して，医師や看護師がオピオイド注射剤をボーラス投与*することや，患者自身がボーラス投与（PCA：自己調節鎮痛法）することは推奨されるか？

（推 奨）

がん疼痛のある患者に対して，通常は医師や看護師がオピオイド注射剤をボーラス投与することを推奨する。一部の患者には，PCA によるオピオイドの持続皮下投与または持続静脈内投与を条件付きで推奨する。

2D　（弱い推奨，とても弱い根拠に基づく）

条件　病院では，迅速な突出痛の対処が必要で，患者が装置の使用方法を十分に理解しているとき。また，病院以外（施設，居宅）では，患者や家族の求めに応じて，医師や看護師がすぐボーラス投与を行うことができないとき。

解 説

　本臨床疑問に関する臨床研究としては，ランダム化比較試験が 6 件ある。異なるオピオイドを比較した研究（4 件），同じオピオイドで投与方法を変えた研究（2 件）があった。すべての研究で，オピオイドは非経口投与され，PCA（patient controlled analgesia）装置付きシリンジポンプが使用された。

■ がん疼痛の緩和

　すべての研究で，オピオイドの種類，投与方法により鎮痛効果の差は認めなかった。オピオイドが投与されている患者にジクロフェナクで PCA 投与した研究では，オピオイドの使用量が減少した。

■ QOL，有害作用

　QOL を評価した研究はなかった。

　有害作用が評価された研究（2 件）では，傾眠，口渇が報告されたが，発生頻度の検定はされていなかった。

■ バイアスリスク

　ランダム化の方法の記載なし（5 件），割り付けの隠蔽（コンシールメント）の方法の記載なし（4 件），ITT 解析非実施（試験中止例を除外して解析：2 件），アウトカム不完全報告（脱落率 5〜20％：2 件，20％＞：2 件，脱落症例のアウトカムが記載されていない：2 件），その他のバイアス（単施設研究：4 件，製薬会社の資金：1 件）を認めた。

＊＊

　これまでの研究では，介入群，対照群の両群でそれぞれ PCA を使用しており，PCA を使用した群と PCA を使わない群を比較しておらず，臨床疑問に直接対応しているとはいえない。

　委員会では，PCA は臨床現場では一般的な治療であり（McNicol 2015），適切な使用法を医療者が指導したうえで，患者や家族・介護者が十分に理解していれば，PCA を条件付きで推奨すると結論した。また，病院以外（施設，居宅）では，家

族・介護者が患者に代わって PCA を行ってもよいと結論した（中医協 2005）。

【引用文献】

1) Grochow L, Sheidler V, Grossman S, et al. Does intravenous methadone provide longer lasting analgesia than intravenous morphine? A randomized, double-blind study. Pain 1989; 38: 151-7
2) Kalso E, Vainio A, Mattila MJ, et al. Morphine and oxycodone in the management of cancer pain: plasma levels determined by chemical and radioreceptor assays. Pharmacol Toxicol 1990; 67: 322-8
3) Björkman R, Ullman A, Hedner J. Morphine-sparing effect of diclofenac in cancer pain. Eur J Clin Pharmacol 1993; 44: 1-5
4) Vanier MC, Labrecque G, Lepage-Savary D, et al. Comparison of hydromorphone continuous subcutaneous infusion and basal rate subcutaneous infusion plus PCA in cancer pain: a pilot study. Pain 1993; 53: 27-32
5) Kalso E, Heiskanen T, Rantio M, et al. Epidural and subcutaneous morphine in the management of cancer pain: a double-blind cross-over study. Pain 1996; 67: 443-9
6) Watanabe S, Pereira J, Tarumi Y, et al. A randomized double-blind crossover comparison of continuous and intermittent subcutaneous administration of opioid for cancer pain. J Palliat Med 2008; 11: 570-4

【参考文献】

a) McNicol ED, Ferguson MC, Hudcova J. Patient controlled opioid analgesia versus non-patient controlled opioid analgesia for postoperative pain. Cochrane Database Syst Rev 2015; 6: CD003348
b) 中央社会保険医療協議会(中医協). 医事法制における自己注射に係る取り扱いについて. 2005 年
https://www.mhlw.go.jp/shingi/2005/03/dl/s0330-7b.pdf（2019 年 10 月 17 日閲覧）

Ⅲ章

推奨

4 Appendix

1 ガイドライン委員会で討論したが，根拠が乏しく解説文に記載しなかったこと

[CQ1]

　アセトアミノフェンと NSAIDs の併用については，鎮痛効果と有害作用を評価したエビデンスもなく，委員会の議論でも結論できなかった。

[CQ2]

　NSAIDs の薬剤の選択は，鎮痛効果だけではなく，抗炎症作用を加味して薬剤を選択しているという意見があった。

[CQ1, 2]

　委員会では，軽度のがん疼痛のある患者に対して，アセトアミノフェンと NSAIDs のどちらを第一選択薬とするか，さらにどの NSAIDs を第一選択薬とするか合意には至らなかった。

[CQ3]

　多数の研究で，鎮痛効果が確かめられており，使用されてきた歴史も長いことから，経口モルヒネは中等度から高度のがん疼痛の第一選択薬と位置づけられていたが（Wiffen 2016, Fallon 2018），他のガイドラインでは，強オピオイドの第一選択薬は，どの薬剤でもよいとされている（Caraceni 2012, NCCN 2019, WHO 2018）。

　委員会では，中等度から高度のがん疼痛のある患者に対して，メサドン以外のどの強オピオイドを第一選択薬とするか，鎮痛効果，有害作用，コスト，患者の嗜好から委員会で議論したが，どの薬剤を選択してもよいと結論した。

　強オピオイドの選択は，鎮痛効果以外の要素（医師の経験，所属する病院で使用可能な薬剤，周囲の病院，診療所，薬局を含むそれぞれの地域で使用可能な薬剤）が影響しているという意見があった。

　また，長期に処方してきた標準薬で処方し慣れている，併存する症状（呼吸困難のある患者）や，剤形（頭頸部がん患者では散剤を使用する，剤形が豊富），コスト（モルヒネ末は安価）の利点があるという意見があった。

【参考文献】

1) Wiffen PJ, Wee B, Moore RA. Oral morphine for cancer pain. Cochrane Database Syst Rev 2016; 4: CD003868
2) Caraceni A, Hanks G, Kaasa S, et al.; European Palliative Care Research Collaborative（EPCRC）; European Association for Palliative Care（EAPC）. Use of opioid analgesics in the treatment of cancer pain: evidence-based recommendations from the EAPC. Lancet Oncol 2012; 13: e58-68
3) Fallon M, Giusti R, Aielli F, et al.; ESMO Guidelines Committee. Management of cancer pain in adult patients: ESMO Clinical Practice Guidelines. Ann Oncol 2018; 29（Suppl 4）: iv166-91
4) NCCN Clinical Practice Guidelines in Oncology（NCCN Guidelines®）Adult Cancer Pain Version2.2019—March 15, 2019
https://www.nccn.org/professionals/physician_gls/pdf/pain.pdf（2019 年 11 月 11 日閲覧）

5）WHO guidelines for the pharmacological and radiotherapeutic management of cancer pain in adults and adolescents. Geneva: World Health Organization; 2018. https://www.who.int/ncds/management/palliative-care/cancer-pain-guidelines/en/（2019年11月10日閲覧）

[CQ8, 9]

　委員会では，弱オピオイド（コデイン，トラマドール）は軽度の痛みのあるがん患者に限定して使用し，高度の痛みには，強オピオイドをまず投与することと結論した。

　弱オピオイド（コデイン，トラマドール）間でのオピオイドの変更は行うことはないという意見が多数であった。

[CQ1, 2, 10, 26, 27]

　有害作用のため，オピオイドを増量できない例として，①強オピオイドで痛みが緩和されているが，有害作用の眠気のため生活に支障がある，②定時投与している強オピオイドを増量しても，痛みは緩和されず，有害作用の悪心のため苦痛がかえって強くなる，③定時投与している強オピオイドを増量すると，痛みは緩和されるが，便秘が難治性となる状況が想定される。

[CQ11]

　委員会では，ブプレノルフィンを投与する患者について議論した。投与している委員はごく少数であったが，高度の腎機能障害があるとき，他の強オピオイドが有害作用のため投与できないとき投与する，また麻薬指定されていないため，管理上の利点があるという意見もあった。しかし，使用経験が十分ではない委員が多数であったため，ブプレノルフィンが適した患者について結論できなかった。ブプレノルフィン坐剤，貼付剤は用量調整がしにくいこと，突出痛に対するレスキュー薬をどの薬にするのか選択できないことから，安定したがん疼痛のある患者にしか投与できないと結論した。

[CQ12]

　化学療法による末梢神経障害（chemotherapy induced peripheral neuropathy；CIPN）は，治療関連痛でがん疼痛ではない。委員会で議論し，CIPNに対するガイドラインが存在することから，本ガイドラインでは対象とはしなかった。

[CQ13]

　ガバペンチノイド（Ca^{2+}チャネル$\alpha_2\delta$リガンド）は，その他の抗痙攣薬とは区別して記載することとした。現在本邦で投与できるガバペンチノイドは，ガバペンチン，プレガバリン，ミロガバリンである（2019年11月10日現在）。

　ガバペンチノイド以外の抗痙攣薬（バルプロ酸，カルバマゼピン，クロナゼパム，フェニトイン）は，がん疼痛以外の慢性痛に対して主に投与されており，がん疼痛の鎮痛補助薬としては，ガバペンチノイドを，抗痙攣薬よりも優先して投与している委員が多かった。

[CQ14]

　委員会では，鎮痛補助薬としてリドカイン投与（単回や持続投与）を行っている委員が複数あり，なかにはまず単回投与で鎮痛効果を確認したうえで投与しているという意見があった。一方で，単回投与では，継続投与の効果を予測できないという意見もあった。また，リドカイン以外の抗不整脈薬を投与している委員はいな

かったため，鎮痛補助薬としてリドカインのみを推奨することとした。

[CQ12〜14]

　これまでの研究と委員会での議論より，鎮痛補助薬を必要とするがん疼痛は，神経障害性疼痛，骨転移を原因とする高度な痛みのあるがん患者を対象とした。

　委員会の議論では，がん疼痛の原因，性状に応じてどの鎮痛補助薬を第一選択薬とするかについては合意に至らなかった。

[CQ16]

　放射線治療による一過性の痛みの悪化は，治療関連痛でがん疼痛ではない。委員会で議論し，放射線治療中の患者を，緩和医療の医療者も，治療やケアに関わる機会が多いことが確認されたため，本ガイドラインで対象にすることとした。

[CQ17]

　委員会では，便秘に対して投与される薬剤の用語について議論した。本ガイドラインで採用した研究のうち，ナルデメジン（末梢性μオピオイド受容体拮抗薬），ルビプロストン（クロライドチャネルアクチベーター）や，本ガイドラインでは採用していない研究だが，ガイドライン作成時点で投与可能なリナクロチド（グアニル酸シクラーゼC受容体アゴニスト），エロビキシバット（胆汁酸トランスポーター阻害薬）を，前版で使用した「下剤」の用語では総称できないという意見があった。

　海外の複数のガイドラインでは，laxatives（下剤），PAMORAs；peripherally acting μ-opioid receptor antagonists，その他の薬は，薬品名で表記されていた。

　そして，便秘治療薬，下剤，便秘薬の用語が提案された。最終的には，用語の判読しやすさ（リーダビリティ）と，薬効の違いを表記すること重視して「下剤，末梢性μオピオイド受容体拮抗薬，その他の便秘治療薬」と分類した。

[CQ18, 19]

　オピオイドの開始と同時に，頓服薬として制吐薬を処方していること，オピオイドの開始と同時に制吐薬を定期投与することは（いわゆる予防投与），一部の患者に対して行われているという制吐薬の使用方法に関する意見があった。

　さらに，制吐薬を投与しても，悪心・嘔吐が緩和しないときは，オピオイドの変更や投与経路の変更を行っているという制吐薬以外の治療方法に関する意見があった。

　一方で，制吐薬のうち頻用されている，プロクロルペラジン，メトクロプラミド，ドンペリドンの有害作用（錐体外路症状：アカシジア，パーキソニズム）をより重視して，オピオイドの開始と同時に制吐薬を投与することは行わないか，行っても短期間に留めること，悪性消化管閉塞を合併した患者には，メトクロプラミドを投与しないという制吐薬の有害作用に関する意見が多数あった。

[CQ21]

　放射線性粘膜炎による痛みは，治療関連痛でがん疼痛ではないが，放射線性粘膜炎や口腔粘膜炎の患者の治療やケアに，緩和医療の医療者も関わる機会が多いため，本ガイドラインでは対象とすることとした。

[CQ23]

　委員会では，経験的に弱オピオイドは強オピオイドと比較して，有害作用が軽減できる可能性があるという意見があった。軽度の痛みに対して，強オピオイドを投与するのは例外的という意見があった。

[CQ25]

　本邦では使用できない経粘膜性フェンタニルの研究の結果も，薬理学的，臨床的に本邦で使用可能なフェンタニル口腔粘膜吸収製剤の鎮痛効果，有害作用とほぼ同等であると判断した。

　委員会では，突出痛に投与するオピオイドの薬剤の用語について，複数回議論した。短時間作用型製剤（short-acting opioid；SAO），フェンタニル即効性製剤（rapid-onset opioid；ROO），経口速放性製剤，粘膜吸収性フェンタニル，速放性製剤，レスキュードース，レスキュー薬の用語が提案された。最終的には，用語の正確性よりも判読しやすさ（リーダビリティ）を重視して，経口モルヒネ・ヒドロモルフォン・オキシコドン速放性製剤の総称を「速放性製剤」，フェンタニル口腔粘膜吸収製剤の総称を「経粘膜性フェンタニル」とした。さらに，突出痛に投与するオピオイドの経口薬，注射剤，坐剤のすべての薬剤の総称を前版と同じく「レスキュー薬」とした。

　委員会では，①レスキュー薬，経粘膜性フェンタニルの使用方法を，医療者は患者，家族に必ず指導すること，②経粘膜性フェンタニルを突出痛の予防に使用しないこと，③状況に応じて経粘膜性フェンタニルを突出痛の予防に使用しても差し支えないこと，④突出痛に対するレスキュー薬の使用は通常1日4回程度で，それを超えて服用しているときは持続痛の緩和ができていないか不適切な使用である可能性を，医療者は認識する必要がある，という意見があった。

　突出痛に対する経粘膜性フェンタニルの用量設定は，ほとんどの委員は，どの患者でも最小量から用量調整をする方法で行っており，定時投与されているオピオイドの投与量から設定する方法のエビデンスが実地臨床で実施可能かは明確ではない（Mercadante 2012, Mercadante 2019）。

【参考文献】
1）Mercadante S, Gatti A, Porzio G, et al. Dosing fentanyl buccal tablet for breakthrough cancer pain: dose titration versus proportional doses. Curr Med Res Opin 2012; 28: 963-8
2）Mercadante S, Adile C, Masedu F, et al. Factors influencing the use of opioids for breakthrough cancer pain: A secondary analysis of the IOPS-MS study. Eur J Pain 2019; 23: 719-26

[CQ26, 27]

　委員会では，オピオイドの変更を，オピオイドスイッチ，オピオイドスイッチング，オピオイドローテーションのいずれの用語を用いるか討論した。前版ではオピオイドの変更（オピオイドスイッチング）と表記したが，最終的には，用語を統一するよりも判読しやすさ（リーダビリティ）を重視して，オピオイドの変更と表記した。他のがん疼痛に関するガイドラインでは，opioid switching, opioid rotation の用語が並列で表記されている。

　委員会では，オピオイドの投与後に，予測される鎮痛効果が得られないときは，オピオイドに対する薬剤耐性が形成されている可能性があること，またオピオイドが有効な痛みかを再度診断する必要があるという意見があった。

　オピオイドの変更の具体的な例として，①フェンタニルを投与中に増量しても予測される鎮痛効果が得られないときは，モルヒネ，ヒドロモルフォン，オキシコド

ンに，②モルヒネ，ヒドロモルフォン，オキシコドンを投与中に増量しても予測される鎮痛効果が得られないときは，メサドンに，③モルヒネ，ヒドロモルフォン，オキシコドンを投与中に，便秘，悪心があり対処しうる有害作用の治療を行っても，十分な有害作用の軽減が得られないときは，フェンタニルに変更するという意見があった。

　強オピオイドの併用については，オピオイドを2剤併用することで，鎮痛効果を高める，有害作用を軽減する，内服する薬剤を減らす目的があるという意見があったが，今回の改訂では臨床疑問に含めなかったため，推奨についての議論はできなかった。

[CQ28]

　委員会では，PCA を使用したオピオイドの持続静注または持続皮下注は，術後痛では一般的で，さらにがん疼痛のある患者に対しても行われていること，病院でも病院以外（施設，居宅）でも行われていることも確認された。

② 現場の臨床疑問，現在までの研究と今後の検討課題

[CQ1]
1. アセトアミノフェンは，鎮痛薬が投与されていない，がん疼痛のある患者の痛みを緩和するか。
2. アセトアミノフェンの静注薬は，経口薬と比較して，がん疼痛のある患者の痛みを緩和するか。
3. アセトアミノフェンと NSAIDs の併用は，アセトアミノフェンの単独投与と比較して，がん疼痛のある患者の痛みを緩和するか。
　鎮痛薬が投与されていないがん疼痛患者に対するアセトアミノフェン単剤の鎮痛効果，アセトアミノフェン注射剤の鎮痛効果，アセトアミノフェンと NSAIDs の併用を比較した研究はなかった。

[CQ2]
1. NSAIDs は，鎮痛薬が投与されていない，がん疼痛のある患者の痛みを緩和するか。
2. ある一つの NSAIDs は，他の NSAIDs と比較して，がん疼痛のある患者の痛みをより緩和するか（本邦で頻用されている NSAIDs の種類により，がん疼痛のある患者の疼痛緩和作用に差があるか）。
3. NSAIDs は，オピオイドが投与されているがん疼痛のある患者の痛みをより緩和するか（NSAIDs とオピオイドの併用は，オピオイドの単独投与と比較して，がん疼痛のある患者の痛みをより緩和するか）。
　鎮痛薬が投与されていないがん疼痛患者に対して，NSAIDs とプラセボを比較した研究があり（3 件），NSAIDs と他の NSAIDs を比較した研究（16 件，本邦でよく使用されている NSAIDs の比較研究：3 件）があり，NSAIDs とオピオイドを，がん疼痛のある患者に対して投与した研究があり（3 件），NSAIDs とオピオイドの併用と，オピオイドの単独投与を比較した研究があった（8 件）。

[CQ3]
1. モルヒネは，軽度のがん疼痛の患者に対して投与してよいか。
2. 本邦でも，モルヒネは，中等度から高度のがん疼痛のある患者に対して，第一選択薬といえるか。
3. モルヒネは，ヒドロモルフォン，オキシコドン，フェンタニルと比較して，がん疼痛のある患者に投与すると，有害作用が多いか。
4. モルヒネは，腎機能障害のあるがん疼痛のある患者に投与しても安全か。
　軽度（VAS≦30 mm，NRS≦3 程度）のがん疼痛のある患者を対象に，経口モルヒネを投与し評価した研究はなかった。中等度から高度のがん疼痛のある患者を対象に，モルヒネを投与した研究は，モルヒネ製剤の比較研究（2 件），モルヒネと他のオピオイドの比較研究（5 件）があった。モルヒネを第一選択薬として，がん疼痛のある患者を対象に投与し，鎮痛効果と有害作用を評価した研究はなかった。モルヒネとヒドロモルフォン，オキシコドン，フェンタニルを比較し，がん疼痛のある患者の有害作用を評価した研究はあった（23 件），モルヒネを腎機能障害のあるがん疼痛のある患者に対して投与し，鎮痛作用と有害作用を評価したランダム化比

較試験はなかった（CQ22 を参照）。

[CQ4]

1. ヒドロモルフォンが，モルヒネ，オキシコドンと比較して，どのようながん疼痛のある患者の痛みに適しているか。
2. ヒドロモルフォンは，モルヒネと比較して，腎機能障害のあるがん疼痛のある患者に投与しても安全か。
3. ヒドロモルフォンは，モルヒネと比較して，有害作用は軽度か。

　ヒドロモルフォンが，どのようながん疼痛のある患者に適しているか評価した研究はなかった。また，モルヒネと比較して，腎機能障害のあるがん疼痛のある患者に対して投与し比較したランダム化比較試験はなかった（CQ22 を参照）。ヒドロモルフォンとモルヒネを比較して有害作用を評価した研究はあった（1 件）。

[CQ5]

1. オキシコドンが，モルヒネと比較して，どのようながん疼痛のある患者に適しているか。
2. オキシコドンは，モルヒネと比較して，腎機能障害のあるがん疼痛のある患者に投与しても安全か。
3. オキシコドンは，モルヒネと比較して，有害作用が軽度か。

　オキシコドンが，どのようながん疼痛のある患者に適しているか評価した研究はなかった。モルヒネと比較して，腎機能障害のあるがん疼痛のある患者に対して投与し比較したランダム化比較試験はなかった（CQ22 を参照）。オキシコドンとモルヒネを比較して有害作用を評価した研究はあった（14 件）。

[CQ6]

1. フェンタニルが，モルヒネと比較して，年齢，合併症（認知症など），疼痛部位，原発臓器など，どのようながん疼痛のある患者に適しているか。
2. フェンタニルは，モルヒネと比較して，腎機能障害のあるがん疼痛のある患者に投与しても安全か。
3. フェンタニルは，モルヒネと比較して，がん疼痛のある患者の有害作用が軽度か。
4. フェンタニル注射剤と貼付剤の鎮痛効果は，がん疼痛のある患者の痛みにとって同等か。

　フェンタニルが，どのような患者背景，がん疼痛の性質に適しているか評価した研究は，放射線治療による痛み（1 件），神経障害性疼痛（3 件），頭頸部がん（2 件），骨転移の痛み（1 件）であった（重複あり）。モルヒネと比較して，腎機能障害のあるがん疼痛のある患者に対して投与し比較したランダム化比較試験はなかった（CQ22 を参照）。モルヒネと比較して，有害作用を評価した研究（6 件）はあり，フェンタニル注射剤と貼付剤を比較した研究はなかった。

[CQ7]

1. タペンタドールが，モルヒネと比較して，どのようながん疼痛のある患者に適しているか。
2. タペンタドールは，モルヒネ，オキシコドンと比較して，有害作用が軽度か。

　タペンタドールが，モルヒネと比較してどのようながん疼痛のある患者に適しているか評価した研究はなかった。モルヒネ，オキシコドンと比較して有害作用を評

価した研究はあった（3件）。

[CQ8]

1. コデインが，モルヒネと比較して，どのようながん疼痛のある患者に適しているか。
2. NSAIDs が無効ながん疼痛のある患者の痛みに対して，コデインを投与すると鎮痛効果があるか。
3. コデインは，モルヒネと比較して，腎機能障害のあるがん疼痛のある患者に投与しても安全か。
4. コデインは，モルヒネと比較して，有害作用は軽度か。
5. コデインは，最大どのくらいまで投与量を増量してよいか。

　コデインを，中等度から高度のがん疼痛のある患者に対して，評価した研究（6件），NSAIDs が無効ながん疼痛のある患者に対して評価した研究，NSAIDs とコデインを比較した研究（1件）はあり，モルヒネと比較して，腎機能障害のあるがん疼痛のある患者に対して投与し比較したランダム化比較試験はなかった（CQ22 を参照）。コデインとモルヒネの有害作用を比較した研究（1件）はあり，コデインの投与量は，60〜200 mg/日であった。

[CQ9]

1. トラマドールが，コデイン，モルヒネと比較して，どのようながん疼痛のある患者に適しているか。
2. NSAIDs が無効ながん疼痛のある患者の痛みに対して，トラマドールを投与すると鎮痛効果があるか。
3. トラマドールは，モルヒネ，オキシコドンと比較して，有害作用は軽度か。
4. トラマドールは，最大どのくらいまで投与量を増量してよいか。
5. トラマドールとアセトアミノフェンの合剤は，トラマドールと比較して鎮痛効果がよいか。

　トラマドールが，どのようながん疼痛のある患者に適しているか評価した研究はなかった。NSAIDs，オピオイドを含む鎮痛薬の投与を受けている研究があった（3件）。モルヒネと（4件），オキシコドンと（1件）有害作用を比較した研究があり，トラマドールの投与量は，100〜600 mg/日であった。トラマドールとアセトアミノフェンの合剤が介入群に投与された研究はなかった。

[CQ10]

1. メサドンは，他の強オピオイドと比較して，どのような病態の患者に適しているか。
2. メサドンは，他の強オピオイドの投与量がどのくらいを超えたら，投与するか。
3. メサドンは，他の強オピオイドと比較して，有害作用が重度か。
4. メサドンは，初回投与の強オピオイドとして投与できるか。

　メサドンを，放射線性粘膜炎による侵害受容性疼痛のある頭頸部がん患者，神経障害性疼痛のある頭頸部がん患者に投与した研究があった（2件）。投与前の強オピオイドの投与量を検討した研究はなく，他の強オピオイドと有害作用を比較した研究があった（4件）。強オピオイドが投与されていない患者に対する研究（7件）があった。

[CQ11]

1. ブプレノルフィンは，モルヒネと比較して，どのようながん疼痛のある患者に適しているか。
2. ブプレノルフィンは，モルヒネと比較して，有害作用が軽度か。
3. ブプレノルフィンの投与量は，どのくらいが上限か。

　ブプレノルフィンは，中等度から高度の痛みのある患者に投与された研究があった（9件）。ブプレノルフィン貼付剤とモルヒネ（経口，注射）と有害作用を比較した研究があった（4件）。ブプレノルフィン投与量は，貼付剤で評価された研究があった（9件）。

[CQ12]

1. 抗うつ薬は，どのような病態のがん疼痛のある患者に適しているか。
2. 抗うつ薬の単独投与は，がん疼痛を緩和するか。
3. オピオイドと抗うつ薬の併用は，オピオイドの単独投与と比較して，有害作用が重度か。

　抗うつ薬は，神経障害性疼痛，骨転移のある患者が対象に研究されていた（7件）。抗うつ薬の単独投与が評価された研究はあった（1件）。オピオイドと抗うつ薬の併用と，有害作用をオピオイドの単独投与と比較した研究はあった（6件）。

[CQ13]

1. 抗痙攣薬，ガバペンチノイドは，どのような病態のがん疼痛のある患者に適しているか。
2. 抗痙攣薬，ガバペンチノイドの単独投与は，がん疼痛を緩和するか。
3. オピオイドと抗痙攣薬，ガバペンチノイドの併用は，オピオイドの単独投与と比較して，有害作用が重度か。

　抗痙攣薬，ガバペンチノイドは，神経障害性疼痛（4件），がん疼痛（3件），骨転移痛（1件）のある患者が対象に研究されていた（8件）。抗痙攣薬，ガバペンチノイドの単独投与が評価された研究はなかった。オピオイドと抗痙攣薬，ガバペンチノイドの併用と，オピオイドの単独投与の有害作用を比較した研究はあった（8件）。

[CQ14]

1. 抗不整脈薬は，どのような病態のがん疼痛のある患者に適しているか。
2. 抗不整脈薬の単独投与は，がん疼痛を緩和するか。
3. オピオイドと抗不整脈薬の併用は，オピオイドの単独投与と比較して，有害作用が重度か。
4. リドカイン以外の抗不整脈薬（メキシレチン，フレカイニド）は，がん疼痛を緩和するか。

　抗不整脈薬は，神経障害性疼痛（1件），アロディニア（2件）のある患者が対象に研究されていた。抗不整脈薬の単独投与が評価された研究はあった（1件）。オピオイドと抗不整脈薬の併用と，オピオイドの単独投与の有害作用を比較した研究はあった（4件）。メキシレチン，フレカイニドが投与された，ランダム化比較試験はなかった。

[CQ15]

1. ケタミンは，どのような病態のがん疼痛のある患者に適しているか。
2. ケタミンの単独投与は，がん疼痛を緩和するか。

3. オピオイドとケタミンの併用は，オピオイドの単独投与と比較して，有害作用が
　　重度か。
　　ケタミンは，神経障害性疼痛（1件）のある患者を対象に研究されていた。ケタ
ミンの単独投与が評価された研究はなかった。オピオイドとケタミンの併用と，オ
ピオイドの単独投与の有害作用を比較した研究はあった（3件）。
[CQ16]
1. ステロイドは，どのような病態のがん疼痛のある患者に適しているか。
2. ステロイドの単独投与は，がん疼痛を緩和するか。
3. オピオイドとステロイドの併用は，オピオイドの単独投与と比較して，有害作用
　　が重度か。
　　ステロイドは，オピオイドを投与中に，神経ブロックや骨セメント，放射線治療
を行っている患者を対象に研究されていた（4件）。ステロイドの単独投与が評価さ
れた研究があった（9件）。オピオイドとステロイドの併用と，オピオイドの単独投
与の有害作用を比較した研究があった（1件）。
[CQ17]
1. オピオイドによる便秘に対して，どの下剤，その他の便秘治療薬を第一選択薬と
　　するか。
2. オピオイドによる便秘に対して，どの順に下剤，その他の便秘治療薬を投与する
　　か。
3. オピオイドが投与されていない患者に対して，オピオイドと同時に下剤，その他
　　の便秘治療薬を予防投与すると便秘がより緩和されるか。
　　オピオイドによる便秘に対して，第一選択薬の下剤，その他の便秘治療薬を比較
した研究はなかった。またどの順に下剤，その他の便秘治療薬を投与するか検討し
た研究はなかった。オピオイドが投与されていない患者に対して，オピオイドと同
時に下剤，その他の便秘治療薬を投与する研究はなかった。
[CQ18, 19]
1. オピオイドによる悪心・嘔吐に対して，どの制吐薬を第一選択薬とするか。
2. オピオイドによる悪心・嘔吐に対して，どの順に制吐薬を投与するか。
3. オピオイドが投与されていない患者に対して，オピオイドと同時に制吐薬を投与
　　すると悪心・嘔吐がより緩和されるか。
　　オピオイドによる悪心・嘔吐に対して，第一選択薬として2剤（オンダンセトロ
ン，メトクロプラミド）を比較した研究があった（1件），どの順に制吐薬を投与す
るか検討した研究はなかった。オピオイドと同時に制吐薬を投与する研究はあった
（1件）。
[CQ20]
1. オピオイドによる眠気，認知機能の低下に対して，ペモリンは眠気を緩和する
　　か。
2. オピオイドによる眠気，認知機能の低下は，オピオイドの減量により症状を緩和
　　するか。
3. オピオイドによるせん妄症状に対して，抗精神病薬，オピオイドの変更はせん妄
　　症状を緩和するか。
　　オピオイドによる眠気，認知機能の低下に対して，ペモリンが投与された研究は

なかった。オピオイドによる眠気，認知機能の低下を，オピオイドを減量すること
で評価した研究はなかった。オピオイドによるせん妄症状に対して，抗精神病薬，
オピオイドスイッチングがせん妄症状を緩和するかを評価したランダム化比較試験
はなかった。

[CQ21]

1. がん疼痛に対する鎮痛薬，鎮痛補助薬の鎮痛効果は，原発臓器，疼痛部位，種類
（体性痛，内臓痛，神経障害性疼痛）などにより，差はあるか。

2. がん疼痛に対する鎮痛薬，患者の背景因子（年齢，性別，併存疾患）により，差
はあるか。

　がん疼痛に対するオピオイドの鎮痛効果は，原発部位，原因により検討した研究
はあったが（5件），患者の背景因子により鎮痛効果の差を検証した研究はなかった。

[CQ23]

1. がん疼痛に対して，強オピオイドから投与したほうが，弱オピオイドを投与する
ことと比較して，より早く鎮痛効果が得られるか。

2. がん疼痛に対して，弱オピオイドから投与したほうが，強オピオイドを投与する
ことと比較して，より有害作用を軽減できるか。

3. 軽度から中等度のがん疼痛に対して，弱オピオイドと強オピオイドに鎮痛効果の
差はあるか。

4. 中等度から高度のがん疼痛に対して，弱オピオイドの鎮痛効果は不十分か。

　すべての研究（3件）で，弱オピオイドと強オピオイドの鎮痛効果，有害作用を
評価していた。また，軽度から中等度のがん疼痛のある患者に対して，弱オピオイ
ドと強オピオイドの効果を検証した研究であった（3件）。

[CQ24]

1. がん疼痛（高度）のある患者に対して，モルヒネ，ヒドロモルフォン，オキシコ
ドン，フェンタニルを非経口投与するほうが，経口投与に比較してより早く鎮痛
できるか。

2. がん疼痛（高度）のある患者に対して，より早く鎮痛する目的で非経口投与する
オピオイドの違いにより，鎮痛効果の差はあるか。

　がん疼痛（高度）のある患者に対して，より早く鎮痛する目的でモルヒネを投与
した研究はあったが（1件），ヒドロモルフォン，オキシコドン，フェンタニルを投
与した研究はなかった。がん疼痛（高度）のある患者に対して，より早く鎮痛する
目的にオピオイドの違いにより鎮痛効果の差を検証した研究はなかった。

[CQ25]

1. がん疼痛の突出痛に対して投与するオピオイドの用量によって，鎮痛効果，有害
作用の差はあるか。

2. がん疼痛の突出痛に対して投与するオピオイドの種類によって，鎮痛効果，有害
作用の差はあるか。

3. がん疼痛の突出痛に対して投与するオピオイドを予防投与すると，突出痛は軽減
するか。

　がん疼痛の突出痛に対して投与するオピオイドの用量を比較した研究はあり（2
件），オピオイドの種類で鎮痛効果，有害作用の差を比較した研究はあり（5件），
オピオイドを予防投与することで突出痛が軽減するかを検討した研究はなかった。

[CQ26, 27]

1. オピオイドが投与されているにもかかわらず痛みが緩和されないと，判断する基準はあるか。
2. オピオイドが投与されており，これ以上有害作用の対処を行っても効果がないと判断する基準はあるか。
3. オピオイドが投与され，許容できない有害作用のあるがん疼痛のある患者に対して，オピオイドの変更は推奨されるか。

　「オピオイドが投与されているにもかかわらず痛みが緩和されない」の判断基準は（4 件），オピオイドの投与量を適切に増量しても痛みが持続しかつ，経口モルヒネ換算（定時投与，突出痛に対するレスキュー薬を含む）で 100 mg/日以上（Kim 2015），オピオイドを増量しても疼痛コントロールが不十分で，有害作用が許容できない（Riley 2015），オピオイドをさらに増量しても，悪化する痛みに対して治療が困難で，さらにオピオイドによる有害作用がある（Moksnes 2011），投与中のオピオイドで十分に痛みが緩和されていない（Poulain 2008）の基準であった。一方で，「有害作用の対処を行っても効果がない」と判断する基準は明らかではなかった。オピオイドの変更は，がん疼痛に対して強オピオイドからメサドンに変更すると，許容できない有害作用を緩和した研究（1 件）があった。（引用文献は CQ26, 27 本文を参照）

[CQ28]

1. 突出痛に対して，PCA によるオピオイドの持続皮下投与または持続静脈内投与は，患者以外によるボーラス投与と比較して，がん疼痛を緩和するか。
2. 突出痛に対して，PCA によるオピオイドの持続皮下投与または持続静脈内投与は，患者以外によるボーラス投与と比較して，がん疼痛の治療に対する患者の満足度を向上させるか。

　PCA と患者以外によるボーラス投与を比較し，鎮痛効果，患者の満足度を調べた研究はなかった。

索 引

がん疼痛の薬物療法に関するガイドライン 2020年版

2010 年 6 月 20 日	第 1 版発行
2014 年 6 月 20 日	第 2 版発行
2020 年 7 月 20 日	第 3 版第 1 刷発行
2023 年 9 月 20 日	第 3 刷発行

編　集　　特定非営利活動法人　日本緩和医療学会
　　　　　ガイドライン統括委員会

発行者　　福村　直樹

発行所　　金原出版株式会社
　　　　　〒113-0034 東京都文京区湯島 2-31-14
　　　　　電話　編集　（03）3811-7162
　　　　　　　　営業　（03）3811-7184
　　　　　FAX　　　　（03）3813-0288
　　　　　振替口座　　00120-4-151494
　　　　　http://www.kanehara-shuppan.co.jp/

©日本緩和医療学会, 2010, 2020
検印省略
Printed in Japan

ISBN 978-4-307-10202-5　　　　　　　印刷・製本／三報社印刷㈱

JCOPY ＜出版者著作権管理機構　委託出版物＞
本書の無断複製は著作権法上での例外を除き禁じられています。複製される場合は，そのつど事前に，出版者著作権管理機構（電話 03-5244-5088，FAX 03-5244-5089，e-mail：info@jcopy.or.jp）の許諾を得てください。

小社は捺印または貼付紙をもって定価を変更致しません。
乱丁，落丁のものはお買い上げ書店または小社にてお取り替え致します。

WEB アンケートにご協力ください

読者アンケート（所要時間約 3 分）にご協力いただいた方の中から
抽選で毎月 10 名の方に図書カード 1,000 円分を贈呈いたします。
アンケート回答はこちらから ➡

https://forms.gle/U6Pa7JzJGfrvaDof8